Radiologie
Träger des Fortschritts

Springer
Berlin
Heidelberg
New York
Barcelona
Budapest
Hongkong
London
Mailand
Paris
Santa Clara
Singapur
Tokio

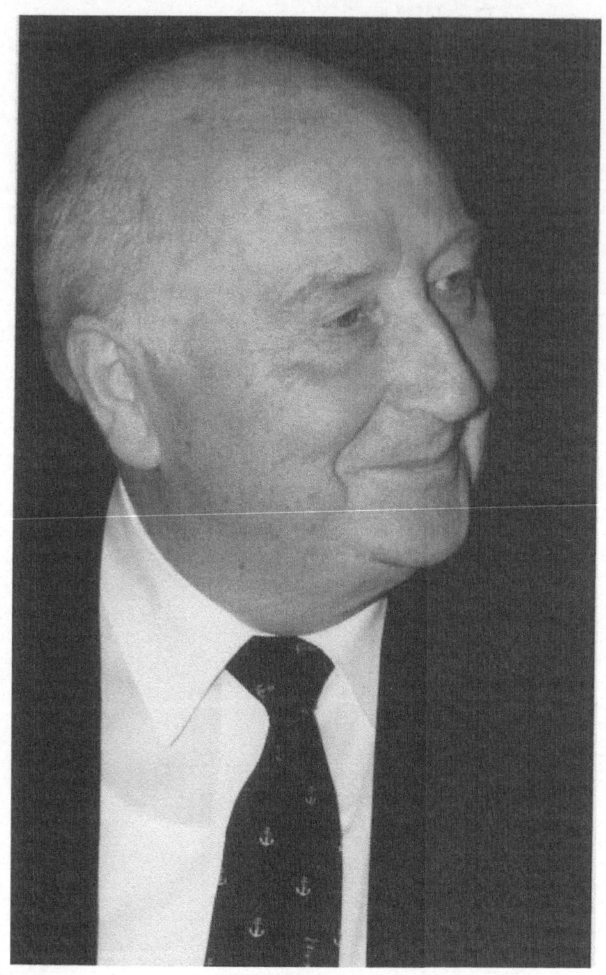

Professor Dr. med. Friedrich H.W. Heuck

Jürgen Buck (Herausgeber)

RADIOLOGIE
Träger des Fortschritts

Festschrift
für Friedrich H.W. Heuck

Mit einem Geleitwort von Heinz Götze

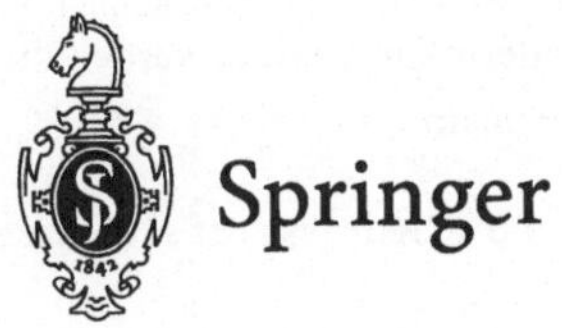
Springer

Professor Dr. med. Jürgen Buck
Chefarzt, Radiologische Abteilung
Ärztlicher Direktor, Akademisches Lehrkrankenhaus
Kreiskrankenhaus München-Pasing
Steinerweg 5, 81241 München

ISBN-13: 978-3-642-80129-7 e-ISBN-13: 978-3-642-80128-0
DOI: 1007/978-3-642-80128-0

Die Deutsche Bibliothek – CIP-Einheitsaufnahme
Radiologie: Träger des Fortschritts; Festschrift für Friedrich H.W. Heuck/Jürgen Buck Hrsg. Mit einem Geleitw. von Heinz Götze. – Berlin; Heidelberg; New York; Barcelona; Budapest; Hongkong; London; Mailand; Paris; Santa Clara; Singapur; Tokio: Springer, 1996

NE: Buck, Jürgen [Hrsg.]; Heuck, Friedrich: Festschrift

Softcover reprint of the hardcover 1st edition 1996

Satz: Elsner & Behrens GdbR, Oftersheim

SPIN: 10531396 21/3135 – 5 4 3 2 1 0 – Gedruckt auf säurefreiem Papier

Geleitwort

Friedrich H. W. Heuck trat 1972 in die Redaktion des 1957 gegründeten *Handbuchs der Medizinischen Radiologie* des Springer-Verlags ein – gemeinsam mit dem viel zu früh verstorbenen Klaus Ranniger. Er hat die Fortführung dieses Handbuches in der Reihe *Medical Radiology – Diagnostic Imaging and Radiation Oncology* von 1982 an energisch gefördert und mich darüber hinaus bei meinen Bemühungen um den Ausbau der Veröffentlichungen aus dem Gesamtgebiet der Medizinischen Radiologie in unserem Verlage tatkräftig unterstützt.

Es ist hier nicht der Ort, alle einschlägigen Publikationen aufzuzählen. Jedoch sei auf so maßgebende Träger der wissenschaftlichen Fortbildung hingewiesen wie *Radiology Today* (gemeinsam mit Martin Donner) von 1981–1987 oder die *Frontiers in European Radiology* (gemeinsam mit Albert L. Baert, Erik Boijsen und Walter A. Fuchs) von 1982–1993. Ferner sind die von ihm betreuten Bände der *Klinischen Radiologie* zu nennen. Aufgrund seiner Arbeiten zur Skelettradiologie kam er früh in Verbindung mit Harold Jacobson, New York, und der von ihm gegründeten International Skeletal Society, deren ersten deutschen und dritten europäischen Kongreß Heuck 1979 in München veranstaltete. Alle diese Aktivitäten, ergänzt durch Buchpublikationen und durch die Mitwirkung an unseren radiologischen Zeitschriften, haben Friedrich Heuck eng mit dem Springer-Verlag verbunden und darüber hinaus eine persönlich-freundschaftliche Beziehung zu dem Verfasser dieser Zeilen entstehen lassen. Friedrich Heucks Schwung und Begeisterungsfähigkeit für die Verwirklichung der wissenschaftlichen und praktisch-ärztlichen Ziele seines Faches waren mitreißend und vorbildlich; sie waren stets verbunden mit einem herausragenden kritischen Verstand. Die Zeiten unserer vertrauensvollen Zusammenarbeit gehören zu meinen schönsten beruflichen und menschlichen Erfahrungen.

Dezember 1995 | Dr. Heinz Götze

Vorwort

Mit diesem Buch, herausgegeben aus Anlaß des 75. Geburtstages von Friedrich H. W. Heuck, soll auf das Lebenswerk des Jubilars anhand von Beiträgen seiner Schüler und Freunde eingegangen werden. Die verschiedenen Texte gehen auf seine Arbeitsgebiete, die Osteologie im allgemeinen, die Radiologie von Skeletterkrankungen im besonderen, und dabei auch auf die qualitativen und quantitativen Analysen des Knochens sowie ferner auf die kinematographischen Messungen des Kreislaufsystems ein.

Die ehemaligen Schüler bewundern den verehrten Lehrer wegen seiner schier unerschöpflichen Leistungsfähigkeit und Einsatzbereitschaft für die Radiologie. Aus diesem Grunde haben wir ihm als Dank für seine immer wieder aktuellen Ideen und Anregungen dieses Buch gewidmet.

Während im ersten Teil Originalarbeiten zusammengefaßt sind, besteht der zweite Teil aus Grußworten und ernsten wie auch heiteren Beiträgen, die aus persönlichen Erlebnissen mit der Person Friedrich Heucks resultieren. Im dritten Teil sind sein Lebenslauf, Veröffentlichungen, Bücher, Referate und Vorträge sowie seine Tätigkeit als Herausgeber und Mitherausgeber von Lehrbüchern zusammengestellt.

Ein besonderer Dank gilt dem Springer-Verlag, allen voran Herrn Dr. phil. Dr. med. h.c. mult. Heinz Götze und Frau Dr. Ute Heilmann, für die großzügige Unterstützung bei der Herausgabe und Herstellung des Buches sowie für die gute Ausstattung.

Seine Schüler, ehemaligen Mitarbeiter, Freunde und der Verlag gratulieren Friedrich Heuck zu seinem Geburtstag auf das herzlichste und wünschen noch viele Jahre voller Schaffenskraft auf seinem selbstgewählten Arbeitsfeld – aber auch etwas Muße, um seinen persönlichen Lebensstil pflegen zu können, der neidlos leben läßt, aber auch zu leben versteht.

Januar 1996 Jürgen Buck

Inhaltsverzeichnis

Mitarbeiterverzeichnis

Professor Dr. med. Claus-Peter Adler
Pathologisches Institut, Universität Freiburg
Scheffelstraße 24, 79194 Gundelfingen

Professor Dr. Albert L. Baert
Department of Radiology, University Hospitals
Herestraat 49, 3000 Leuven, Belgien

Professor Dr. med. Volker Barth
Radiologe und Nuklearmediziner
Chefarzt, Radiologisches Zentralinstitut
Städtische Krankenanstalten
73730 Esslingen a. N.

Professor Dr. med. Walter Bessler
Rosentalstraße 81, 8400 Winterthur, Schweiz

Akbar Bonakdarpour, MD
W. Edward Chamberlain Professor of Diagnostic Imaging
Temple University School of Medicine and Hospital
3401 North Broad Street, Philadelphia, PA 19140, USA

Dr. med. Susanne Bosnjakovic-Büscher
Chefärztin, Radiologische Abteilung
Städtisches Krankenhaus Sindelfingen
Akademisches Lehrkrankenhaus, Universität Tübingen
Postfach 445, 71046 Sindelfingen

Professor Dr. Alfred Breit
Alte Straße 10, 94034 Passau

Professor Dr. med. Jürgen Buck
Chefarzt, Radiologische Abteilung
Ärztlicher Direktor, Akademisches Lehrkrankenhaus
Kreiskrankenhaus München-Pasing
Steinerweg 5, 81241 München

Professor Dr. Claus D. Claussen
Ärztlicher Direktor, Abteilung für Radiologische Diagnostik
Radiologische Universitätsklinik, Eberhard-Karls-Universität
Hoppe-Seyler-Straße 3, 72076 Tübingen

Professor Dr. med. Heinz K. Deininger
Institut für Strahlendiagnostik und Nuklearmedizin
Klinikum Darmstadt
Grafenstraße 9, 64283 Darmstadt

Professor Dr. med. Ljubomir Diankov
Department of Radiology, Clinic of Endocrinology
Bd. Mihailov 6, 1303 Sofia, Bulgaria

PD Dr. Stephan H. Duda
Abteilung für Radiologische Diagnostik
Radiologische Universitätsklinik, Eberhard-Karls-Universität
Hoppe-Seyler-Straße 3, 72076 Tübingen

Hofrat Univ.-Professor Dr. med. Hellmuth H. Ellegast
Untersberganlage 295, 5081 Anif, Österreich

Dr. phil. Dr. med. Heinz Götze
Ludolf-Krehl-Straße 41, 69120 Heidelberg

Professor Dr. rer. nat. Bernd Herrmann
Drei Eichen Weg 20, 37181 Hardegsen

PD Dr. med. Andreas Heuck
Institut für Radiologische Diagnostik
Klinikum Großhadern, Ludwig-Maximilians-Universität
Marchioninistraße 15, 81377 München

Professor Dr. Dr. med. Elmar Keck
Arzt für Innere Medizin
Paulinenstraße 4, 65189 Wiesbaden

Professor Dr. med. Erikki Koivisto
Hukankatu 4 B, 33530 Tampere, Finland

Professor Dr. Jaromir Kolar
Preaslicková 5, 10600 Praha, Czech Republic

Professor Dr. Anna-Leena Lääperi
Hukankatu 4 B, 33530 Tampere, Finland

Professor Dr. med. Professor h.c. Eberhard Löhr
Hans-Niemeyer-Straße 1, 45133 Essen

Professor Dr. med. Roman Marciniak
Radiologisches Institut, Medizinische Universität
Mi. Gwardil 4/5, 51-612 Wroclaw, Poland

Professor Dr. Yicheng Ni
Department of Radiology, University Hospitals
Herestraat 49, 3000 Leuven, Belgien

Professor Dr. med. Maximilian Reiser
Institut für Radiologische Diagnostik
Klinikum Großhadern, Ludwig-Maximilians-Universität
Marchioninistraße 15, 81377 München

Professor Dr. med. Ulrich Reiser
Hölderlinstraße 11, 72654 Neckartenzlingen

Dr. Dr. Fritz Schick
Abteilung für Radiologische Diagnostik
Radiologische Universitätsklinik, Eberhard-Karls-Universität
Hoppe-Seyler-Straße 3, 72076 Tübingen

Dr. med. Axel Stäbler
Institut für Radiologische Diagnostik
Klinikum Großhadern, Ludwig-Maximilians-Universität
Marchioninistraße 15, 81377 München

Professor Dr. rer. nat. Kurt Vanselow
Hoogewinkel 6, 24107 Kiel

John Max Vogel, MD, FACS
Glenwood Estates
970 West Cross Street, Woodland, CA 95695, USA

Dr. med. Roman-Frank Weiske
Trochtelfinger Straße 11, 70569 Stuttgart

Professor Dr. med. Werner Wenz
Riedbergstraße 6, 79100 Freiburg

Dr. Adalbert Wielgus
Radiologisches Institut, Medizinische Universität
Mi. Gwardil 4/5, 51-612 Wroclaw, Poland

Professor Dr. med. Eberhard Willich
Sitzbuchweg 20, 69118 Heidelberg

Professor Dr. rer. nat. K. Wolschendorf
Institut für angewandte Physik, Universität Kiel
Olshausenstraße 40, 24098 Kiel

Professor Dr. Eberhard Zeitler
Chefarzt, Institut für diagnostische und interventionelle Radiologie
Klinikum Nürnberg-Nord
Flurstraße 17, 90340 Nürnberg

Dr. Christoph Zimmer
Unfallchirurgische Klinik, Medizinische Universität
Mi. Gwardil 4/5, 51-612 Wroclaw, Poland

Professor Dr. med. Karl zum Winkel
Im Lindenried 1 B, 69118 Heidelberg

Originalarbeiten

CLAUS-PETER ADLER

Radiologie und Pathologie

Brüder bei der Diagnostik von Skeletterkrankungen

Fortschritte in der Medizin, ermittelt durch medizinische Forschung, werden erwartet und sie erfolgen auch ständig mit Ergebnissen, die neue technische Möglichkeiten und medizinisch-diagnostische Erkenntnisse hervorbringen. Diese werden dann zum Nutzen der Patienten in der medizinischen Praxis eingesetzt.

Fortschritte in der Medizin

Natürlich tragen alle medizinischen Disziplinen auf den unterschiedlichsten Fachgebieten zum Fortschritt bei. Hierzu gehören gleichermaßen die Radiologie wie auch die Pathologie. Die enormen Fortschritte der Radiologie in den letzten Jahren basieren vor allem auf neuen technischen Entwicklungen, die die radiologische Diagnostik geradezu revolutioniert haben. So wurden die Computertomographie (CT), die digitale Subtraktionsangiographie (DSA) oder die Kernspintomographie (NMR) in die Diagnostik eingeführt. Diese Methoden haben völlig neue Dimensionen der radiologischen Morphologie eröffnet und ermöglichen Diagnosen, die früher nur der Pathologe erstellen konnte.

Ebenfalls innerhalb der letzten Jahre sind auch bedeutende Fortschritte der Pathologie zu verzeichnen. Hierzu gehören die Immunhistochemie, die quantitative Histochemie (Zytophotometrie, Ag-NOR u. a.) oder die Protein Chain Reaction (PCR). Diese Methoden ermöglichen über die bloße morphologische Analyse hinaus genauere Aussagen zur Histogenese, Prognose und chromosomalen Determination. Nachdem uns somit der technische Fortschritt viele neue diagnostische Möglichkeiten geliefert und neue Einblicke verschafft hat, müssen diese Methoden in der Praxis auch sinnvoll eingesetzt werden, um wertvolle diagnostische Aussagen zu erhalten und überflüssige oder gar sinnlose Untersuchungen zu vermeiden.

Skelettdiagnostik

Anteil an der Diagnostik von Knochenkrankheiten haben Orthopäden, Unfallchirurgen, Internisten, Rheumatologen, Radiologen, Nuklearmediziner und Pathologen. Bei Radiologen und Pathologen handelt es sich um eine morphologische Diagnostik; Nuklearmediziner analysieren den Knochenstoffwechsel und damit die Knochendynamik und werten dabei Szintigramme morphologisch aus. Beide, nämlich Radiologen und Pathologen, haben es somit mit der Morphologie des Knochens zu tun. Der *Radiologe* betrachtet Röntgenbilder, Angiogramme, Computer- oder Kernspintomogramme und analysiert die jeweiligen Strukturveränderungen, um daraus eine Diagnose oder zumindest Differentialdiagnose zu erstellen. Der *Pathologe* schaut sich mit bloßem Auge das Operationsmaterial an und erhebt einen makroskopischen Befund; im Mikroskop analysiert er die jeweiligen histologischen Strukturen und die Zellen, woraus sich die definitive Diagnose ergibt. Radiologen *und* Pathologen beschäftigen sich somit gleichermaßen mit der Morphe; sie sind besonders bei Skeletterkrankungen „Brüder in der Diagnostik“. Insbesondere bei diesen Krankheiten muß der Pathologe sich Kenntnisse von den jeweiligen radiologischen Strukturveränderungen verschaffen, um dann seinen histologischen Befund diesen zuzuordnen. Für den Pathologen liefert die Radiologie quasi den makroskopischen Gesamtbefund.

Der berühmte Züricher Pathologe Erwin Uehlinger (1899–1980) hat die engen morphologischen Zusammenhänge zwischen Radiologie und Pathologie bei der Skelettdiagnostik früh erkannt und stets eine enge Zusammenarbeit dieser beiden Disziplinen gefordert. Auch Friedrich Heuck erkannte als Radiologe die Notwendigkeit, dem Pathologen die erforderlichen radiologischen Befunde zu liefern und andererseits die pathologisch-anatomischen Befunde mit den radiologischen Untersuchungsergebnissen in Übereinstimmung zu bringen. Heuck besuchte deshalb häufig Uehlinger in Zürich oder auch Uehlingers zahlreiche Vortragsveranstaltungen an anderen Orten, um die Erfahrungen dieses großen Pathologen in die radiologische Diagnostik einzubringen. Die enge langjährige Zusammenarbeit zwischen Heuck und Uehlinger dokumentierte sich beispielhaft in gemeinsam publizierten Büchern wie dem *Lehrbuch der Röntgendiagnostik*, herausgegeben vom Züricher Radiologen H.R. Schinz. In diesem bedeutenden Werk hat der Pathologe Uehlinger im Teil „Skelett“ die Federführung, was auf die enge Verknüpfung dieser beiden medizinischen Disziplinen hinweist.

Interdisziplinäre Zusammenarbeit

Die Diagnostik von Knochenkrankheiten ist ein Spezialgebiet innerhalb der Radiologie und Pathologie. Hierfür sind besondere Kenntnisse und Erfahrungen erforderlich, die fachübergreifend sind. Insbesondere der Pathologe muß bei der Diagnostik die radiologischen Befunde berücksichtigen und sollte deshalb über Kenntnisse auf dem Gebiet der Skelettradiologie verfügen. Hier herrscht jedoch offensichtlich großer Mangel. Zu wenige Kliniker und Radiologen wissen, daß dem Skelettpathologen zusammen mit dem Biopsiematerial auch repräsentative Röntgenbilder zugesandt werden müssen; zu wenige Pathologen haben die nötige Erfahrung zur diagnostischen Analyse der Röntgenbilder. Wie könnte dies Problem gelöst werden? Hierüber hat sich auch Friedrich Heuck immer wieder Gedanken gemacht, wie sie immer wieder in Diskussionen zum Ausdruck kamen.

Zunächst sollte in der gesamten Ärzteschaft propagiert werden, daß bei Knochenkrankheiten – insbesondere bei Knochentumoren – *dem Pathologen die repräsentativen Röntgenbilder* mitgeschickt werden müssen. Hierbei sind die konventionellen Röntgenbilder die wichtigsten. Bei allem Respekt vor den Fortschritten in der Radiologie liefern Angiographie, Computer- oder Kernspintomographie zwar wertvolle Zusatzinformationen; sie sind jedoch für die Basisinformation nicht ausreichend.

Ergänzend sollten *regelmäßige Konferenzen* von Klinikern (Orthopäden, Unfallchirurgen), Radiologen und Pathologen stattfinden, auf denen aktuelle Fälle interdisziplinär diskutiert werden. Hierbei wird über die jeweilige Diagnose aus verschiedener medizinischer Sicht gesprochen; es werden Vorschläge zum weiteren diagnostischen Vorgehen gemacht und therapeutische Maßnahmen erwogen. Mit diesem ärztlichen Vorgehen ist die optimale Behandlung eines Knochenfalles gewährleistet.

Darüber hinaus gibt es bereits einige *Referenzzentren für Knochenkrankheiten,* wo Spezialisten auf diesem Gebiet arbeiten und über die nötigen Erfahrungen verfügen. Es können besonders problematische Fälle dorthin gesandt und Empfehlungen eingeholt werden. Allerdings muß der allgemeinen Ärzteschaft bekannt gegeben werden, wo solche Referenzzentren bestehen.

Training und Fortbildung

Die interdisziplinäre Zusammenarbeit zwischen Radiologen und Pathologen zeigt sich immer wieder auch auf deren *Fachkongressen.* Gelegentlich halten Pathologen Vorträge auf Radiologenkongressen, und umgekehrt sprechen Radiologen auf Pathologenkongressen. Dies steht jedoch nicht im Rahmen der Diagnostik an einem aktuellen Fall; es handelt sich vielmehr um ein Training und eine Fortbildung.

Darüber hinaus wurden in den letzten 20 Jahren mehrere *Fachgesellschaften* gegründet, in denen Experten von Knochenkrankheiten aus den verschiedenen Disziplinen regelmäßig ihre Erfahrungen austauschen und miteinander diskutieren. Dies kommt sekundär auch der aktuellen Diagnostik zugute. So wurde von Erwin Uehlinger 1974 die Arbeitsgemeinschaft Knochentumoren initiiert, in der Pathologen, Orthopäden und Radiologen vereint sind, die sich zweimal im Jahr zu einer Arbeitssitzung treffen. Dabei werden vor allem interessante und problematische Knochenfälle eingebracht und interdisziplinär besprochen.

1985 wurde die Deutsche Gesellschaft für Osteologie (DGO) gegründet, zu deren Gründungsmitgliedern Friedrich Heuck gehört. Wieder finden sich in dieser Gesellschaft Experten der Osteologie sowie an Knochenläsionen interessierte Ärzte und Wissenschaftler der verschiedensten Disziplinen zusammen. Radiologen und Pathologen bilden dabei häufig ein „Tandem". Friedrich Heuck hat sich für diese Gesellschaft besonders aktiv eingesetzt: Er war 1987 Präsident der Gesellschaft und hat in diesem Jahr den Jahreskongreß in Stuttgart organisiert. Die Ergebnisse hat er in dem Buch *Fortschritte der Osteologie in Diagnostik und Therapie – Genetische Knochenerkrankungen, primäre Knochentumoren, Prothesenforschung* (Springer-Verlag, 1988) publiziert.

In besonders hervorragender Weise hat sich Friedrich Heuck um die International Skeletal Society (ISS) verdient gemacht. Diese bedeutende internationale Gesellschaft wurde 1972 von den amerikanischen und britischen Radiologen Ronald Murray, Jack Edeiken und Harold Jacobson gegründet; Friedrich Heuck ist seit 1974 darin Mitglied. Nach einigen aktiven Jahren mit zahlreichen wissenschaftlichen Vorträgen, die ihn zu hohem Ansehen in der Gesellschaft verhalfen, war es ihm gelungen, den Kongreß 1979 nach München zu holen. Auf dieser erstmals in Deutschland stattfindenden Veranstaltung, die für viele Juden in der ISS von vornherein problematisch war, hat sich Heuck als ein ungemein herzlicher, charmanter und gewinnender Gastgeber gezeigt, der alle Ressentiments aus der deutschen Vergangenheit aufheben konnte, so daß wir

Deutschen in diesem bedeutenden Kreis von osteologischen Wissenschaftlern wieder an Ansehen gewonnen haben. Dies führte dazu, daß Friedrich Heuck von 1984 bis 1986 zum ersten deutschen Präsidenten der ISS gewählt wurde. Während seiner Präsidentschaft hat er ganz besonders gut organisierte Kongresse in Edinburgh/Schottland (1985) und in Vancouver/Kanada (1986) durchgeführt.

Mit seinen wissenschaftlichen Arbeiten, seinen vielen Publikationen in Fachzeitschriften, seinen zahlreichen Fachbüchern, seinen aktiven und oft grundlegenden Aktivitäten in nationalen und internationalen Gesellschaften, seinen fachkundigen Diskussionen, - aber auch durch seine starke Persönlichkeit hat sich Friedrich Heuck hohes Ansehen und großen Respekt erworben. Er hat dabei auch viele Freunde gewonnen, vor allem unter den Radiologen, aber auch unter den Pathologen. Immer wieder hat er die notwendige Synopse von Radiologie und Pathologie - als für die Skelettdiagnostik unverzichtbar - gefordert. Radiologe und Pathologe sind Brüder bei der Diagnostik von Skeletterkrankungen. Sie arbeiten mit durchaus vergleichbaren Methoden der Morphologie und ergänzen sich bei der Erstellung einer Diagnose.

Begegnungen mit Friedrich Heuck

Ein außergewöhnlich erfolgreicher Mann mit internationalem Ruhm, mit hervorragenden wissenschaftlichen Verdiensten, mit großen diagnostischen Erfahrungen, mit weltweiter Anerkennung und Bewunderung - steht ein solcher Mann nicht auch als Persönlichkeit herausgehoben über seinen Kollegen der Radiologie? Ein außergewöhnlich bedeutender Radiologe, vertraut mit den modernsten radiologischen Fortschritten - ist für einen solchen Mann der Pathologe nicht lediglich eine Hilfsperson bei der Diagnostik von Knochenkrankheiten und der Bestätigung seiner Diagnosen?

Dies gilt nicht für Friedrich Heuck. Er ist bei allem Ruhm stets Kollege von ihm gleich geachteten Kollegen der Radiologie geblieben. Jeder kann sich bei ihm Rat holen oder ungeniert mit ihm diskutieren. Den kompetenten Pathologen hat er stets als „Bruder“ bei der osteologischen Diagnostik angesehen. Wenn er sich jahrelang wissenschaftlich mit der Mikrogradiographie beschäftigte, so hat er sich der pathologisch-anatomischen Diagnostik sehr stark angenähert.

Als Pathologe hatte ich zahlreiche persönliche Begegnungen mit Friedrich Heuck, die bis dato andauern. Anfangs waren es Begegnungen zum Kennenlernen, später Begegnungen des Schätzenlernens, dann Begegnungen von Freunden, nämlich „Brüdern bei der Diagnostik von Skeletterkrankungen".

Begonnen hat es 1967 während meiner Lehrjahre bei Erwin Uehlinger in Zürich: Ich saß gerade am Mikroskop, um einen schwierigen Knochentumor zu diagnostizieren, als Prof. Uehlinger zusammen mit einem Herrn von großer Statur hinzukam, mich ihm kurz vorstellte und sich nach meiner augenblicklichen Tätigkeit erkundete. Der Gast war sofort an dem Knochentumor interessiert, ließ sich von mir, dem Eleven, die histologischen Strukturen am Mikroskop erklären und hörte sich meine diagnostische Meinung an. Zu meinem Glück wurde diese dann von Prof. Uehlinger bestätigt. Der Gast war Prof. Dr. Friedrich Heuck, Chefradiologe am Katharinenhospital in Stuttgart.

Im Jahr 1976 hat mir Friedrich Heuck das Programm der International Skeletal Society zum Kongreß in Montreal/Kanada zugesandt und mir empfohlen, diesen Kongreß zu besuchen. In Montreal erwiesen sich dann alle Veranstaltungen dieses Kongresses als ohne mein Zutun bereits gebucht und auch bezahlt. Ich weiß bis heute nicht, wer diese Buchungen durchgeführt hat, vermute dahinter jedoch Friedrich Heuck. Jedenfalls hatte er sich in Montreal sehr freundlich um mich gekümmert und mir angekündigt, mich offiziell zur Aufnahme in die ISS zu empfehlen. Mit dieser Unterstützung wurde ich 1976 Mitglied dieser bedeutenden Gesellschaft.

Als ich zusammen mit Erwin Uehlinger 1977 ein Referat über Knochengeschwülste auf dem „Freiburger Chirurgengespräch" hielt, war Friedrich Heuck zu meiner Überraschung unter den Zuhörern. Als Radiologe wollte er sich offensichtlich über die Pathologie der Knochentumoren informieren.

Auf Initiative von Friedrich Heuck konnte ich 1979 ein Referat über Knochentumoren auf dem „Klinisch-radiologischen Seminar" der Radiologischen Universitätsklinik Tübingen in Bad Dürkheim halten. Wie gewohnt hatte Heuck wesentliche Beiträge bei diesem Seminar zu liefern.

Auf Kongressen der OSG und anderen Veranstaltungen konnte ich Friedrich Heuck häufig treffen. Die interessantesten Begegnungen fanden jedoch auf den nunmehr 18 Kongressen der ISS statt, die wir bisher gemeinsam besucht haben. Hierzu sei der Kongreß in Edinburgh 1985 erwähnt: Friedrich Heuck war damals Präsident der ISS und hatte mich zum exklusiven „presidental dinner" in einem Schloß bei Edinburgh eingeladen. Auf der Anreise hatte ich enorme Schwierigkeiten mit dem Flug und erreichte Edinburgh mit großer Verspätung. Der Gastgeber hatte jedoch vorgesorgt, mir bereits ein Taxi bestellt und meinen Platz im Schloß reserviert. Es wurde somit trotz Verspätung ein wunderschönes Fest für mich.

Schließlich sei noch der Kongreß der ISS 1980 in Mexiko erwähnt: Hier sind wir uns nicht nur während der Kongreßveranstaltungen, sondern vielfach auch auf Ausflügen zu den Stätten der Inka-Kultur begegnet. Gemeinsam haben wir staunend vor den gewaltigen Pyramiden gestanden und die Überreste dieser alten Kultur bewundert.

Seit 28 Jahren habe ich Begegnungen mit Friedrich Heuck mit zahllosen unvergeßlichen Einzelerlebnissen auf Kongressen, in öffentlichen und persönlichen Diskussionen sowie in privater Umgebung. Hinsichtlich unserer medizinischen und wissenschaftlichen Interessen auf dem Gebiet der Osteologie wurden wir in dieser Zeit „Brüder" und darüber hinaus persönlich Freunde. Möge diese positive Verbindung Beispiel für ein enges Zusammenwirken von Radiologen und Pathologen sein.

Zukunftsaspekte

Radiologie und Pathologie sind verwandte Disziplinen in der Medizin, die sich gleichermaßen der Morphologie bei der Diagnostik von Skeletterkrankungen bedienen. Hierbei ist der technische Fortschritt von wesentlicher Bedeutung. Dieser muß dann funktionell in die Praxis eingesetzt werden. Darüber hinaus müssen aber auch organisatorische Probleme gelöst werden, die bisher zu wenig berücksichtigt sind:

- Pathologen, die sich speziell mit Knochenkrankheiten befassen und Experten auf diesem Gebiet sind, sollten unbedingt eine Ausbildung in der Skelettradiologie haben.
- Derartig ausgebildete Pathologen sollten die fachliche Anerkennung auf diesem Teilbereich der Radiologie erhalten dürfen.
- Bei problematischen osteologischen Fällen sollten unbedingt Experten zu Rate gezogen werden.
- Referenzzentren für Knochenkrankheiten mit Experten der Radiologie und Pathologie sollten eingerichtet und bereits bestehende Referenzzentren bekannt gemacht werden.

Eine optimale Diagnostik von vielen Knochenkrankheiten – insbesondere von Knochentumoren – läßt sich nur in enger interdisziplinärer Zusammenarbeit von Klinikern (Orthopäden, Unfallchirurgen u. a.), Radiologen und Pathologen durchführen. Die morphologische Analyse einer

Knochenläsion durch den Radiologen und den Pathologen ist entscheidend für die Diagnose, der die adäquate Therapie folgt. Auf dem Gebiet der Osteologie müssen weit mehr Radiologen und Pathologen ausgebildet werden, um den internationalen Standard zu erreichen. Die bestehenden Referenzzentren für Knochenkrankheiten müssen vermehrt und der Ärzteschaft bekannt gegeben werden.

Friedrich Heuck war und ist Pionier auf dem Gebiet der Skelettradiologie und hat wesentlich zum Fortschritt auf diesem Gebiet beigetragen. Darüber hinaus hat er stets eng mit osteologisch orientierten Pathologen zusammengearbeitet. Neben allen anderen medizinischen Disziplinen sind auch die Radiologie und Pathologie „Träger des Fortschrittes".

ALBERT L. BAERT · YICHENG NI

Characterization of Liver Tumors with Hepatobiliary Contrast Agent Enhanced Magnetic Resonance Imaging

Experiences of Preclinical Animal Studies

Imaging diagnosis is of great importance in the detection, localization, staging and determination of therapeutic options for focal liver lesions. In addition to advanced radiographic and ultrasonographic modalities such as computed tomographic hepatoarteriography or arteriography and intraoperative ultrasonography, magnetic resonance imaging (MRI) represents a relatively new but ever-improving noninvasive technique for hepatic imaging.

Despite the greater inherent tissue contrast demonstrated by MRI than by other imaging techniques, there is still a significant overlap in MRI signal between the focal lesions and normal liver. As a result, additional contrast agent injection is frequently needed. Unfortunately, the commercial MRI contrast agents such as gadolinium diethylenetriaminepentaacetic acid (Gd-DTPA) and gadolinium tetraazacyclododecanetetraacetic acid (Gd-DOTA) only distribute nonspecifically in the extracellular fluid spaces of both normal and tumoral tissues, leading to a nonoptimal contrast enhancement. Therefore, several liver specific contrast agents have been developed in order to increase the MRI contrast between normal and neoplastic liver tissues. Besides superparamagnetic particulate agents such as dextran coated iron oxide (ferrite) particles which target the intrahepatic mononuclear phagocyte system (i.e., Kupffer cells), the other major category includes a variety of hepatocyte-targeting agents. These agents can be further divided into receptor-directed agents such as arabinogalactan-coated or asialofetuin-conjugated iron oxide particles, which are specific for hepatocyte asialoglyprotein receptors, and hepatobiliary chelates such as manganese dipyridoxal-diphosphate (Mn-DPDP), gadolinium ethoxybenzyl diethylenetriaminepentaacetic acid (Gd-EOB-DTPA), and gadolinium butylbenzyl diethylenetri-aminepentaacetic acid (MS-264).

The latter hepatobiliary chelates were originally designed to cause a preferential positive liver enhancement, leaving hepatic tumors as "negative defects," hence an enhanced liver-to-tumor contrast. The efficacy of these agents on lesion detection has been evaluated in animal models of liver tumor implantation. However, their potential for noninvasive tissue characterization has been neglected due to a lack of well adapted methodology.

The present series of preclinical animal experiments aimed at exploitation of these new hepatobiliary chelates for their potential of in vivo liver tumor characterization. Comprehensive animal models of both implanted and primary liver cancers were used to examine the effects of different agents on liver tumors of different origins and features. Gd-DTPA or Gd-DOTA was also utilized in the same animals (intraindividual control) to evaluate nonspecific contributions of the specific agents. Nonspecifically enhanced MRI was further correlated with findings of postmortem microangiography to assess tumor vascularity and the access of contrast media to the lesions. The applied MRI-microangiographic-histologic matching technique and the inclusion of tumors with a wide variety of cellular differentiation enabled a precise correlation between tumor enhancement patterns and their histologic nature [1–4].

Materials and Methods

Contrast Media

The tissue nonspecific agents Gd-DTPA (Magnevist, Schering AG, Berlin, Germany) or Gd-DOTA (Dotarem, Guerbet, Aulnay-Sous-Bois, France) were intravenously (IV) administered at the dose of 0.3 mmol/kg.

Mn-DPDP (Byk-Gulden Lomberg Chemische, Constance, Germany), Gd-EOB-DTPA (Schering AG, Berlin, Germany), and MS 264 (Metasyn, Inc., Cambridge, MA, U.S.A.) were IV injected at doses of 25, 30, and 50 μmol/kg respectively in the separate studies [1–4].

Animal Models

Liver implantation of VX2 carcinoma in rabbits ($n = 11$) and Novikoff hepatoma in rats ($n = 16$) was produced to simulate clinical liver metastases in Mn-DPDP and Gd-EOB-DTPA studies [1–3].

Multifocal hepatocellular carcinomas (HCCs) were chemically induced in rats ($n = 81$) to mimic primary liver cancers in human for the studies of all three hepatobiliary agents [1–4].

MRI Performance and Contrast Enhancement

Anesthetized animals were imaged with a 1.0 T imager (Magnetom SP, Siemens, Erlangen, Germany). Axial multiple slice T1-weighted (TR/TE: 600/15) spin echo sequence was used for the pre- and postcontrast measurements. Section thickness (without gap) was 2 mm in rats and 4 mm in rabbits, the field of view was 10 cm in rats and 15 cm in rabbits, the matrix was 256 × 256, and the number of excitations was four.

Gd-DTPA or Gd-DOTA was always administered first as nonspecific control, followed 24 h later by a specific agent, facilitating a close comparison of different agents in the same lesions of the same animals. For each contrast agent and each animal, the MRI procedure consisted of one precontrast and four consecutive postcontrast measurements, starting immediately after the injection. Delayed MRI measurements at 2–3 h and up to 24–48 h postcontrast were performed depending on the requirements of the studies.

Microangiography and Histology

At the end of MRI, the animals were killed for postmortem microangiography and histologic preparation. Attention was paid to match MR images with macro- and microscopic views as described previously [5].

Data Analysis

The signal intensities (SI) of tumor(s), liver parenchyma, and background noise were measured using a monitor-defined circular region of interest. The relative enhancement (RE) of the tumor and liver was calculated as $RE (\%) = (SI_{post} - SI_{pre})/SI_{pre} \times 100$. The value of tumor-to-liver contrast to noise ratio (CNR) was obtained with the formula: $CNR = (SI_{tumor} - SI_{liver})/$ background noise. According to pre- and postcontrast CNR values, tumor contrast enhancement (CE) was defined by the following criteria (1) $|CNR_{post}| \leq |CNR_{pre}|$ means no tumor CE; (2) $|CNR_{post}| > |CNR_{pre}|$ means a tumor CE in which CNR_{post} less than zero means a negative CE and CNR_{post} more than zero means a positive CE. All tumors were classified accordingly as either negatively or positively contrast-enhanced tumors based on their images with the best conspicuity. The presence or absence of peritumoral rim enhancement after injection of each agent was also recorded.

The patterns of positive and negative tumor CE as well as the rim enhancement were correlated to the histological findings such as the grade of tumoral differentiation and intra- and peritumoral topographic features. The frequencies of enhancement patterns induced by different agents were compared by using the chi-square test for significance of the difference.

Results

MR Images

On precontrast T1 W SE images, the primary and implanted liver cancers appeared hypo-, iso-, or slightly hyperintense (Fig. 1a)*. After Gd-DOTA or GD-DTPA injection, these tumors were slightly to strongly enhanced (Fig. 1b), reflecting their different degree of vascularization. In comparison with the lower liver enhancement (25%–37%) by a higher dose (0.3 mmol/kg) of Gd-DOTA or GD-DTPA, the lower doses of hepatobiliary agents Mn-DPDP (0.025 mmol/kg), Gd-EOB-DTPA (0.03 mmol/kg) and MS-264 (0.05 mmol/kg) caused a much stronger liver enhancement (50%–60%). The patterns and degrees of tumor enhancement varied with the used agents, the observed lesions and the postcontrast phases (Fig. 1c, d).

Shortly after Mn-DPDP injection, 42 of 84 primary hepatomas (50%), which were hyper- or isointense on precontrast images and slightly to moderately enhanced by Gd-DOTA, were simultaneously enhanced to a degree comparable to that in the liver parenchyma (Fig. 1c). During this early phase, the visibility of these HCC lesions was not significantly improved or even decreased. It is only in the delayed phase (≥ 4 h) that these lesions showed as homogeneous bright spots. The highest conspicuity appeared at 24 h (Fig. 1d). Such positive contrast enhancement (CE) lasted at least 48 h. On the other hand, all 26 implanted tumors (100%) and 42 of 84 primary liver cancers (50%), which were hypointense lesions on precontrast images but were moderately to strongly enhanced by Gd-DOTA, remained hypointense compared to enhanced surrounding parenchyma (Fig. 1c). After 24 h, when liver intensity had

* *Figs. 1–6.* MRI, macroscopic, microangiographic, and histologic findings in the rat with multiple HCCs.

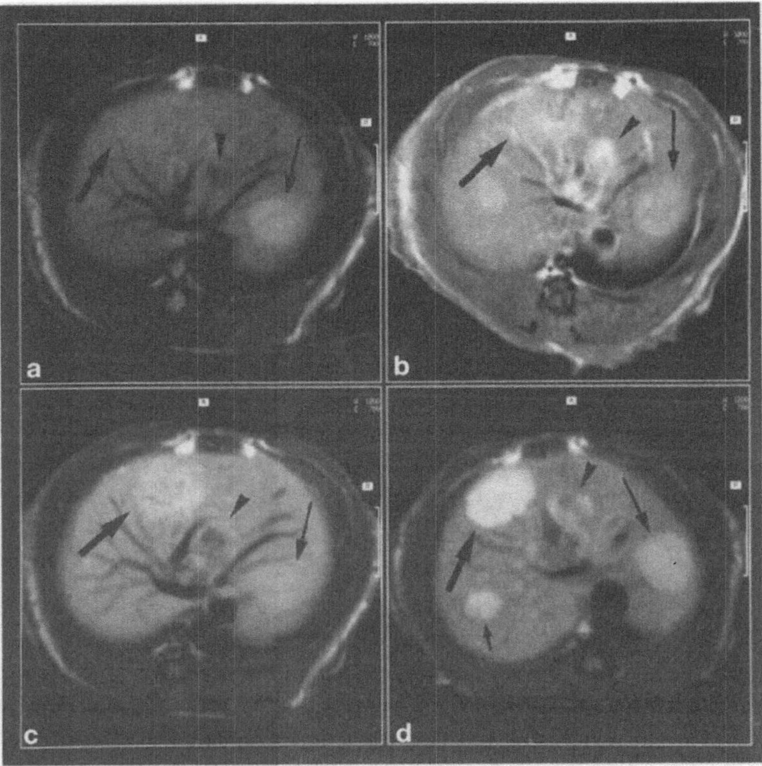

Fig. 1a–d. T1 weighted SE (TR/TE = 600 ms/15 ms) images on which at least three tumors (t1, t2, t3) can be identified. *a* Before Mn-DPDP injection but 24 h after Gd-DOTA, the tumors are slightly hyperintense (t1, *thin arrow*), slightly hypointense (t2, *arrowhead*) and isointense (t3, *thick arrow*). *b* 5 min after Gd-DOTA (0.3 mmol/kg) injection, t2 (*arrowhead*) is strongly enhanced. t1 (*thin arrow*) and t3 (*thick arrow*) are enhanced with more or less the same degree as seen in liver parenchyma. One day later, the signal intensities everywhere return to precontrast level (see *a*). *c* 5 min after Mn-DPDP (25 µmol/kg) injection, t2 (*arrowhead*) shows a negative contrast enhancement. Both t1 and t3 are positively enhanced together with the liver parenchyma, but t3 (more uptake) becomes better visible than t1 (less uptake). *d* 24 h after Mn-DPDP injection, when the intensity of the liver parenchyma has returned close to normal, t1 and t3 appear as homogeneous hyperintense nodules although the absolute enhancement differs largely from each other (80 vs 170). t2 shows slight hypointense central area with an irregularly enhanced rim. Note that another positively enhanced „solid“ tumor (*small arrow*), which is only faintly seen on **a**, **b** and **c**, is found in the left lobe on this delayed scan

almost returned to normal, a hyperintense rim appeared arround some of these lesions (Fig. 1d).

In comparison with Mn-DPDP, the other two agents Gd-EOB-DTPA and MS-264 revealed a different capacity for enhancing hepatic tumors. After injection, all implanted and most primary liver tumors showed a prompt negative CE due to maximal increase of liver intensity and negligible increase of tumor intensity. The highest conspicuity of these negatively enhanced lesions occured within 20 min. Surprisingly, eight of 150 (5%) and six of 66 (9%) primary hepatomas showed a pronounced positive CE on Gd-EOB-DTPA and MS-264 enhanced images respectively. Such positive CE lasted for approximately 2 h with the highest conspicuity at about 30 min, somewhat later than that of negative CE. Similar positive CE was also occasionally seen as scattered small dots in the cirrhotic liver. Furthermore, a faint peritumoral rim was observed in all implanted Novikoff hepatomas and some of the primary hepatomas. These rims remained visible for about 2 h.

Microangiography and Histology

On microangiography, most primary hepatomas showed one or more hypertrophic and tortuous feeding arteries and a variable amount of intratumoral vessels (Fig. 3). A clearly recognizable vascular network was seen in some hepatomas, while others were characterized by an intense but amorphous staining. All implanted hepatomas showed moderate degree of hypervascularization and central inhomogeneity.

At histology, the primary hepatomas possessed a full spectrum of cellular differentiation according to a classification similar to the Edmonson's typing of human hepatoma. Lesions of grade I to III were highly to poorly differentiated HCCs with a solid macroscopic appearance (Figs. 2, 4, 6), while grade IV lesions were undifferentiated HCCs generally with an angioma-like appearance (Figs 2, 3, 5). All implanted VX2 carcinomas in rabbits and Novikoff hepatomas in rats were solid but grade IV lesions. Peritumoral infiltration of malignant cells inbetween hepatocytes was a common finding among grade IV primary and implanted liver tumors (Fig. 5).

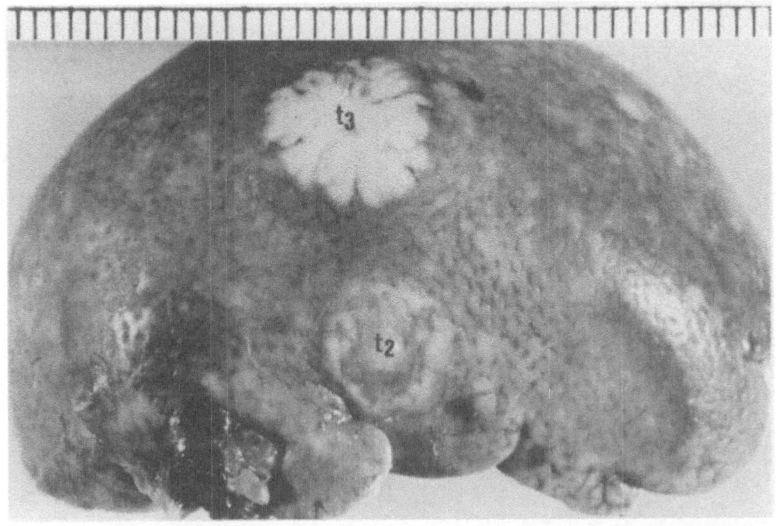

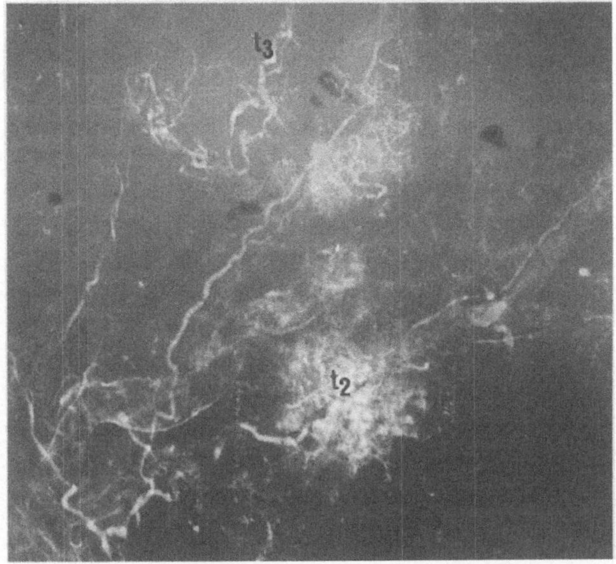

Fig. 2 (oben) Gross macroscopy of the left liver lobe of the rat. Two spherical lesions (t2 and t3) with different color shades can be seen on the surface. t1 is located in the right liver lobe (not shown here)

Fig. 3 (unten) The corresponding microangiogram shows a strongly hypervascular aspect for t2 and a moderately vascularized appearance for t3. Both tumors are connected with enlarged and tortuous afferent arteries. However, the microangiogram can hardly visualize t1 (not shown), suggesting a lack of arterial access of the contrast agent to this tumor

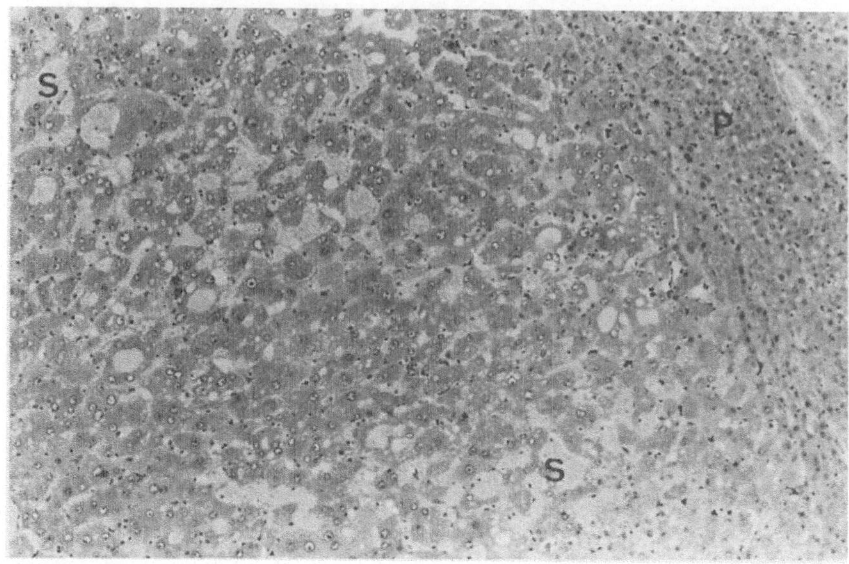

Fig. 4. The microscopic view of t1 shows a well differentiated HCC lesion. Although the tumoral sinusoids (*S*) are dilated, they are filled only with plasma, but neither blood cells nor injected barium particles. *P* represents the compressed adjacent parenchyma. (H-E staining, original magnification ×100)

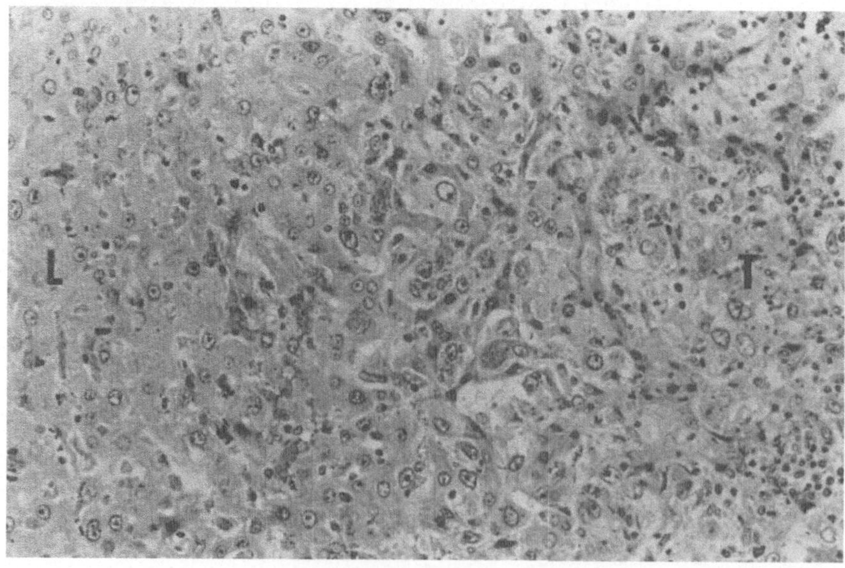

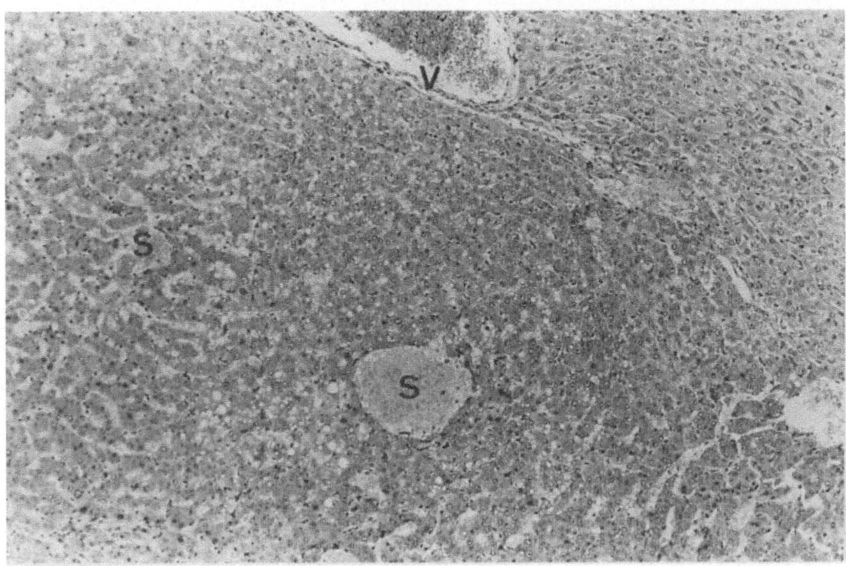

Fig. 6. The microscopic view of t3 shows a well differentiated HCC lesion. Some vacuoles, which have been confirmed as steatosis by lipid staining, are found within the HCC cells. A mixture of blood cells and barium particles can be easily seen in the adjacent vessels (*V*) or in the tumoral sinusoids (*S*). This aspect suggests a different perfusion pattern in comparison with that of t1 (see Fig. 4). (H-E staining, original magnification × 100)

◀

Fig. 5. The microscopic view of the boundary between t2 (*T*) and liver parenchyma (*L*) displays that poorly or undifferentiated HCC cells permeate in-between the normal hepatocytes, forming a malignant infiltration zone seen on the photograph as a dark band (H-E staining, original magnification × 250). This is presumably the basis of peritumoral rim enhancement

Table 1. Correlation between tumor contrast enhancement patterns and degree of cellular differentiation

Hepatobiliary contrast agents	Grade of tumor cellular differentiation			
	I	II	III	IV
Mn-DPDP	+	+	+	–
Gd-EOB-DTPA	+	–	–	–
MS-264	+	–	–	–

Note: Grades I–III represent highly to poorly differentiated HCCs; grade IV represents undifferentiated HCCs or implanted tumors.
„+“ and „–“ represent positive and negative tumor contrast enhancement.

Data Correlations

The correlation between patterns of tumoral CE induced by different hepatobiliary agents and grades of cellular differentiation are summarized in Table 1. Among three separate studies using similar tumor models, the frequency of the positive CE with Mn-DPDP (50%) is significantly higher ($p < 0.001$) than that with Gd-EOB-DTPA (5%) or MS-264 (9%).

Mn-DPDP induced persistent positive CE in all differentiated HCCs including those of grades I to III, leaving a negative CE to grade IV undifferentiated primary and secondary liver tumors. However, Gd-EOB-DTPA and MS-264 caused a prolonged positive CE only in grade I highly differentiated HCCs and a prompt negative CE in the rest categories of tumors. Exceptionally, two and one grade I HCCs in Mn-DPDP and MS-264 studies did not show positive CE. They were neither enhanced by Gd-DOTA and Gd-DTPA nor opacified by microangiography, suggesting a poor accessibility of the lesions by the agents.

The scattered areas of positive CE seen with Gd-EOB-DTPA were too small (≤1 mm) to make an one-to-one match between MRI and histology. But they most likely correspond to the precancerous benign lesions such as regenerative and hyperplastic nodules which may coexist in this cirrhotic rat model.

The pronounced persistent rim enhancement with Mn-DPDP and prolonged faint rim enhancement with Gd-EOB-DTPA and MS-264 were caused by a retention of the agents in peritumoral hepatocytes as a result of malignant infiltration and compression.

Discussion

Although unexpected in other preclinical studies using implanted tumor models, positive tumor CE was clearly documented in the present series of studies on three hepatobiliary contrast agents [1–4]. Such enhancement pattern can reasonably be attributed to both active uptake by those hepatomas with a residual hepatocytic function and an impaired biliary excretion in the tumoral region [1]. However, the important distinction among these agents in terms of frequency, intensity, and duration of positive Ce must be related to their different biochemical behaviors.

Mn-DPDP, a chelate of pyridoxal-5-phosphate (PLP) which is catalytically active form of vitamin B6, was designed to be taken up by hepatocytes and excreted into the bile. It has been experimentally proved that a supply of vitamin B6 is essential to the growth of highly to poorly differentiated hepatomas [6]. Besides, studies have suggested that the pathway for Mn-DPDP and its metabolites is distinct from that used by bilirubin and its pharmacologic competitors such as Gd-EOB-DTPA and MS-264 [7, 8]. The uptake of Mn-DPDP should be a fundamental or primitive function present not only in normal hepatocytes but also in a large number of hepatocellular carcinoma cells. Therefore, a more frequent occurrence of positive CE with Mn-DPDP is not surprising. Analogous to the enhancement of liver parenchyma by this agent, free Mn^{2+} dissociated from Mn-DPDP and bound to intracellular components may also contribute to the prolonged positive CE of hepatomas.

Both Gd-EOB-DTPA and MS-264, on the other hand, are similar agents derived from the hydrophilic extracellular agent Gd-DTPA. The addition of lipophilic ligands ethoxybenzyl (EOB) and butylbenzyl to the metal chelator DTPA renders the intracellular character or the hepatobiliary specificity to the new derivatives [9, 10]. The uptake and elimination of these two agents are believed to require a higher level of hepatic functions which involve the organic anion transport system and biliary drainage system. It has been demonstrated that they compete at least partially with bilirubin for the same organic anion excretory mechanisms [7, 11–13]. Only the most differentiated hepatomas and benign nodules can possibly preserve the “normal” uptake function. However, with absence of a normal biliary excretion network, these tumors retain Gd-EOB-DTPA or MS-264 for a longer period than does normal liver, leading to a prolonged positive CE. Ultimately, the agent may reenter to the blood circulation and is excreted by the kidneys and/or normal liver. The majority of the hepatomas lack the uptake function and therefore show only a negative CE. The present studies indicate that a delayed imaging with Mn-DPDP could provide better delineation of all differentiated HCCs and easier recognition of highly malignant liver tumors [1, 2], as supported by an incidental finding in patients [14]. However, the protocol of multicenter clinical trials of Mn-DPDP only required early postcontrast imaging [15, 16], which could have resulted in omission of some HCC lesions as exemplified in Fig. 1d. Though such an overnight delayed scan is not suitable for Gd-EOB-DTPA and MS-264, a slightly delayed postcontrast imaging at 20–40 min is helpful for gaining greater conspicuity with both negtive CE in hypervascularized lesions and positive CE in highly differentiated hepatocellular tumors.

An active uptake of the agent by peritumoral liver parenchyma and a local biliary obstruction due to malignant infiltration and/or compression are possible reasons for the observed rim enhancement. In comparison with those induced with Gd-EOB-DTPA and MS-264, the rims induced with Mn-DPDP were more prominent and therefore probably more valuable in clinical assessment of liver malignancies [1].

For more specific tumor detection and characterization, many efforts have been made in developing antibody and porphyrin mediated magnetopharmaceuticals [17–19]. However, these agents are unlikely to be able to reach clinical stage owing to practical limitations for antibody agents [17, 18] and questionable tumor targetability for porphyrin-agents [20]; whereas most of the hepatobiliary agents have undergone clinical trials and shown promise of being proved by the FDA. Although these agents are not tumor specific, the different spectra of positive and negative tumor CE induced by these agents may allow us not only to distinguish tumors of hepatocytic origin from others, but also to assess cellular differentiation of hepatomas. The demand for such a further discrimination is highlighted by a recently reported, unexpectly high incidence of benign liver tumors in the adult population [21] and by an increased tendency to use aggressive therapies for patients with hepatic tumors, for whom accurate tumor characterization is crucial for surgical decision making [22[. As shown in our studies, the ability to recognize highly differentiated hepatocellular lesions including grade I HCCs and probably benign nodules, by means of Gd-EOB-DTPA or MS-264 induced positive CE, could already be clinically meaningful.

Up to now, histomorphological examinations at autopsy and percutaneous or surgical biopsy have been considered to be the only ways to reliably characterize malignancies. However, surgeons are more and more reluctant to operate on patients who have had percutaneous liver biopsy because of the risk of postoperative recurrence due to seeding of tumor in the needle track [23]. On the other hand, morphological alterations of neoplasms are always accompanied by functional changes. The latter aspect should also be exploited for imaging diagnosis, for instance, the positive CE as a result of uptake and retention of hepatobiliary agents may serve as an in vivo "functional marker" of certain hepatic tumors, and the peritumoral rim could be regarded as a sign of tumoral invasiveness. Efforts in this direction may lead to a single noninvasive MRI that will achieve both detection and characterization of liver tumors.

References

1. Ni Y, Marchal G, Yu J, Rummeny E, Zhang X, Lodemann K, Baert AL (1993) Experimental liver cancers: Mn-DPDP-enhanced rims in MR-microangiographic-histologic correlation study. Radiology 188:45–51
2. Ni Y, Marchal G, Zhang X, Van Hecke P, Michiels J, Yu J, Rummeny E, Lodemann KP, Baert AL (1993) The uptake of mananese dipyridoxal-diphosphate by chemically induced hepatocellular carcinoma in rats: a correlation between contrast-media-enhanced magnetic resonance imaging, tumor differentiation and vascularization. Invest Radiol 28:520–528
3. Ni Y, Marchal G, Yu J, Mühler A, Lukito G, Baert AL (1994) Prolonged positive enhancement by Gd-EOB-DTPA in experimental liver tumors: potential value in tissue characterization. JMRI 4:355–363
4. Petré C, Ni Y, Marchal G, Yu J, Lauffer RB, Baert AL (1995) Detection and characterization of primary liver cancer in rats by MS-264 enhanced MRI. Magn Reson Med (in press)
5. Ni Y, Marchal G, van Damme B, van Hecke P, Michiels J, Zhang X, Yu J, Baert AL (1992) Magnetic resonance imaging, microangiography and histology in a rat model of primary liver cancer. Invest Radiol 27(9):689–697
6. Tryfiates GP, Morris HP, Sonidis GP (1981) Vitamin B_6 and cancer (review). Anticancer Res 1:263–268
7. Schuhmann-Giampieri G (1993) Liver contrast media for magnetic resonance imaging: interrelations between pharmacokinetics and imaging. Invest Radiol 28(8):753–761
8. Saini S (1992) Contrast-enhanced MR imaging of the liver. Radiology 182:12–14
9. Weinmann HJ, Schuhmann-Giampieri G, Schmitt-Willich H, Vogler H, Frenzel T, Gries H (1991) A new lipophilic gadolinium chelate as a tissue-specific contrast medium for MRI. Magn Reson Med 22:233–237
10. Lauffer RB, Parmelee DJ, Jenkins BG, Scott DM, Bernard PJ, Tyeklar Z, Heinig GE, McMurry TJ, Sajiki H, Ouellet HS, Walovitch RC (1994) Liver enhancement in normal and tumor-bearing rats with MS-264, a new high-relaxivity hepatobiliary agent. Proc 2nd SMR, 1513
11. Ni Y, Marchal G, Lukito G, Yu J, Mühler A, Baert AL (1994) MR imaging evaluation of liver enhancement with Gd-EOB-DTPA in selective and total bile

duct obstruction in rats: correlation with serology, microcholangiography and histology. Radiology 190:753–758
12. Mühler A, Elferink R, Weinmann HJ (1993) Complete elimination of the hepatobiliary MR contrast agent Gd-EOB-DTPA in hepatic dysfunction. An experimental study using transport-deficient, mutant rats. MAGMA 1:134–139
13. Parmelee DJ, Walovitch RC, Ouellet HS, Jenkins BG, Lauffer RB (1995) Mechanistic studies of the liver agent MS-264 in rat models of hepatobiliary dysfunction. Proc 3rd SMR, 173
14. Rummeny E, Wiesmann W, Menker S, Lodemann K, Peter PE (1992) Value of delayed Mn-DPDP enhanced MR imaging in the detection and differential diagnosis of hepato tumors. JMRI (2):65
15. Hamm B, Vogl TJ, Branding G et al. (1992) Focal liver lesions: MR imaging with Mn-DPDP – initial clinical results in 40 patients. Radiology 182:167–174
16. Rofsky NM, Weinreb JC, Bernardino ME, Young SW, Lee J, Noz M (1993) Hepatocellular tumors: characterization with Mn-DPDP-enhanced MR imaging. Radiology 188:53–59
17. Unger EC, Totty WC, Neufeld DM et al. (1985) Magnetic resonance imaging using gadolinium labeled monoclonal antibody. Invest Radiol 20:693–700
18. Göhr-Rosenthal S, Schmitt-Willich H, Ebert W, Conrad J (1993) Detection of human tumors on nude mice using Gd-labeled monoclonal antibodies for magnetic resonance imaging. Invest Radiol 28:789–795
19. Nelson J, Schmiedl U, Shankland E (1990) Metalloporphyrins as tumor-seeking MRI contrast media and as potential selective treatment sensitizers. Invest Radiol 25 [Suppl]:S71–S73
20. Ni Y, Marchal G, Yu J, Lukito G, Petré C, Wevers M, Ebert W, Hilger CS, Maier FK, Semmler W, Baert AL (1995) Localization of metalloporphyrin induced "specific" enhancement in experimental liver tumors: comparison of magnetic resonance imaging, microangiographic and histologic findings. Acad Radiol 2:687–699
21. Karhunen PJ (1986) Benign hepatic tumors and like conditions in men. J Clin Pathol 140:695–700
22. Sugarbaker PH (1990) Surgical decision making for large bowel cancer metastatic to the liver. Radiology 174:621–626
23. John TG, Garden OJ (1993) Needle track seeding of primary and secondary liver carcinoma after percutaneous liver biopsy. HPB Surg 6:199–203

WALTER BESSLER

Rarefizierende Osteopathien

Knochenstrukturanalyse durch digitale Bildverarbeitung

Einleitung

Der Begriff *rarefizierende Osteopathie* kennzeichnet einen morphologischen Zustand des Skelettes, bei dem der Anteil des mineralisierten Knochengewebes in einem anatomisch definierten Knochenvolumen abnorm niedrig ist.

Ätiologisch können sehr unterschiedliche Grundkrankheiten vorliegen. Häufigste Ursachen sind verschiedene Osteoporoseformen, seltener eine Osteomalazie oder ein primärer oder sekundärer Hyperparathyreoidismus.

Infolge des hohen Absorptionskoeffizienten des Kalziums für Röntgenstrahlen sind Röntgenuntersuchungen für die Abklärung des Skeletts speziell geeignet. Praktische Erfahrungen bei Osteoporosepatienten und experimentelle Untersuchungen mit chemischer Knochenentkalkung ergeben indessen, daß mit konventionellen röntgenologischen Methoden der Kalziumgehalt des Knochens aufgrund seiner Schattendichte nur approximativ bestimmbar ist und daß ein Kalziumverlust von weniger als 40% röntgenologisch nicht erfaßt werden kann [1].

Knochenmineralmessungen durch *Knochendensitometrie* wurden bereits in den 60er Jahren durchgeführt; sie haben für die Abklärung metabolischer Knochenerkrankungen, insbesondere der Osteoporose, zunehmend an Bedeutung gewonnen.

Als densitometrische Methoden für die Praxis werden zur Zeit die Single- und Dual-photon-Absorptiometrie, die Single- und Dual-X-ray-Absorptiometrie und die quantitative Computertomographie eingesetzt. Die Messungen werden bei diesen Verfahren an unterschiedlichen Skelettstellen durchgeführt; sie zeigen eine unterschiedliche Präzision und Akkuranz, ergeben jedoch durchwegs klinisch aufschlußreiche Informationen über den Zustand des Knochens und ggf. auch über sein Ansprechen auf eine durchgeführte Therapie [2, 3].

In einschlägigen Publikationen über rarefizierende Osteopathien wird regelmäßig darauf hingewiesen, daß für die Frühdiagnose einer Osteoporose und ihre Abgrenzung gegenüber einer anderen Knochenerkrankung neben der Knochenmasse auch der Aufbau der Mikrostrukturen des Knochens beurteilt werden muß. Da die Densitometrie keinen Aufschluß über den Knochenaufbau gibt, sollten zusätzlich auch quantitative Untersuchungen von Strukturen und Strukturveränderungen des Knochens entwickelt und eingesetzt werden. Es könnten damit Aussagen über das Vorliegen einer normalen oder einer gestörten Transformation des Knochengewebes gewonnen werden, wobei sich eine Transformationsstörung vor allem in einem veränderten Aufbau der Spongiosa äußert.

Am Radiologischen Institut des Zentrums Radiologie im Katharinenhospital der Stadt Stuttgart (Ärztlicher Direktor: Prof. Dr. F. H. W. Heuck) und an den Instituten für Physikalische Elektronik und Biomedizinische Technik der Universität Stuttgart (Direktoren Prof. Dr. W. H. Bloss und Prof. Dr. U. Faust) wurden 1979 von Bloss und Reinhardt [5], 1980 von Heuck et al. [6] und 1981 von Reinhardt et al. [7] Strukturanalysen von Knochenröntgenbildern mit Fernsehtechnik und elektronischen Verarbeitungs- und Rechnersystemen durchgeführt und Knochenstrukturbilder quantifiziert.

Auf Anregung und durch die Vermittlung von Prof. F. Heuck konnten 1984 am Institut für Physikalische Elektronik in Zusammenarbeit mit Prof. W. H. Bloss und Dr. E. R. Reinhardt an einem eigenen Untersuchungsgut entsprechende Strukturanalysen durchgeführt werden. Die von Bessler 1984 in einer Publikation über „Rarefizierende Osteopathien" mitgeteilten Resultate dieser Untersuchungen sollen im folgenden gekürzt dargestellt und vom heutigen Gesichtspunkt aus diskutiert werden. Auf die Wiedergabe von Meßwerttabellen, -kurven und Abbildungen muß in dieser Mitteilung verzichtet werden. Sie können in der Originalarbeit eingesehen werden [1].

Untersuchungsgut

Zur Verfügung standen die Röntgenbilder von 1 cm dicken, sagittal ausgerichteten Wirbelkörperschichten von 92 Patienten, die von Sektionspräparaten gewonnen worden waren. Es handelte sich um Brust- und Lendenwirbelkörper von 3 Patienten mit normalen Skelettverhältnissen, 65 Patienten mit Osteoporose, 2 Patienten mit Hyperparathyreoidismus, 5 Patienten mit Osteomalazie und 17 Patienten mit renaler Osteopathie.

Verarbeitung der Röntgenbilder

Pro Patient wurde das Röntgenbild je eines Wirbelkörpers untersucht, wobei 3 im Wirbelkörperzentrum gelegene, je 6×6 mm große, L-förmig aneinander grenzende Felder ausgemessen wurden.

Nach Aufnahme der Röntgenbilder durch eine Fernsehkamera und anschließender Digitalisierung des Videosignals wurde für die weitere Analyse ein Unterfeld von 64×64 (= 4096) Bildpunkten ermittelt. Gemessen und in Zahlen ausgedrückt wurden die unterschiedlichen Grauwerte der einzelnen Bildpunkte, wobei jedes Bild als Zahlenfeld auf Magnetband gespeichert und für ein Computerprogramm verwendet wurde.

Da die Röntgenbilder infolge unterschiedlicher Aufnahme- und Entwicklungsdaten unterschiedliche durchschnittliche Helligkeits- und Kontrastwerte aufwiesen, mußte vor der Messung eine Grauwert-Äquivalisierung der verschiedenen Bilder vorgenommen werden, wobei die ursprünglich vorliegenden zahlreichen unterschiedlichen Grauwertstufen in 4 Grauwertbereiche eingeteilt und ausgedrückt wurden.

Die Meßfelder der äquivalisierten Bilder wurden anschließend mit einem Koppelfeld, das aus 3 L-förmig aneinandergefügten Elementen bestand, abgetastet. Jedes dieser Elemente war so groß wie ein Bildpunkt und maß $36\,mm^2 : 4096 = 0{,}0088\,mm^2$. Die Meßfelder wurden jeweils von links nach rechts und von oben nach unten überstrichen. An jeder untersuchten Bildstelle fand sich ein bestimmtes Grauwerttripel innerhalb des Koppelfeldes.

Die Anzahl der möglichen Grauwertkombinationen betrug $4^3 = 64\,IGRAU^{KFE}$. Dabei ist KFE die Anzahl der Koppelfeldelemente und IGRAU die Zahl der möglichen Grauwerte.

Während des Abtastens wurde festgestellt, wie oft jede dieser 64 Kombinationen in einem Bild auftrat. Prinzipiell entsprechen die Häufigkeiten, mit denen diese 64 Kombinationen auftreten, 64 Strukturmerkmalen. Da sich in den Röntgenbildern verglichen mit der Koppelfeldgröße relativ großflächige Strukturen befanden, kamen bestimmte Grauwertkombinationen häufiger vor, andere hingegen seltener. Um die Auswertung anschaulicher zu machen, wurden deshalb aus den 64 Strukturmerkmalen 11 kombinierte Merkmale bestimmt, von denen für die Analyse schließlich 5 Merkmale ausgewählt wurden.

Beschreibung der gemessenen Strukturmerkmale

Zum *Gleichanteil* gehören alle Koppelfeldereignisse, bei denen in jedem der 3 Koppelfeldelemente der gleiche Grauwert auftritt. Befinden sich im Koppelfeld 2 gleiche Grauwerte untereinander, während der danebenliegende davon abweicht, so handelt es sich um ein vertikales Strukturelement, und man rechnet dieses Ereignis dem *Vertikalanteil* zu. Ein horizontales Strukturelement liegt vor, wenn sich Punkte gleichen Grauwertes nebeneinander befinden, während sich der darüberliegende von diesen in der Helligkeit unterscheidet. Addiert man alle diese Ereignisse, so ergibt dies den *Horizontalanteil.*

Wichtiger als die absoluten Werte ist der *Quotient von Horizontal- und Vertikalanteil* geteilt durch 10. Er gibt an, ob innerhalb der abgebildeten Strukturen eine der beiden Richtungen überwiegt.

Als 5. Merkmal wurde die sog. *Entropie* bestimmt, ein Begriff, der aus der Informationstheorie stammt. In Zusammenhang mit der Bildverarbeitung könnte man die Entropie als Maß der Unordnung im Bild bezeichnen.

Eine maximale Entropie liegt bei einem völlig verrauschten Bild vor, bei dem alle Grauwertkombinationen gleich wahrscheinlich sind. Befinden sich jedoch Strukturen im Bild, so treten einige Koppelfeldereignisse häufiger auf als andere. Dadurch ergibt sich für die Entropie ein kleinerer Wert als der maximal mögliche.

Die erhaltenen Meßwerte wurden pro Patient bzw. Wirbel tabellarisch dargestellt und für die einzelnen Patientengruppen kurvenmäßig ausgedrückt [1].

Resultate

In einer 1. Serie, die 88 Wirbelkörperpräparate umfaßte, wurde der Strukturauflockerungsgrad von Präparaten mit und ohne Umstrukturierung analysiert, wobei unter Umstrukturierung der Spongiosa eine Auffaserung der Bälkchenkonturen, eine unregelmäßige Bälkchenanordnung oder das Auftreten umschriebener Spongiosaaussparungen verstanden wurde.

In bezug auf das Merkmal *Gleichanteil* ließ sich mit zunehmendem Auflockerungsgrad ein annähernd linear zunehmender Gleichanteil feststellen. Ferner wurde bei schwerer Strukturauflockerung an Wirbelkörpern ohne Umstrukturierung ein höherer Gleichanteil beobachtet als bei

Wirbelkörperpräparaten mit Umstrukturierung. Bei geringer oder fehlender Auflockerung fanden sich umgekehrte Verhältnisse.

Bei der Untersuchung der *Strukturrichtungsmerkmale* fiel auf, daß die Vertikalanteile gegenüber den Horizontalanteilen überwogen. Beide Strukturkomponenten nahmen mit zunehmendem Auflockerungsgrad sukzessive ab, wobei der Abfall bei den vertikalen Strukturelementen etwas stärker ausfiel als bei den horizontalen.

Der *Quotient von Vertikal- zu Horizontalanteil* wies bei den verschiedenen Auflockerungsgraden für Wirbel mit Umstrukturierung eine sinkende Tendenz auf, für Wirbel ohne Umstrukturierung blieb der Quotient annähernd konstant.

Die *Entropie* fiel mit stärkerer Strukturauflockerung sukzessive ab.

In einer 2. *Untersuchungsserie* wurden die Auflockerungsgrade der Präparate von 62 Patienten mit Osteoporose, 17 Patienten mit nephrogener Osteopathie und 3 Patienten ohne Skeletterkrankung ausgemessen und verglichen.

Bei zunehmender Strukturauflockerung ließ sich wiederum eine Zunahme des Merkmales *Gleichanteil* feststellen, die bei osteoporotischen Wirbeln ohne Umstrukturierung stärker ist als bei osteoporotischen Wirbeln mit Umstrukturierung. Hochgradig vermehrt sind die Gleichanteile in Wirbeln mit renaler Osteopathie. Sie liegen bei leichter und vor allem bei hochgradiger Auflockerung erheblich oberhalb der Norm.

Die Untersuchung der *Strukturrichtungsmerkmale* ergab, daß in Übereinstimmung mit den Resultaten der 1. Serie in den Wirbelkörpern mehr vertikale Strukturelemente vorliegen als horizontale und daß die vertikalen Wirbelkörperstrukturen bei Patienten mit Osteoporose weniger zahlreich sind als bei solchen mit normalen Wirbeln.

Am stärksten ausgeprägt ist dieser Befund bei osteoporotischen Wirbeln mit gleichzeitiger Umstrukturierung. Bei zunehmender Strukturauflockerung fallen sowohl die Vertikal- wie auch die Horizontalanteile der Wirbelpräparate ab, bei der renalen Osteopathie stärker als bei der Osteoporose.

Der *Quotient von Vertikal- zu Horizontalanteilen* liegt bei osteoporotischen Wirbeln mit verschiedenen Auflockerungsgraden nur wenig unter der Norm. Bei renaler Osteopathie steigt er bei stärkerer Auflockerung deutlich an, d. h. die horizontalen Strukturen sind bei dieser Skeletterkrankung stärker zurückgebildet als die vertikalen Strukturen.

Für die *Entropie* liegen die Meßwerte bereits bei nicht erkennbarer Strukturauflockerung unter der Norm. Bei eintretender Strukturauflokkerung sinken die Werte weiter ab, am stärksten wiederum bei der renalen Osteopathie.

Diskussion der Ergebnisse

Bei der Untersuchung des *Gleichanteiles* der Strukturen der Wirbelkörperpräparate läßt sich generell feststellen, daß eine zunehmende Strukturauflockerung stets verbunden ist mit einem Anstieg dieses Meßwertes. Dies entspricht einer Vergröberung der Strukturzeichnung mit gleichzeitigem Schwund der Feinstrukturen. Der Anteil an großen Flächen mit gleichem Grauwert steigt. Dies kann bei hochgradiger Strukturauflockerung beobachtet werden sowie bei hypertropher Spongiosaatrophie und vor allem auch bei einer Kombination von hypertropher Atrophie mit zystoid verbreiterten Zwischenräumen zwischen den einzelnen Spongiosatrajektorien.

In beiden Serien beruht der höhere Gleichanteil der Wirbelkörper mit Umstrukturierung bei leichter oder mittelstarker Spongiosaauflockerung auf einer Strukturvergröberung, die bei nichtumstrukturierten Wirbeln weniger stark ausgeprägt ist. Bei starker Strukturauflockerung ist der Grauwertgleichanteil bei nichtumstrukturierten Wirbeln höher als bei Wirbeln mit Umstrukturierung. Dieser Befund spricht dafür, daß bei einem umstrukturierten Wirbel mehr feine Knochenstrukturen erhalten bleiben. Der Meßwert des Gleichanteiles sinkt entsprechend ab. Das bedeutet, daß bei schwerer Strukturauflockerung häufiger gleiche Strukturelemente vorliegen als bei leichter oder fehlender Osteoporose.

Bei der renalen Osteopathie weist die Umstrukturierung offenbar einen speziellen Charakter auf. Die feinen Knochenstrukturen sind schon bei leichter und vor allem bei mittlerer und starker Strukturauflockerung verschwunden, was zu einer entsprechenden Erhöhung des Meßwertes des Gleichanteiles führt. In derselben Richtung wirken auch die bei der sog. „Rugger Jersey spine“ im Wirbelkörperzentrum auftretenden Spongiosaaussparungen.

Die Merkmale *Vertikal- und Horizontalanteil* können als Strukturrichtungsmerkmale gemeinsam und gleichzeitig mit dem aus ihnen resultierenden *Quotienten* diskutiert werden.

Bei der *Osteoporose* ließ sich ein mit zunehmender Strukturauflockerung langsam stärker werdender Abfall des Vertikalanteiles und in etwas geringerem Maße auch des Horizontalanteiles feststellen. Der Quotient aus den beiden Meßwerten zeigte entsprechend ebenfalls eine leicht abfallende Tendenz. Dies ist insofern unerwartet, als bei visueller Betrachtung eines Röntgenbildes die vertikale Streifung eines Wirbelkörpers als typisches Osteoporosezeichen gilt. Es wäre somit zu erwarten, daß bei der digitalen Bildauswertung der Strukturrichtungsmerkmale auch der Quotient Vertikal- durch Horizontalanteil mit zunehmendem Auflockerungsgrad ansteigt. Das Gegenteil ist aber der Fall. Das Meßresultat spricht dafür, daß feinere horizontale Strukturelemente erhalten bleiben, die wegen ihrer Feinheit bei oberflächlicher Betrachtung der Röntgenbilder nicht in Erscheinung treten. Beim Absuchen der im Wirbelkörper gelegten Meßfelder durch die 3 Koppelfelder werden auch diese feinen horizontalen Strukturen registriert, und zwar in demselben Maße wie dickere, vertikal ausgerichtete Strukturen.

Bei der *renalen Osteopathie* findet sich mit zunehmender Strukturauflockerung ein stärker ausgeprägter Verlust an Strukturelementen als bei der Osteoporose; bei mittlerem Auflockerungsgrad scheinen die horizontalen relativ stärker reduziert zu sein als die vertikalen. Der Quotient aus den Vertikal- und Horizontalanteilen steigt entsprechend in dieser Situation über die Norm an. Bei renaler Osteopathie mit nur geringer Strukturauflockerung liegt der Quotient leicht tiefer als normal, d. h. die Vertikalstrukturen haben eher stärker abgenommen als die horizontalen Strukturanteile.

In bezug auf die *Entropie* ließ sich sowohl bei der Osteoporose wie auch bei der renalen Osteopathie mit zunehmender Strukturauflockerung ein deutlich stärker werdender Abfall feststellen. Wirbel mit Strukturauflockerung zeigen somit geordnetere Strukturen als normale Wirbel. Diese Erhebungen deuten darauf hin, daß die Feinstrukturen mit zunehmender Strukturauflockerung verschwinden, bei der renalen Osteopathie stärker als bei der Osteoporose.

Schlußfolgerungen

Für die Beurteilung einer Strukturauflockerung von Wirbelkörperpräparaten haben sich die Ausmessungen des Gleichanteiles und der Entropie als aufschlußreich erwiesen. Mit beiden Merkmalen werden auch eine Strukturvergröberung und ein Schwund der Feinstrukturen erfaßt. Die erhaltenen Meßwerte erlauben eine Quantifizierung und eine Gradeinteilung der Strukturvergröberung, die bei visueller Betrachtung der Röntgenbilder nicht in demselben Maße möglich ist.

Die Resultate der quantitativen Erfassung der Strukturrichtungsmerkmale (Vertikal- und Horizontalanteil, Quotient aus beiden Werten) stehen häufig im Gegensatz zur visuellen Beurteilung. Im besonderen läßt sich nachweisen, daß horizontale Strukturelemente, die der visuellen Registrierung entgehen, bei digitaler Bildverarbeitung doch noch nachgewiesen werden können. Aufgrund der Resultate der beiden Untersuchungsserien läßt sich aussagen, daß eine visuell diagnostizierte zunehmende Strukturauflockerung sich auch regelmäßig in einer mathematisch zunehmenden Veränderung äußert [1].

Die durchgeführte Strukturanalyse ist als präliminäre Untersuchung zu betrachten. Um sie als Meßmethode einsetzen zu können, müßten noch weitere Merkmale ausgearbeitet werden. Im besonderen sollte auch die Dicke der Trabekel in den Meßfeldern berücksichtigt werden. Ferner müßten, um nicht auf den Vergleich von Kurven angewiesen zu sein, die erhaltenen Grauwerte zusammenfassend zahlenmäßig ausgedrückt und absolut gültige Normwerte bestimmt werden.

Beurteilung der Untersuchungsresultate aus heutiger Sicht

Ein entscheidender Nachteil der durchgeführten Untersuchungen besteht darin, daß für die Messung Röntgenaufnahmen von Wirbelpräparaten verwendet werden mußten. Nativröntgenbilder von Wirbelsäulen von Patienten zeigen eine zu geringe Detailerkennbarkeit und eine zu geringe Auflösung, um für eine quantitative Ausmessung verwendet werden zu können. Dasselbe gilt auch für konventionelle Wirbeltomogramme.

Die quantitative Computertomographie eignet sich für Knochenmineralmessungen (vgl. Einleitung); für eine Strukturanalyse ist sie jedoch nicht geeignet, da eine Unterscheidungsmöglichkeit zwischen vertikalen und horizontalen Trabekelstrukturen fehlt. Sagittale Rekonstruktionen weisen wiederum eine zu schlechte Qualität auf, um für eine quantitative Strukturanalyse verwendet werden zu können.

Meßtechniken mit *quantitativer Magnetresonanz* wurden zur Untersuchung des osteoporotischen Skelettes in den letzten 6 Jahren entwickelt [8, 9, 10]. Sie basieren auf der Feststellung, daß eine Differenz in der magnetischen Empfindlichkeit zwischen trabekulärem Knochen und Knochenmark besteht und sich in einer Distorsion der magnetischen Kraftlinien im statischen magnetischen Hauptfeld äußert. Dadurch werden starke Inhomogenitäten im Magnetfeld des Gewebes erzeugt, was zu einem verstärkten Abfall der Signalintensität auf Gradientenechobildern und zu einer Reduktion der Relaxationszeit T2 führt. Die letztere ist im Knochen abhängig von der Knochendichte und der Raumverteilung der Trabekelstrukturen. Bei quantitativer Bestimmung der Veränderung der Relaxationsrate 1/T2 lassen sich Korrelationen zur trabekulären Knochendichte feststellen, die dadurch meßbar wird [11]. Es wurde festgestellt, daß in einem Knochen mit normal dichtem Trabekelwerk die Relaxationszeit stärker verkürzt ist als in einem osteoporotischen Knochen mit rarefizierter Trabekelstruktur [12]. Die Variation der Signalintensität kann auf Gradientenechobildern direkt sichtbar gemacht werden. Publizierte Bilder von Sagittalschnitten z. B. des Kalkaneus lassen auch feinste Strukturdetails im Knochen erkennen [3]. Es ist denkbar, daß solche Bilder auch für die oben beschriebene Strukturanalyse verwendet werden können. Da die zur Verfügung stehenden MR-Bilder bereits digitalisiert vorliegen, würde das Untersuchungsverfahren in seiner Durchführung wesentlich vereinfacht.

Für die Analyse von Knochengewebe ist die quantitative Magnetresonanz noch im Versuchsstadium. Ihre Einsatzmöglichkeit muß noch weiter erprobt und abgeklärt werden.

N.B. Als Begutachter meiner Publikation „Rarefizierende Osteopathien" hat Prof. Friedrich Heuck mir seinerzeit zusätzlich eine Abhandlung über *Knochenstrukturanalyse durch digitale Bildverarbeitung* aufoktroyiert. Er wußte mein Interesse zu wecken. Aus der gemeinsamen Bearbeitung der „trockenen Materie" ist eine emotional gefestigte Freundschaft geworden, für die ich ihm noch weit mehr zu Dank verpflichtet bin als für alle vermittelten Fachkenntnisse und Wissensgrade.

Literatur

1. Bessler W (1984) Rarefizierende Osteopathien. Röntgenologische Strukturanalyse. Edition medizin, Weinheim
2. Genant HK, Glüer CC, Faulkner KG et al. (1992) Acronyms in bone densitometry. Radiology 184:878
3. Guglielmi G, Glüer CC, Majumdar S, Blunt BA, Genant HK (1995) Current methods and advances in bone densitometry. Eur Radiol 5:129–139
4. Heuck FHW (1985) Qualitative und quantitative radiologische Analyse des Knochens. Knochenstruktur und Mineralgehalt. In: Frommhold W, Dihlmann W, Stender H-S, Thurn P (Hrsg) Schinz. Radiologische Diagnostik in Klinik und Praxis, Bd 6/1, 7. Aufl. Thieme, Stuttgart, S 151–215

5. Bloss WH, Reinhardt ER (1979) Strukturanalyse mit Methoden der digitalen Bildverarbeitung. Biomed Tech 24:7–9
6. Heuck FHW, Bloss WH, Saackel LR, Reinhardt ER (1980) Strukturanalyse des Knochens aus Röntgenbildern. Biomed Tech 25:35–42
7. Reinhardt ER, Greiner W, Heuck FHW, Pirschel J (1981) Structure analysis of X-ray images obtained from bones. 2nd international workshop on bone and soft tissue densitometry using computed tomography. Zuoz (Switzerland), April 4–16, 1981
8. Wehrli FW, Ford JC, Attie M, Kressel HY, Kaplan FS (1991) Trabecular structure: preliminary application of MR interferometry. Radiology 179:615–621
9. Rosenthal H, Thulborn KR, Rosenthal DI, Rosen BR (1990) Magnetic susceptibility effects of trabecular bone one magnetic resonance bone marrow imaging. Invest Radiol 25:173–178
10. Majumdar S, Thomasson D, Shimkawa A, Genant HK (1991) Quantitation of the susceptibility difference between trabecular bone and bone marrow: experimental studies. Magn Reson Med 22:111–127
11. Majumdar S, Genant HK (1992) In vivo relationship between marrow T2 and trabecular bone density determined with a chemical shiftselective asymmetric spin-echo sequence. J Magn Reson Imaging 2:209–219
12. Wehrli FW, Ford JC, Chung HW et al. (1993) Potential role of nuclear magnetic resonance for the evaluation of trabecular bone quality. Calcif Tissue Int 53:162–169

SUSANNE BOSNJAKOVIC-BÜSCHER

Friedrich H.W. Heuck – Träger des Fortschritts in der Radiologie

Mit der Entdeckung der Röntgenstrahlen war der Weg frei für die weltweite technische und wissenschaftliche Auswertung und Anwendung der Röntgenstrahlen: in der Medizin für diagnostische und therapeutische Zwecke, in den physikalischen Wissenschaften für die Analyse sowie für die Strukturbestimmungen von Kristallen und Molekülen. Keine physikalische Entdeckung hat so viel zur Gesundheit des Menschen beigetragen wie die Röntgenstrahlen. Ihre physikalischen Eigenschaften führten zum Gebiet der *Röntgendiagnostik,* die den menschlichen Körper auf schmerzlose Art „transparent" macht. Ihre biomedizinischen Eigenschaften ermöglichten es, eine wirksame Therapie von Krebserkrankungen zu entwickeln.

Im Mittelpunkt der Diagnostik von krankhaften Veränderungen im menschlichen Körper stehen seit 100 Jahren die verschiedenen radiologischen Untersuchungsverfahren. Daran haben auch der medizinische und technische Fortschritt auf dem Gebiet der Endoskopie, des Ultraschalls und der Kernspintomographie wenig geändert. Das konventionelle Röntgenbild ist und bleibt die Basisdiagnostik in der Erkennung von Skeletterkrankungen.

Aus den durch die breite diagnostische Anwendung der Röntgenstrahlen gewonnenen grundlegenden Erkenntnissen über die normale und pathologische Anatomie, über Wachstums- und Entwicklungsstörungen des Skeletts, ohne Eingriff am intakten Menschen, beziehen wir noch heute unser Wissen. Denn früh haben sich Röntgenelogen mit dem normalen Röntgenbild, Varianten und Abweichungen vom Normalen befaßt (Rudolf Grashey 1905; Alban Köhler 1910). Bereits in den ersten Jahren der Röntgendiagnostik wurden zahlreiche bisher unbekannte Krankheiten insbesondere des Skeletts entdeckt und die Möglichkeit, pathomorphologische Veränderungen der Organe am lebenden Menschen zu studieren, genutzt. Darüber hinaus ist es möglich geworden, den Krankheitsverlauf durch Kontrolluntersuchungen zu erfassen und damit die Dynamik eines Krankheitsgeschehens im einzelnen zu analysieren.

Die Einführung von gut verträglichem Kontrastmittel, wie Bariumsulfat in der Magen-Darm-Diagnostik und wasserlösliches jodhaltiges Kontrastmittel zur Gefäßdiagnostik, hat in der Medizin enorme Fortschritte in der Diagnostik ermöglicht. Es hat sich ein weites Feld der klinischen Forschung und des medizinischen Fortschritts aufgetan - zum Nutzen der Menschen. Dabei muß hervorgehoben werden, daß Forschungsarbeiten in den Kliniken von den Ärzten aus eigenem Antrieb häufig ohne finanzielle Hilfe durchgeführt worden sind. Nicht nur Universitätskliniken, denen Forschungsmittel zur Verfügung gestellt wurden, sondern auch große Krankenhäuser haben in Zusammenarbeit mit der Industrie beachtenswerte Ergebnisse und Erfolge in der klinisch-radiologischen Forschungsarbeit vorgelegt. Die Thematik des Buches und die Zielsetzung, meinem verehrten Lehrer Prof. F. Heuck ein Geburtstagsgeschenk zusammenzustellen, gibt mir Gelegenheit, an miterlebte Forschungsvorhaben an Instituten der Universität Stuttgart und deren Zielsetzung zu erinnern. Nicht immer sind Tragweite und Ergebnisse der Forschungsarbeiten richtig oder frühzeitig erkannt worden.

Bereits während seiner Tätigkeit an der Universität Kiel hat Prof. F. Heuck besonderes Interesse an den wenig bekannten oder schwer zu diagnostizierenden Erkrankungen des Stützgerüstes gezeigt. Die enchondrale Ossifikation des Skeletts war zwar hinlänglich erforscht, jedoch war das Wissen über die Entwicklung der Apophysen des Skeletts, die Störungen der Ossifikationen mit und ohne Krankheitssymptome lückenhaft. Voraussetzung für das Verständnis pathomorphologischer Veränderungen des wachsenden Skeletts sind fundierte Kenntnisse der Normalbefunde.

So wurden intensive Studien und Reihenuntersuchungen durchgeführt, um die Ossifikation wenig erforschter Apophysen kennenzulernen. Hierzu gehört in erster Linie die Apophyse der Spina iliaca anterior inferior am Vorderrand des Darmbeins nahe dem Azetabulum und Ursprung des M. rectus femoris, der als ein Teil des mächtigen M. quadriceps bei Sportlern höchsten Belastungen ausgesetzt ist. Neben der sehr unterschiedlichen Morphologie des Apophysenkerns der Spina iliaca anterior inferior wurden als Korrelat von Schmerzzuständen bei jungen Sportlern pathoanatomische Veränderungen entdeckt, die als Ausdruck einer vorübergehenden Ossifikationsstörung der Apophysen verstanden werden konnten. Im Zusammenhang mit Arbeiten über die Apophyse der Spina iliaca anterior inferior wurden Ossifikationsatypien im Bereich der

Schambein-Sitzbein-Fuge entdeckt, deren intensives Studium zu der gesicherten Erkenntnis führte, daß es sich um Normvarianten im Zuge des Wachstums und der Verknöcherung handelt. Nur ganz selten sind pathomorphologisch ähnliche Befunde bei Erkrankungen der Wachstumszone am Schambein-Sitzbein-Übergang nachweisbar [1, 2, 4, 5, 7].

Eine weitere Skelettregion hatte die Aufmerksamkeit von Prof. F. Heuck geweckt: Es handelte sich um Ossifikationsstörungen eines akzessorischen Apophysenkerns an der Spitze des Malleolus medialis, die unter sportlicher Belastung erhebliche Beschwerden verursachen können. Verlaufsbeobachtungen zeigten jedoch eine allmähliche Verschmelzung der Apophyse mit dem Innenknöchel. Wesentlich seltener konnten Ossifikationsstörungen an der Außenknöchelspitze festgestellt werden. Heuck forderte bereits 1953 eine Abgrenzung des Begriffs „Os subtibiale" von dem einer akzessorischen Apophyse am Innenknöchel im Wachstumsalter [3].

Bei hormonalen Störungen während des Wachstums, vor allem bei der Hypothyreose und bei Störungen der Gonadenfunktion, konnte die Persistenz von Apophysen beobachtet und durch systematisches Studium dieser Befunde belegt werden. Störungen der Ossifikation oder persistierende Apophysen des Skeletts am Ende der Pubertät können als verläßliche Hinweise auf hormonelle Störungen gewertet werden. Diese profunden Kenntnisse des Wachstums des Skeletts oder der Ossifikationsstörungen im Wachstumsalter und deren Bedeutung drohen in der technisierten Medizin in Vergessenheit zu geraten.

Im Zusammenhang mit der subtilen Diagnostik von *Systemerkrankungen des Skeletts,* deren Nachweis hohe Anforderungen an die pathoanatomischen Kenntnisse des Arztes, insbesondere des Radiologen, stellt, tauchte die Frage nach einer Möglichkeit, Mineralverlust im Hartgewebe Knochen oder Substanzverlust des Knochengewebes zu objektivieren und zu quantifizieren, auf. Zwar erlaubt die histologische Untersuchung eines Knochenpunktates, die Struktur des gewonnenen Gewebes zu beurteilen, doch ist hierzu stets ein Eingriff erforderlich, der für Kontrolluntersuchungen nach Behandlungen nicht beliebig oft wiederholt werden kann. Veränderungen des Knochenmineralgehalts allein anhand von Röntgenuntersuchungen zu ermitteln, ist äußerst unzuverlässig, ja unzulässig. Die Anwendung von Aluminiumtreppen oder einem Aluminiumkeil, dessen Strahlenschwächung in etwa dem Kalzium des Knochens entspricht, als Vergleichskörper zusammen mit einem interessierenden Skelettabschnitt auf demselben Röntgenbild abgebildet, ließ keine Absolutbestimmung des Kalksalzgehaltes des Knochens zu.

Folgerichtig hat Prof. F. Heuck in Zusammenarbeit mit Chemikern, insbesondere E. Schmidt, einen knochenähnlichen Vergleichskörper entwickelt. In die aus Kunstharz bestehende Grundsubstanz des Phantomkörpers wurde Hydroxylapatit – Hauptbestandteil der anorganischen Knochensubstanz – in Körnchengrößen von der Größenordnung der Spongiosabälkchen homogen eingebracht. Der Hydroxylapatitgehalt des treppenförmigen Referenzkörpers war chemisch analysiert, so daß sich durch vergleichende röntgenologische photometrische Dichtemessungen der Apatitgehalt des Knochens in geeigneten Skelettabschnitten (Schenkelhalsspongiosa, Kalkaneusspongiosa des Erwachsenen) ermitteln ließ. Vergleichende Studien von Meßwerten am Lebenden mit dem Ergebnis chemischer Analysen beweisen die Genauigkeit der Methode. Die Ergebnisse dieser quantitativen densitometrischen Bestimmungen des Kalksalzgehalts des Knochens sind in Publikationen niedergelegt [6, 8, 9] und von Prof. Dr. F. Heuck in einem umfassenden Handbuchbeitrag über Messungen des Mineralgehaltes im Knochen sowie im Lehrbuch der Röntgendiagnostik zusammengefaßt [14, 20, 21]. Die von Heuck entwickelte Hydroxylapatittreppe ist auch als Referenzsystem in anderen Forschungsarbeiten herangezogen worden, von denen insbesondere die Arbeitsgruppe von J. M. Vogel et al., die sich mit dem Knochensubstanzverlust von Astronauten in der Schwerelosigkeit beschäftigte, genannt werden muß.

Im Zusammenhang mit den Bemühungen um eine Objektivierung der makroskopischen Befunde im Röntgenbild von Systemerkrankungen des Skeletts hat sich Prof. F. Heuck intensiv mit dem mikroskopischen Aufbau des Knochens mit Hilfe der Mikroradiographie von unentkalkten Knochendünnschliffen beschäftigt und internationale Beachtung insbesondere von Knochenpathologen gefunden. Denn im Gegensatz zu konventionell histologischen Untersuchungen des entkalkten Knochengewebes vermittelt die *Mikroradiographie* des unentkalkten Knochendünnschliffs Einblick in die Konzentration und Verteilung der Kalksalze in der Tela ossea. Auch wurden in Zusammenarbeit mit dem Biomedizinischen Institut der Universität Stuttgart Methoden zur quantitativen Auswertung der Mikroradiogramme entwickelt [10, 11, 12, 13, 15, 16, 17]. Prof. F. Heuck hat ganz wesentlich dazu beigetragen, unsere Kenntnisse über die Biodynamik des normalen und des durch hormonelle oder metabolische Erkrankungen gestörten Knochens zu vertiefen.

Sein besonderes Interesse und Augenmerk richtete sich auf den im Mikroradiogramm zur Darstellung kommenden, aber sonst wenig beachteten *Osteozyten* – also die Knochenzelle selbst – und dessen Funktion. Hier sind noch viele Fragen offen, wobei sich mit vermehrtem Einsatz der technisch verfeinerten Mikroradiographie das Verständnis für den Kalksalzmetabolismus des Knochens und die makromorphologischen Befunde im Röntgenbild verbessern wird.

Mit der *Röntgencomputertomographie* stand dann eine Methode zur Verfügung, die zum einen eine überlagerungsfreie Darstellung des Knochens und der Organe, zum anderen die Erfassung großer Dichteunterschiede erlaubte. So lag es nahe, mit diesem Verfahren den globalen Mineralgehalt von spongiösem Knochen zu bestimmen. Ein hierfür erforderlicher Vergleichskörper, der ebenfalls auf der Basis von Hydroxylapatit entwickelt worden ist, konnte zuerst im Stuttgarter Arbeitskreis erprobt werden [22] und ist dann später in der Arbeitsgruppe von H. Genant in San Francisco eingeführt worden. Während die Reproduzierbarkeit dieser Meßmethode sehr sorgfältig studiert wurde, ist die absolute Genauigkeit heute noch umstritten.

Neben der Röntgenstrahlung sind auch die γ-Strahlen verschiedener Isotope benutzt worden, um Schwächungsmessungen durchzuführen. Die Mehrzahl dieser Methoden hat sich mit Strecken- oder Flächenwerten begnügt, obwohl im „Organ Knochen" der Volumenwert allein den Vergleich von Meßresultaten erlauben sollte.

Es bleibt problematisch, die Densitometrie von Knochenarealen in der Diagnostik von Systemerkrankungen des Skeletts einzusetzen, denn neben der globalen Messung des Knochenmineralgehaltes interessiert die frühzeitige Objektivierung der strukturellen Veränderungen von Spongiosa und Kompakta, da diese für die Stabilität des Knochens verantwortlich sind. In Zusammenarbeit mit dem Institut für Physikalische Elektronik (Prof. Dr. Ing. W. Bloss) wurde eine quantitative Strukturanalyse von Spongiosa und Kompakta zur Objektivierung makroskopischer Veränderungen des Knochens aus dem Röntgenbild mit Hilfe von optoelektronischen Methoden der Bildverarbeitung versucht. Das durch Fourier-Transformation gewonnene Spektrum der Strukturen ermöglicht es in der Tat, die Strukturdichte und die Ausrichtung von Strukturen zu quantifizieren [19, 23, 24]. Weitere Methoden der Bildverarbeitung am Institut für Physikalische Elektronik sind zum Teil noch nicht abgeschlossen. Mit neueren Erkenntnissen darf gerechnet werden.

Die Röntgendarstellung von Blutgefäßen mit verträglichen Kontrastmitteln erlaubte das Studium der arteriellen und venösen Strombahn von Organen und Geweben. Bekannte pathomorphologische Befunde konnten sichtbar gemacht werden. Wieder war es Prof. F. Heuck, der sich nicht mit den empirisch gewonnenen Erfahrungen zufriedengab, sondern eine Objektivierung und meßbare Analyse des Blutflusses in Gefäßen und Organen forderte. In Zusammenarbeit mit Physikern (Prof. K. Vanselow, Institut für Angewandte Physik, Universität Kiel) und Technikern (Prof. Dr. Ing. U. Faust, Institut für Biomedizinische Technik der Universität Stuttgart) wurden am Radiologischen Institut des Katharinenhospitals *densitometrische Methoden zur Blutflußmessung* erarbeitet und zur Objektivierung der Meßmethode vergleichende Studien an Modellen und in Tierexperimenten durchgeführt. Die gewonnenen Ergebnisse stimmten mit den von Physiologen und Pathophysiologen gemessenen Werten überein. Mit der *Angiodensitometrie* war es erstmals gelungen, am lebenden, nichtnarkotisierten Menschen Informationen über den Kreislauf und dessen Funktion zu erhalten. Die umfangreichen Resultate haben ihren Niederschlag in der Habilitationsschrift von U. Piepgras zur Physiologie und Pathophysiologie der Durchblutung des Gehirns, von H.-K. Deininger in Studien der Nierendurchblutung, des Blutstroms in der Aorta und ihren Ästen sowie von J. Buck, der Blutflußmessungen mittels Angiocinedensitometrie der Nieren bei verschiedenen Erkrankungen vorgenommen hat, gefunden.

Resultate der Angiodensitometrie aus dem Radiologischen Institut des Katharinenhospitals, aber auch anderer Arbeitsgruppen wurden anläßlich eines wissenschaftlichen Symposiums (Kongreß Medizin-Technik, Stuttgart 1972) erörtert und in dem von Prof. F. Heuck herausgegebenen Band *Densitometrie in der Radiologie* publiziert [18]. Grundlagen der Angiodensitometrie, Studien und Untersuchungsergebnisse sind außerdem in dem Sammelband von Prof. F. Heuck *Radiological functional analysis of the vascular system – Contrast media, methods, results* erschienen [25]. Erwähnt sei noch, daß Messungen von Kontrastmittel- bzw. Blutströmungsgeschwindigkeiten und Volumenbestimmungen nicht nur in der arteriellen Strombahn, sondern auch in den Venen und im Pfortaderkreislauf vorgenommen wurden.

Elektronische Verfahren haben der digitalen Radiometrie den Weg geöffnet. MR-Angiographie und Spiral-CT-Angiographie werden in Zukunft neben der Morphologie des Gefäßsystems auch Funktionsstudien zur Flußmessung erlauben.

Diese kurzen Ausführungen sollen zeigen, daß Prof. F. Heuck entscheidend zur Erforschung der Umbauvorgänge des gesunden und kranken Knochens mit makro- und mikroradiologischen Analysen sowie durch quantitative densitometrische Bestimmungen beigetragen und weltweit Anerkennung gefunden hat. Er war immer bestrebt, über die morphologische Aussage hinaus funktionelle Zusammenhänge und dynamische

Vorgänge nicht nur darzustellen, sondern diese auch zu objektivieren und zu quantifizieren. Prof. F. Heuck hat seine Arbeiten stets als Aufruf verstanden, die Methoden, Ergebnisse und Anwendungsmöglichkeiten, aber auch offene Fragen mit Klinikern zu diskutieren sowie durch intensive Zusammenarbeit Fortschritte in der Medizin zu erzielen.

Seine Arbeiten und Bemühungen hat er in erster Linie als Dienst am Menschen gesehen und damit einen entscheidenden Beitrag zur Humanität in der Medizin geleistet. Mit Recht stellte er fest:

Wer heute die Möglichkeiten und Fortschritte in der klinischen Medizin, die mit Hilfe von neuen Technologien erzielt werden können, als „inhumane technische Medizin" bezeichnet, läßt eine erschreckende Unkenntnis der Entwicklung im Dienst am Menschen erkennen.

Literatur

1. de Cuveland E, Heuck F (1951) Osteochondropathie der Spina iliaca anterior inferior unter Berücksichtigung der Ossifikationsvorgänge der Apophyse des lateralen Pfannenrandes (Gleichzeitig ein Beitrag zur Kenntnis der normalen Anatomie dieses Skelettabschnittes im Wachstumsalter). Fortschr Röntgenstr 75:430–445
2. Junge H, Heuck F (1953) Die Osteochondropathia ischiopubica (Gleichzeitig ein Beitrag zur normalen Entwicklung der Scham-Sitzbeingrenze im Wachstumsalter). Fortschr Röntgenstr 78:656–668
3. de Cuveland E, Heuck F (1953) Osteochondropathie eines akzessorischen Knochenkerns am Malleolus tibiae (des sog. Os subtibiale). Fortschr Röntgenstr 79:728–738
4. Heuck F (1953) Persistierende Apophyse der Tuberositas tibiae. Fortschr Röntgenstr 79:781–782
5. de Cuveland E, Heuck F (1954) Ein weiterer Beitrag zur normalen und gestörten Ossifikation der Spina iliaca anterior und inferior (Tuberculum ilicum). Fortschr Röntgenstr 80:622–627
6. Heuck F, Schmidt E (1954) Röntgenologische und chemisch analytische Untersuchungen des pathologisch veränderten Knochens. Fortschr Röntgenstr 81:27
7. Heuck F, Ottenjann R (1955) Feststellungen zur röntgenologischen Differentialdiagnostik von Veränderungen der Scham-Sitzbein-Fuge. Fortschr Röntgenstr 83:855–857
8. Heuck F, Schmidt E (1960) Die quantitative Bestimmung des Mineralgehaltes des Knochens aus dem Röntgenbild. Fortschr Röntgenstr 93:523–554
9. Heuck F, Schmidt E (1960) Die praktische Anwendung einer Methode zur quantitativen Bestimmung des Kalksalzgehaltes insbesondere kranker Knochen. Fortschr Röntgenstr 93:781–783
10. Heuck F (1963) Ergebnisse chemisch-analytischer und historadiographischer Untersuchungen der Knochenkalksalze bei Osteopathien. Verh Dtsch Ges Pathol 47:182–186

11. Heuck F (1965) Neue Ergebnisse der Mikroradiographie bei Systemerkrankungen des Skeletts. Verh Dtsch Ges Inn Med 71:597–607
12. Heuck F (1970) Mikroradiographische Befunde zur Biodynamik des Knochens. Röntgenblätter 23:1–12
13. Heuck F (1970) Allgemeine Morphologie und Biodynamik des Knochens im Röntgenbild. Fortschr Röntgenstr 112:354–365
14. Heuck F (1970) Radiologische Erfassung des Mineralgehaltes des Knochens. In: Handbuch der Medizinischen Radiologie IV/1. Springer, Berlin Heidelberg New York
15. Heuck F, Saackel LR (1972) Ergebnisse der elektronischen Bildanalyse von Mikroradiogrammen des Knochens. Kongr Medizin-Technik, Stuttgart
16. Heuck F, Saackel LR (1973) Methoden zur quantitativen Auswertung von Mikroradiogrammen des Knochens. In: Heuck F (Hrsg) Densitometrie in der Radiologie. Thieme, Stuttgart
17. Heuck F (1973) Ergebnisse der Mikroradiographie bei Osteopathien. Radiologe 13:102–110
18. Heuck F (Hrsg) (1973) Densitometrie in der Radiologie. Thieme, Stuttgart
19. Bosnjakovic-Büscher S, Heuck F, Reinhardt S (1978) Auswertung des Röntgenbildes hormonaler Osteopathien mit optoelektronischen Methoden. 9. Ungar Rö-Kongress, Budapest
20. Heuck F, Vanselow K (1978) Radiologische Methoden. In: Handbuch der Inneren Medizin VI/1. Springer, Berlin Heidelberg New York
21. Heuck F (1979) Qualitative und quantitative radiologische Analyse des Knochens. In: Schinz, Lehrbuch der Röntgendiagnostik Bd II/1. Thieme, Stuttgart
22. Reiser U, Heuck F, Lichtenau L (1980) Untersuchungen der Mineraltopographie am menschlichen Wirbelkörper mit der Röntgencomputertomographie. Radiologe 20:554–557
23. Bosnjakovic-Büscher S, Heuck F (1980) Radiologische Untersuchungsmethoden bei generalisierten Skeletterkrankungen. Pharmakotherapie 3:115–163
24. Bosnjakovic-Büscher S, Ellegast H, Heuck F, (1983) Hormonale Osteopathien im Erwachsenenalter. In: Handbuch der medizinischen Radiologie V/5. Springer, Berlin Heidelberg New York Tokyo
25. Heuck F (1983) Radiological functional analysis of the vascular system. Contrast media, methods, results. Springer, Berlin Heidelberg New York Tokyo

JÜRGEN BUCK

Fortschritte der Angiographie und Embolisation von Bronchialarterien

Einleitung

Die Darstellung der Bronchialarterien auf Übersichtsangiographien gelang Nordenström [15], jedoch ergab erst die selektive Sondierung durch Boijsen und Zsigmond [2] sowie durch Viamonte et al. [24] diagnostisch verwertbare Resultate. Eine erste umfassende Monographie über die selektive Bronchial- und Interkostalarterienangiographie hat Botenga zusammengestellt [3]. Die Weiterentwicklung der Untersuchungstechnik erlaubte den Nachweis von Blutungsquellen bei Hämoptysen, so daß mit Hilfe der intraarteriellen Embolisation eine Blutstillung erreicht werden konnte.

Anatomie der Bronchialarterien

Die normale Anatomie der Bronchialarterien im Röntgenbild läßt rechts eine, links zwei Bronchialarterien erkennen mit separaten Abgängen aus der Aorta in Höhe zwischen der Oberkante vom 5. Brustwirbel bis zur Unterkante des 6. Brustwirbels, meist in Höhe der Trachealbifurkation. Daneben gibt es Varianten, wie den Abgang aus einem gemeinsamen Truncus intercostobronchialis sowohl rechts- als auch linksseitig und einen gemeinsamen Stamm mit Teilung in eine rechte und eine linke Bronchialarterie. Für die Sondierung der kleinen Gefäße ist es von Bedeutung zu wissen, daß die nach rechts abgehenden Bronchialarterien dorsal aus der Aorta und die nach links abgehenden Bronchialarterien ventral aus der Aorta descendens entspringen. Es gibt eine Vielzahl weiterer anatomischer Varianten und Anastomosen mit Abgängen einzelner Bronchialarterienäste aus den Aa. subclaviae und den Aa. thoracicae internae sowie den Aa. mammariae und aus Anastomosen zwischen Interkostal- und Pulmonalarterien.

Die Arterien verlaufen entlang den Bronchien, umschlingen diese teilweise und versorgen sie bis zu den Bronchioli terminales. Es werden auch Teile der Trachea, des Ösophagus und der viszeralen Pleura, der hilären Lymphknoten, des Thymus und der Lymphknoten im vorderen Mediastinum mitversorgt. Aus den Bronchialarterien zweigen mit feinen Seitenästen die Vasa vasorum für den Aortenbogen, die Pulmonalarterien und Venen ab. Der Blutkreislauf wird über zwei verschiedene venöse Bahnen zum Herzen zurückgeführt, einmal zu etwa einem Drittel über echte Bronchialvenen in die V. azygos und hemiazygos zum rechten Vorhof und zu zwei Dritteln über bronchopulmonale Venen und Lungenvenen zum Vorhof. Ein Teil der Bronchialarterienverzweigungen geht in das Kapillarnetz der Acini des Lungengewebes ein.

Methodik der Bronchialarterienangiographie

Die radiologische Darstellung erfolgt heute selektiv mit Dokumentation aller in Höhe des Aortenbogens bis etwa zum 7. Brustwirbel abgehenden Bronchial- und Interkostalarterienäste.

Gelingt dies nicht, folgt eine Übersicht zur Aortenbogendarstellung und Erfassung weiterer Äste aus der A. subclavia, den Aa. thoracicae internae und mammariae. Diese Besonderheiten kommen bei etwa 1–2% der Patienten vor.

Größere Schwierigkeiten bereitet die Auswahl geeigneter *Katheter*, mit denen eine stabile Lage im Gefäß erreicht werden kann. Je nach den Abgängen der Bronchialarterien und Interkostalarterien aus der Aorta ist es notwendig, die Katheter im Wasserbad von Hand in die entsprechenden Winkel zu verformen.

Entscheidend ist dabei, eine sichere Abstützung des Katheters an der gegenüberliegenden Aortenwand zu gewährleisten und so zu vermeiden, daß die Katheter bei In- oder Exspiration aus dem Gefäßabgang wieder herausrutschen. Generell werden 5-French-Katheter verwendet, bei sehr dünnlumigen Gefäßen nur 4-French-Katheter, was durch die Verwendung einer Schleuse möglich ist. Wichtig ist dies auch im Hinblick auf eine spätere Embolisation, um ggf. den mit Embolisationsmaterial verstopften Katheter wieder wechseln zu können.

Die injizierte *Kontrastmittelmenge* variiert, dem Gefäßlumen angepaßt, zwischen 2 und etwa 8 ml. Die Aufnahmeserien sollten in Exspiration unter gleichmäßigen Belichtungsverhältnissen erfolgen. Der Nachweis von arteriellen Verbindungen zur A. spinalis anterior ist eine relative Kontraindikation zur diagnostischen Angiographie und eine absolute Kontraindikation zur Embolisation.

Die Technik der konventionellen Filmsubtraktion leistet wertvolle Hilfe. Mit der heute verfügbaren *digitalen Subtraktionsangiographie* (DSA) gelingen methodisch bessere und reproduzierbare Darstellungen mit den Möglichkeiten der Bildnachbearbeitung. Ferner kann der Zeitbedarf für die Untersuchung durch die DSA deutlich herabgesetzt werden. Für eine Untersuchung in konventioneller Technik müssen bis zu 1½ h veranschlagt werden, während die Untersuchungsdauer mit der DSA auf etwa 40–60 min geschrumpft ist. Als Beispiel für den gravierenden Fortschritt dieser Methode kann die Darstellung eines blutenden Lungentumors in Höhe des Zwerchfells angesehen werden, der selbst bei subtiler Einstellung unter Vergrößerung mit der konventionellen Technik nicht zu erkennen war, während die DSA den Befund eindeutig darstellt.

Befunde der Bronchialarterienangiographie

Die wichtigsten Indikationen zur Bronchialarterienangiographie sind einmalige, schwere oder rezidivierende Hämoptysen, die bekanntlich eine hohe Mortalität besitzen. Als lebensbedrohliche Hämoptysen werden Blutmengen von 200–500 ml genannt, so daß bereits eine erste Blutung Anlaß zur angiographischen Klärung sein sollte. Durch vorausgehende Bronchoskopie kann die Zuordnung der Hämorrhagie zu einem bestimmten Segment oder Lungenlappen erreicht werden. Es spielt keine Rolle, ob es sich um bereits diagnostizierte Erkrankungen oder um Blutungen zunächst unbekannter Genese handelt. Die Tuberkulose nimmt in unserem Krankengut den größten Anteil der Hämoptyse ein, gefolgt von Karzinomen und Bronchiektasen (Tabelle 1).

Aus unserem Krankengut von insgesamt 45 Patienten, die bisher mit der konventionellen selektiven Bronchialarteriographie oder der DSA untersucht worden sind, sollen einige kasuistische Beispiele den Informationswert der Untersuchungsmethode belegen.

BEOBACHTUNG 1 *(Angiom)*

*Günter W., * 07. 04. 1929:* Massive Hämoptoe aus dem linken Unterlappen, durch Bronchoskopie gesichert. Im Röntgenübersichtsbild kein auffälliger Befund. Die Hämoptoe ist zum 1. Mal 2 Tage zuvor aufgetreten. Danach Einlieferung in die Fachklinik „Schillerhöhe“ zur Bronchoskopie;

Tabelle 1. Krankheitsverteilung im eigenen Krankengut und Vergleich mit Angaben in der Literatur

Diagnosen	Autoren						
	Buck	Crocco	Fellows	Lamarque	Rémy	Rabkin	Uflacker
Tbc (aktiv/inaktiv)	26	49	–	39	35	8	18
Bronchiektasen	4	7	–	34	27	6	7
Bronchialtumoren	8	5	–	3	3	3	4
Lungenabszesse	1	6	–	1	–	4	2
Aspergillom	2	–	–	4	19	2	1
Andere oder unbekannt	4	–	13 Cystic fibrosis	19 Idiopathisch	20 Pneumokinosen	15 Pneumonien	1 Fallot
Gesamt	45	67	13	100	104	38	33

Überweisung zur Bronchialangiographie an das Radiologische Institut des Katharinenhospitals zum Ausschluß einer Gefäßmißbildung.

Der angiographische Befund ergab ein Angiom (Angioma racemosum) im linken Unterlappen in Projektion auf die linke Zwerchfellhälfte. Die Darstellung war nur mit Hilfe der digitalen Subtraktionsangiographie möglich. Im konventionellen Bronchialangiogramm ist der Befund nicht erkennbar.

Nachfolgende Embolisation mit Spongostanpartikeln. Nach der Embolisation traten keine Hämoptysen mehr auf.

BEOBACHTUNG 2 *(Tuberkulose)*

*Mihail Z., *29. 10. 54:* Vor 3 Jahren Oberlappentuberkulose links. Deshalb vor einem Jahr Oberlappenresektion links, nach der multiple Clips im linken Oberlappen verblieben sind. Postoperativ treten mehrfach Hämoptysen unterschiedlichen Schweregrades auf. Deshalb Bronchialangiographie, welche geschlängelte, aus einem Truncus intercostobrachialis entspringende periphere Bronchialverzweigungen im ehemaligen Operationsgebiet aufdeckte. Ferner fand sich ein Extravasat links intraklavikulär im Lungengewebe.

Darauf folgte eine superselektive Embolisation mit Ethibloc des nach links abgehenden Bronchialarterienastes unter Schonung des nach rechts abzweigenden Truncus intercostobronchialis. Nach Embolisation ergab eine Kontrollangiographie keine Kontrastmittelanreicherung mehr im Bereich der postoperativ aufgetretenen entzündlichen Gefäßveränderungen im linken Oberlappen.

BEOBACHTUNG 3 *(Bronchiektasen)*

*Hannelore E., *03. 05. 1940:* Rezidivierend auftretende Hämoptysen aus dem rechten Unterlappen. Das Thoraxübersichtsbild zeigt ausgeprägte Bronchiektasen im rechten Unterlappen. Um der noch jungen Patientin eine Operation zu ersparen, wurde die Bronchialangiographie zur Durchführung der Embolisation mit Spongostanpartikeln vorgenommen.

Nachfolgend traten keine Hämoptysen mehr auf. Es bestehen verbreiterte und geschlängelt verlaufende Bronchialarterien rechts parakardial im Unterlappen wie bei Bronchiektasen. Daneben sind entzündliche Parenchymveränderungen in der Spätphase der Arteriographie erkennbar.

BEOBACHTUNG 4 *(Wabenlunge)*

*Dusan E., *20. 08. 1969:* 13jähriger Junge mit rezidivierenden Hämoptysen bei angeborener Wabenlunge und multiplen Infekten sowie massiven Veränderungen der peripheren Bronchialarterienäste im Angiogramm.

Eine Operation wurde von den Eltern abgelehnt, deshalb zunächst Embolisation mit Spongostanpartikeln. Nach der Embolisation traten keine Hämoptysen mehr auf. Die Operation des wabig veränderten rechten Oberlappens ist für später geplant.

BEOBACHTUNG 5 *(Bronchialkarzinom)*

*Agnes T., *03. 06. 1921:* Über 3 cm großes Bronchialkarzinom im Bereich des rechten Oberlappens mit Metastasen im rechten Hilus. Komplette Oberlappenatelektase mit zusätzlich kleinerem Pleuraerguß rechts. Wegen rezidivierender Hämoptysen wurde die Bronchialarterienangiographie mit Embolisation durchgeführt.

Nach der Embolisation traten keine Lungenblutungen mehr auf, die Patientin war beschwerdefrei. Die Grundkrankheit führte 8 Wochen später zum Exitus.

Tabelle 2. Indikationen und Kontraindikationen zur Bronchialarterienembolisation

Indikationen	Kontraindikationen
- Rezidivierende Hämoptysen - Kontraindikation für chirurgischen Eingriff - Rezidivblutungen nach Lungenoperationen	- Gefäßverbindungen zur A. spinalis anterior - Lungenembolie - Instabile Katheterlage im Gefäßabgang

Die Ursache einer Blutung aus den Bronchialarterien dürfte in erster Linie durch unterschiedliche hämodynamische Druckverhältnisse bedingt sein. In den Pulmonalarterienästen herrschen Drücke von bis zu 20 mm/Hg, während in den peripheren Bronchialarterienästen immer noch Drücke bis etwa 50 mm/Hg gefunden werden. Ferner ist die unterschiedliche Reaktion der Bronchialarterien auf pathologische Veränderungen in Form von Aussprossungen und Gefäßneubildungen eine weitere Voraussetzung für Hämoptysen, während die Pulmonalarterien unter solchen Bedingungen mit einer Thrombosierung reagieren.

Katheterembolisation bei Hämoptysen

Als Indikation zur Embolisation gelten zeitweilige oder permanente Kontraindikationen gegen die chirurgische Intervention bei rezidivierenden Hämoptysen. In diesem Zusammenhang sind doppelseitige Lungenerkrankungen, funktionelle respiratorische Insuffizienz, inoperable Tumoren und wiederholte Hämoptysen nach bereits vorangegangenen Lungenoperationen zu nennen (Tabelle 2).

Soll eine Läsion embolisiert werden, muß durch Schrägaufnahmen oder seitliche Aufnahmen zweifelsfrei festgestellt werden, daß keinerlei Verbindungen arterieller Verzweigungen zum Myelon über die A. radicularis zur A. spinalis anterior bestehen, da sonst mit einer Paraplegie durch Läsionen des Rückenmarks gerechnet werden muß. Ferner sollte ein Embolisatreflux in die Aorta descendens unter allen Umständen vermieden werden, da hierdurch abdominelle und periphere Embolien auftreten können. Über eine Komplikation mit nachfolgender Gewebenekrose im Bereich eines Stammbronchus sowie tödlichem Ausgang wird von Ivanick et al. berichtet [9]. Als weitere Kontraindikation gegen eine

Bronchialarterienembolisation sind Lungenembolien anzusehen, da die Blutversorgung des embolisierten Lungengewebsbereiches in dieser Situation über die Bronchialarterien sichergestellt wird.

Die Art oder die Substanz des verwendeten Embolisates hängt von der Eindringtiefe des Katheters in die Arterie ab. Liegt der Katheter stabil, so können „Spongostanpartikel" in einer Größe von bis zu 2 mm Durchmesser injiziert werden. Ist nur eine labile Lage der Katheterspitze erreichbar, so empfiehlt sich ein semiliquides Embolisationsmaterial wie „Ethibloc". In neueren Veröffentlichungen ist bei unsicherer Katheterlage die Verwendung von absolutem Alkohol empfohlen worden.

Der Erfolg der Embolisation wird unter Durchleuchtung geprüft und mit einer angiographischen Kontrollserie dokumentiert. Es wird eine möglichst komplette Embolisation angestrebt, und der verbleibende Arterienstummel sollte nicht länger als 2–3 cm sein. Als Nebenwirkungen geben die Patienten bei der Embolisation ein „Brennen hiner dem Sternum" an, verursacht durch Anastomosen, die über das vordere Mediastinum zum Truncus thyreocervicalis reichen. Dysphagien sind durch Gefäßverbindungen zum Ösophagus verständlich. Die gleichzeitige Embolisation von Interkostalarterien kann nicht selten lanzinierende Interkostalschmerzen auslösen.

Verlaufsbeobachtungen

Die Verlaufsbeobachtungen der embolisierten Patienten zeigen bei annähernd allen Untersuchern eine Erfolgsrate um 80%, während es bei etwa 20% zu Rezidivblutungen unterschiedlichen Schweregrades kommt, die in fast allen Beobachtungen in weitaus geringerem Ausmaß als bei den Erstblutungen auftreten. Die wichtigste Ursache hierfür war jeweils eine unvollständige Embolisation, wie sich bei Kontrolluntersuchungen herausstellte. Diese Rezidivblutung kann durch eine erneute Embolisation beherrscht werden. Lediglich bei etwa 8% der Patienten wurden totale Mißerfolge festgestellt, die vorwiegend auf die zugrundeliegende Krankheit wie z. B. auf einen fortgeschrittenen Tumor und schwere Bronchiektasen im terminalen Stadium zurückzuführen waren.

Schlußfolgerung

Die bisher vorliegenden Ergebnisse bestätigen, daß die Bronchialarterienembolisation eine wirksame und elegante therapeutische Methode bei schweren Hämoptysen darstellt. Sie kommt dann zur Anwendung, wenn temporäre oder permanente Kontraindikationen für einen radikalen chirurgischen Eingriff bestehen oder palliativ zur Vorbereitung auf eine Operation im Intervall. Bei beidseitigen, diffusen Lungenerkrankungen, inkurablen Tumoren und allgemeiner Inoperabilität sollten die Embolisationen mit therapeutischer Zielsetzung durchgeführt werden. Bei akut lebensgefährlichen Hämoptysen ist die Bronchialarterienembolisation die einzig mögliche, rasch durchführbare therapeutische Methode. Als technisch wichtigste Voraussetzungen sind die Darstellung der gesamten zuführenden Gefäße einschließlich der Anastomosen sowie die möglichst distale Embolisation einer Läsion zu nennen. Die Einhaltung strikter Vorsichtsmaßnahmen zur Vermeidung spinaler Komplikationen ist erforderlich.

Die hohe primäre Letalität von Lungenblutungen ohne eine Behandlung (bis zu 40% der Patienten) rechtfertigt neben der ebenfalls nicht geringen Operationsletalität (etwa 10%) auf alle Fälle den Versuch einer palliativen oder kurativen Embolisation ohne irgendein Mortalitätsrisiko. Der Langzeiterfolg hängt jedoch immer von der Grundkrankheit und den Möglichkeiten, diese zu beherrschen, ab.

Literatur

1. Babo H von, Huzly A, Deininger HK, Barth V (1976) Angiome und angiomartige Veränderungen der Bronchialarterien. Fortschr Röntgenstr 124/2:103–110
2. Boijsen E, Zsigmond M (1965) Selective angiography of bronchial and intercostal arteries. Acta Radiol 3:513
3. Botenga ASJ (1978) Selective bronchial and intercostal arteriography. Steufert, Kroese, Leiden
4. Crocco JA, Rooney JJ, Frankushen DS et al. (1968) Massive hemoptysis. Arch Intern Med 121:495–498
5. Fairfax AJ, Ball J, Batten JC, Heard BE (1980) A pathological study following bronchial artery embolization for haemoptysis in cystic fibrosis. Br J Dis Chest 74:345–352
6. Fellows KE, Kon Taik K, Schuster S, Shwachman H (1979) Bronchial artery embolization in cystic fibrosis, technique and long-term results. J Pediatr 95:959–963

7. Garzon AA, Ceruti M, Gourin A et al. (1970) Pulmonary resection for massive hemoptysis. Surgery 67:633–638
8. Harley JD, Killien FC, Peck AC (1977) Massive hemoptysis controlled by transcatheter embolization of the bronchial arteries. AJR 128:302–304
9. Ivanick MJ, Thorwarth W, Donohue J, Mandell V, Delany D, Jaques FP (1983) Infarction of the left main-stem bronchus: a complication of bronchial artery embolization. AJR 141:535–537
10. Kardjiev V, Symeonov A, Chankov I (1974) Etiology, pathogenesis and prevention of spinal cord lesions in selective angiography of the bronchial and intercostal arteries. Radiology 112:81–83
11. Lamarque JL, Senac JP (1979) Die therapeutische Angiographie bei Hämoptysen. Radiologe 19:514–520
12. McCollum WB, Mattox KL, Guinn GA, Beall AC Jr (1975) Immediate operative treatment for massive hemoptysis. Chest 67:152–155
13. Müller K-M, Bordt J (1980) Der Bronchialarterienkreislauf unter krankhaften Verhältnissen. Prax Pneumol 34:324–331
14. Naar CA, Soong J, Forrest C, Hawkins JF Jr (1983) Control of massive hemoptysis by bronchial artery embolization with absolute alcohol. AJR 140:271–272
15. Nordenström B (1967) Selective catheterization and angiography of bronchial and mediastinal arteries in man. Acta Radiol Diagn 6:13–25
16. Polák J (1984) Angiography in chest diseases. Acta Univ Carol Med 30
17. Rabkin IC, Perelman MI, Birijukov' JV, Gotman LN, Ambrozaitis RK (1980) Die angiographische Diagnostik und Katheterembolisation bei Lungenblutungen. Radiol Diagn 22:309–315
18. Reichardt W, Buck J (1982) Angiographie und Katheterembolisation von Bronchialarterien bei Hämoptysen. Radiologe 22:497–500
19. Reichhardt W (1983) Angiography and embolization of bronchial arteries. Radiology today, 2nd edn. Springer, Berlin Heidelberg New York
20. Remy J, Voisin C, Dupuis C, Beguery P, Tonnel AB, Denies JL, Douay B (1974) Traitement des hémoptysies par embolisation de la circulation systémique. Ann Radiol 17 (1): 5–16
21. Remy J, Arnaud A, Fardou H, Giraud R, Coisin (1977) Treatment of hemoptysis by embolization of bronchial arteries. Radiology 122:33–37
22. Thoms NW, Wilson RF, Puro HE et al. (1972) Life-threatening hemoptysis in primary lung abscess. Ann Thorac Surg 14:347–358
23. Uflacker R, Kaemmerer A, Neves C, Picon, Pedro D (1983) Management of massive hemoptysis by bronchial artery embolization. Radiology 146:627–634
24. Viamonte MJ, Parks RE, Smoak WM (1965) Catheterization of the bronchial arteries. Radiology 85:205–230
25. Vujic I, Pyle R, Parker E, Mithoefer J (1980) Control of massive hemoptysis by embolization of intercostal arteries. Radiology 137:617–620
26. Wholey MH, Chamoro HA, Rao G, Ford WB, Miller WH (1976) Bronchial artery embolization for massive hemoptysis. JAMA 236:2501–2504
27. Wolfe JD, Simmons DH (1977) Hemoptysis: Diagnosis and management. West J Med 127:383–390

CLAUS D. CLAUSSEN · STEPHAN H. DUDA · FRITZ SCHICK

Aktuelle Aspekte der radiologischen Diagnostik systemischer Knochenmarkerkrankungen

Die magnetische Resonanztomographie (MR-Tomographie, MRT) ermöglicht es zum ersten Mal in der Geschichte der Medizin, das Erscheinungsbild und die Entwicklung des Knochenmarks nichtinvasiv bildgebend zu studieren. Konventionelle Röntgenaufnahmen und Computertomographie (CT) geben hier nur mittelbaren Aufschluß.

Röntgendiagnostik

Erkrankungen des Knochenmarks manifestieren sich im Röntgenbild, wenn es zu einer sekundären Beeinflussung der trabekulären oder kortikalen Knochenstruktur gekommen ist. Diese äußert sich meist als Osteopenie, seltener als Osteosklerose.

Die *Osteopenie* ist definiert als eine Abnahme der Knochendichte. Diese wird im nativen Röntgenbild erst sichtbar, wenn der Mineralsalzgehalt um mehr als 30% reduziert ist. Die röntgenmorphologischen Kriterien der Osteoporose umfassen eine vermehrte Strahlendurchlässigkeit und eine Verschmälerung der Kortikalis. Dies führt zu einer vermehrten Frakturneigung, die den Krankheitswert der Osteoporose ausmacht. Die Osteomalazie ist durch die Unschärfe der knöchernen Strukturen charakterisiert, den sog. Milchglasaspekt. Zu den Erkrankungen des Knochenmarks, die zur Osteopenie führen können, zählen u. a. Markhyperplasien im Rahmen einer Anämie und Markinfiltrationen beim Plasmozytom oder durch Karzinomzellen. Diffuse Markerkrankungen, die einen klassischen osteopenischen Röntgenaspekt aufweisen, sind z. B. die Sichelzellenanämie mit tassenförmigen Einsenkungen der Abschlußplatten der Wirbelkörper, die Thalassämie mit dem Bürstenschädel und das multiple Myelom mit dem Loch- oder Schrotschußschädel. Pathogenetisch anders entsteht die Osteopenie beim Hyperparathyreoidismus, der mit den Röntgenzeichen der subperiostalen Resorption und der Kortikalisstreifung einhergeht. Dies gilt ebenso für die renale Osteodystrophie, die zu einem Mischbild aus Hyperparathyreoidismus und Osteomalazie führt.

Das zweite indirekte röntgenologische Kardinalzeichen für Knochenmarkerkrankungen ist die *Osteosklerose*. Sie wird als eine Zunahme der Knochendichte definiert.

Der Osteosklerose können Knocheninfarkte (z. B. bei Sichelzellenanämie), Markinfiltrationen (z. B. Karzinomatose bei Prostata- und Mammakarzinom, ossäre Manifestationen bei Leukosen und Non-Hodgkin-Lymphomen), markverdrängende Prozesse (z. B. die Osteopetrose Albers-Schönberg), Thesauropathien und die renale Osteodystrophie zugrundeliegen. Nahezu pathognomonisch ist das Knochen-im-Knochen-Bild bei der Osteopetrose (Marmorknochenkrankheit). Für das ossär metastasierende Prostatakarzinom ist die Eburnisation der Wirbelkörper typisch. Die Osteomyelosklerose zeichnet sich durch eine diffuse Osteosklerose des Stammskeletts, vor allem der Rippen aus.

Auch Mischbilder von Osteopenie und Osteosklerose kommen vor.

Computertomographie

Die computertomographische Diagnostik von Erkrankungen des Knochenmarks hat nur einen begrenzten Stellenwert. Sie basiert auf der Bestimmung der CT-Dichte. Diese ist abhängig von den relativen Anteilen von Fettmark, rotem Mark und trabekulärer Knochenstruktur [21]. Beim Erwachsenen findet sich in der Femurdiaphyse eine Dichte von −100 HE, da hier das Fettmark überwiegt. Eine CT-Dichte um 0 HE an dieser Stelle ist daher beim Erwachsenen als pathologisch anzusehen. Die Dichtewerte können im Stammskelett mit zunehmendem Anteil von rotem Mark und Knochentrabekeln auf +100 HE und darüber ansteigen [13]. Bei der Untersuchung von Extremitäten empfiehlt sich der Vergleich mit der Gegenseite, wobei eine Differenz der CT-Dichte von >20 HE als pathologisch anzusehen ist [36]. Der Gehalt von Fettmark führt bei der Osteodensitometrie zum sog. Fettfehler. Um diesen Fettfehler bei der Mineralsalzanalyse zu minimieren, ist es sinnvoll, die quantitative CT (QCT) als 2-Spektren-CT durchzuführen. Diese macht sich die Energieabhängigkeit des Massenschwächungskoeffizienten zunutze, der materialabhängig ist.

Magnetresonanztomographie und -spektroskopie

Während die Röntgenschwächung und die CT-Dichte physikalisch einzig durch den linearen Absorptionskoeffizienten μ determiniert sind, ist die MRT von mehreren Parametern abhängig. Dies sind die Protonendichte (ρ), die longitudinale (T1) und die transversale Relaxationszeit (T2), die chemische Verschiebung, die magnetische Suszeptibilität sowie Diffusions- und Flußphänomene. Folgerichtig bietet die MRT eine Vielzahl von Sequenzen, die für die Abbildung des Knochenmarks geeignet sind [36]. Diese umfassen insbesondere die Spinecho-(SE-)Sequenzen, Inversion-recovery-Sequenzen mit kurzer Inversionszeit TI (STIR), Phasenkontrastaufnahmen und das Chemical-shift-Imaging im engeren Sinne, d. h. die Bildgebung, die sich der chemischen Verschiebung unmittelbar bedient [1, 8, 14, 19, 20, 34]. Darüber hinaus ermöglicht die volumenselektive ^{1}H-Spektroskopie die Aufnahme und Trennung verschiedener Protonensignale aus einem vorwählbaren Volumenelement in Abhängigkeit von der chemischen Bindung [27, 28].

MR-tomographisch scheint eine Einteilung der Knochenmarkerkrankungen nach ihrem charakteristischen Befundmuster zweckmäßig:

- Markrekonversion,
- Markinfiltration,
- Markdepletion,
- Markspeicherkrankheiten (Thesaurismosen).

Selbstverständlich sind hier Überlappungen möglich, da z. B. der Morbus Gaucher als Thesauropathie zu einer Infiltration des Knochenmarks durch Speicherzellen führt. Vor der Beurteilung der Pathologika im MR-Tomogramm des Knochenmarks scheint eine Definition des Normalen sinnvoll.

Charakteristika des normalen Knochenmarks

Die Fettfraktion im roten Knochenmark beträgt normalerweise ca. 30%. Sie kann bei aplastischer Anämie auf mehr als 50% ansteigen und sinkt bei unbehandelter akuter Leukose regelhaft auf weniger als 10%. Gelbes Mark hat eine T1-Relaxationszeit von ca. 300 ms und eine T2-Relaxationszeit von ca. 70 ms. Rotes Mark zeigt eine deutliche Schwankungsbreite der T1-Relaxationszeit von 400–1600 ms, bei T2-Relaxationszeiten zwischen 20 und 200 ms.

Die ähnlichen Protonendichten und T2-Relaxationszeiten von rotem und gelbem Mark führen dazu, daß T2-gewichtete Aufnahmen für diese Differenzierung nicht hilfreich sind. Auf T1-gewichteten SE-Sequenzen hat das Fettmark ein ähnliches Signalverhalten wie subkutanes Fettgewebe. Es ist jedoch im Vergleich zur Muskulatur deutlich hyperintens. Hämatopoetisches Mark ist dagegen in der Regel annähernd muskelisointens.

Physiologische Markkonversion

Beim Neugeborenen besteht das gesamte Markkompartiment aus rotem Mark. Im Laufe der altersabhängigen Entwicklung setzt die physiologische Konversion in gelbes Mark zuerst peripher ein und schreitet zentripetal voran. Wird jeder Knochen einzeln betrachtet, so wird das Fettmark initial in den Epi- und Apophysen nachweisbar. Es schließen sich dann die Diaphyse und die distale Metaphyse an, gefolgt von der proximalen Metaphyse. Im Alter von 6–10 Jahren ist Fettmark in der Femurdiaphyse und mit 12–14 Jahren in den Schäften aller Röhrenknochen nachweisbar. Mit 25 Jahren ist das adulte Muster erreicht. Hier findet sich rotes Mark nur noch im Stammskelett und den proximalen Femora [9].

Die Kenntnis dieser regelhaften Vorgänge ist für die Beurteilung der Restitution der Hämatopoese nach Myeloablation im Rahmen der Knochenmarktransplantation von Bedeutung. Hier wiederholen sich die oben genannten Vorgänge der Markkonversion nahezu zeitrafferartig binnen 4–8 Wochen nach der Knochenmarktransfusion [31]. Zwischen allogener und autologer Knochenmarktransplantation zeigten sich zeitliche Unterschiede in der Geschwindigkeit der Repopularisierung des lumbalen Knochenmarks. Nach Familienspende ergab sich ein rasches Engraftment während der ersten 4 Wochen, während dies nach autologer Transplantation verzögert abläuft [29].

Markrekonversion

Hämolytische Anämien führen meist zu einer Markrekonversion. Paradigmatisch können hier Hämoglobinopathien (z. B. Thalassämie, Sichelzellenanämie) sowie Erythrozytopathien (z. B. Sphärozytose) angeführt werden. Diesen Erkrankungen ist die Markhyperplasie mit niedriger Signalintensität bei T1-Wichtung eigen. Differentialdiagnostisch hilfreich sind krankheitsspezifische Charakteristika, wie z. B. das Vorkommen von Knocheninfarkten bei der Sichelzellenanämie und die Markheterotopie bei der Thalassämie. Diese Markheterotopie kann zur Ausbildung von Pseudotumoren aus hämatopoetisch aktivem Mark im hinteren Mediastinum führen.

Markinfiltration

Leukosen und myeloproliferative Syndrome gehen stets mit einer Markinfiltration einher. Die Verteilung im Markkompartiment ist meist homogen, seltener fokal. Auf T1-gewichteten SE-Aufnahmen zeigt sich eine niedrige Signalintensität, die sich nicht vom hypointensen Aspekt des roten Marks im Stammskelett von jungen Erwachsenen differenzieren läßt. Hier helfen selektive Fettbilder, die beim Gesunden regelhaft ein, wenn aus schwaches, Fettsignal erkennen lassen [30]. Bei der akuten Leukose kommt es zu einem völligen Verlust dieses Fettsignals. Die Chemical-shift-Bildgebung ist die einzige bildgebende Methode, die pathologisch hyperzelluläres Mark vom roten Mark Gesunder abgrenzen kann. In Kombination mit der MR-Spektroskopie kann sie bei der Behandlung akuter Leukosen bereits nach 2 Wochen Non-Responder anhand des unveränderten Fett-Wasser-Verhältnisses detektieren. Problematisch ist, daß keine bildgebende Methode normozelluläres Mark mit hoher Blastenzahl von gesundem Mark differenzieren kann. Die Markverdrängung durch die diffus fibrosierende Stromareaktion im Rahmen einer Osteomyelofibrose äußert sich in einer herabgesetzten Markintensität bei T1- und T2-Wichtung. Differentialdiagnostisch wäre hier an die Hämosiderose zu denken, die aber im Vollbild meist zu einer weit deutlicheren Minderung der Signalintensität führt und mit einer Hypointensität von Leber und Milz einhergeht.

Markdepletion

Zur Markdepletion führen die aplastische Anämie sowie die Strahlen- und Chemotherapie. Bei der aplastischen Anämie kommt es zu einer fettigen Markkonversion mit fokaler Fibrosierung. Diese manifestiert sich bei T1- und T2-Wichtung als angehobene Signalintensität. Nach Strahlentherapie läßt sich eine massive Markverfettung erkennen, die sich genau an den Feldgrenzen orientiert. Die Chemotherapie führt bei Therapieansprechen zu einer diffusen fettigen Marktransformation.

Thesaurismosen

Beim Morbus Gaucher führt die diffuse, zum Teil auch fleckige Überschwemmung des Markraumes mit glukozerebrosidbeladenen Zellen zu einer Erniedrigung der Signalintensität bei T1- und T2-Wichtung. Charakteristisch ist das Auftreten von Knocheninfarkten. Bei der Hämosiderose und Hämochromatose kommt es zu einer Eisenüberladung von Zellen des retikuloendothelialen Systems. Da sowohl Hämosiderin als auch Ferritin superparamagnetisch sind, kommt es zu einer starken Hypointensität auf T1- und T2-gewichteten SE-Bildern [32].

Schlußfolgerungen

Unverändert gilt, daß bei Verdacht auf eine systemische Erkrankung des Knochenmarks initial eine Röntgenaufnahme zu erfolgen hat. Es liegen hiermit 100 Jahre Erfahrung vor, im Gegensatz zu den wenigen Jahren mit der MRT. Die CT mit Dichtebestimmung ist nur im Einzelfalle indiziert, erlaubt aber im Knochenfenster eine exzellente Kortikalisbeurteilung. Einen wichtigen Bestandteil zur Osteologie leistet die CT mit der Osteodensitometrie.

Bereits herkömmliche SE-Sequenzen und problemlos implementierbare Phasenkontrastsequenzen machen die MRT bei hämatologischen Erkrankungen zu einem wichtigen diagnostischen Verfahren [6, 18, 23, 25, 26, 30]. Die MRT ist zwar (noch) keine Screeningmethode für das gesamte Markkompartiment, erlaubt aber die Beurteilung wesentlich größerer Markabschnitte als die Beckenkammbiopsie. Insbesondere die Chemical-shift-Bildgebung kann für die nichtinvasive Verlaufskontrolle bei Leukämien, myeloproliferativen Syndromen und bei Zustand nach Knochenmarktransplantation von Interesse sein [4, 10–12, 16, 24]. MR-tomographische Verlaufskontrollen nach Strahlentherapie sind hilfreich, um die zeitliche Entwicklung und die Dauer der Rekonversion zu beobachten [7, 35]. Die fettige Markkonversion scheint zumindest länger als 2 Jahre anzuhalten [37].

Das Chemical-shift-Imaging ist bei der Verlaufskontrolle der Restitution der Hämatopoese nach Myeloablation im Rahmen der Knochenmarktransplantation von Bedeutung [15]. Das in der Literatur beschriebene „band-pattern“ mit zentraler Hyperintensität und abschlußplattennaher Signalarmut bei T1-Wichtung haben wir 4 Wochen nach Knochenmarktransplantation nicht regelhaft nachweisen können. Es scheint nicht unwahrscheinlich, daß jeder Patient dieses Muster irgendwann im Rahmen des erfolgreichen Engraftments aufweist, von uns jedoch wegen des grobmaschigen Zeitrasters von Verlaufsuntersuchungen nicht nachgewiesen werden konnte. Die zeitlichen Unterschiede in der Geschwindigkeit der Repopularisierung des lumbalen Knochenmarks zwischen allogener und autologer Knochenmarktransplantation lassen sich spekulativ durch einen zytotoxischen Effekt während der Konditionierung für die autologe Knochenmarktransplantation erklären [29].

Aktuelle Studienergebnisse lassen die Empfehlung zu, die MRT als integralen Bestandteil des Stagings beim kleinzelligen Bronchialkarzinom aufzunehmen [17]. Dies gilt nicht für das Mammakarzinom ohne ossäre Symptomatik. Weitere Mitteilungen über die Verwendung chemical-shift-sensitiver Sequenzen lassen auf eine differentialdiagnostische Unterscheidung zwischen osteoporotischen und tumorösen Wirbelkörperfrakturen sowie zwischen Typ-1-Plasmozytomen und benignen monoklonalen Gammopathien hoffen [2, 3, 22]. In der Zukunft läßt der Einsatz von Kontrastmitteln bei der MRT des Knochenmarkraumes eine Verbesserung der diagnostischen Potenz der Methode erwarten [5, 33]. Die MRS kann durch den Nachweis einzelner metabolischer Signale möglicherweise einen wesentlichen Beitrag zur Diagnostik hämatologischer Systemerkrankungen liefern [27].

Literatur

1. Assheuer J, Lenz G, Lenz W, Gottschlich KW, Schulitz KP (1987) Fett-/Wassertrennung im Kernspintomogramm. Fortschr Röntgenstr 147:58–63
2. Baker LL, Goodman SB, Perkash I, Lane B, Enzmann DR (1990) Benign versus pathologic compression fractures of vertebral bodies: assessment with conventional spin-echo, chemical-shift, and STIR MR imaging. Radiology 147:495–502
3. Bellaiche L, Ziza JM, Liote F, Hamze B, Delauche MC (1992) MR appearance of presumed benign monoclonal gammopathies. Radiology 185 (P):194 (Abstr)
4. Bongers H, Schick F, Skalej M, Jung WI, Einsele H (1992) Localized in vivo 1 H spectroscopy and chemical shift imaging of the bone marrow in leukemic patients. Eur Radiol 2:350–356

5. Cova M, Kang YS, Tsukamoto H et al. (1991) Bone marrow perfusion evaluated with gadolinium-enhanced dynamic fast MR imaging in a dog model. Radiology 179:535–539
6. Daffner RH, Lupetin AR, Dash N, Deeb ZL, Sefczek RJ, Schapiro RL (1986) MRI in the detection of malignant infiltration of bone marrow. Am J Roentgenol 146:353–358
7. Dietl B, Kauczor HU, Brix G, Semmler W, Kaick G van, Wannenmacher M (1992) Late bone marrow changes in Hodgkin's disease patients: a characterization with proton chemical shift imaging. Eur Radiol 2:204–208
8. Duda SH, Laniado M, Schick F, Claussen CD (1993) The double-line sign of osteonecrosis: evaluation on chemical shift MR images. Eur J Radiol 16:233–238
9. Duda SH, Laniado M, Schick F, Strayle M, Claussen CD (1995) Normal bone marrow in the sacrum of young adults: differences between the sexes seen on chemical-shift MR imaging. Am J Roentgenol 164:935–940
10. Gerard EL, Ferry JA, Amrein PC, Harmon DC, McKinstry RC, Hoppel BE, Rosen BR (1992) Compositional changes in vertebral bone marrow during treatment for acute leukemia: assessment with quantitative chemical shift imaging. Radiology 183:39–46
11. Gückel F, Brix G, Semmler W, Zuna I, Knauf W, Ho AD, Kaick G van (1990) Systemic bone marrow disorders: characterization with proton chemical shift imaging. J Comput Assist Tomogr 14:633–642
12. Gückel F, Semmler W, Knauf W, Brix G, Ho AD, Kaick G van (1990) MR-tomographische Quantifizierung von infiltrativen Knochenmarkveränderungen und Therapieverlaufskontrolle bei Patienten mit Haarzell-Leukämie. Fortschr Röntgenstr 152:595–600
13. Helms CA, Cann CE, Brunelle FO (1981) Detection of bone marrow metastases using quantitative computed tomography. Radiology 140:745–750
14. Jones KM, Unger EC, Granstrom P, Seeger JF, Carmody RF, Yoshino M (1992) Bone marrow imaging using STIR at 0.5 and 1.5 T. Magn Reson Imag 10:169–176
15. Kauczor H-U, Dietl B, Brix G, Schraube P, Semmler W, Wannenmacher M, Kaick G van (1992) Bone marrow repopulation after total body irradiation and autologous blood stem cell transplantation: quantification with chemical shift imaging. J Magn Res Imag 2 (P):46–47 (Abstr)
16. Kretschmer A, Ballof U, Graf N et al. (1992) Zur Diagnostik von Knochenmarkläsionen im MR-Tomogramm bei Kindern mit Erkrankungen des hämatopoetischen Systems unter besonderer Berücksichtigung der posttherapeutischen Veränderungen. Fortschr Röntgenstr 156:570–575
17. Layer G, Jarosch K, Nanegold C, Diedrich K, Reiser M, Kaick G van (1992) MR imaging for the detection of clinically inapparent bone marrow metastases of small cell lung cancer and breast carcinoma. Radiology 185 (P):195 (Abstr)
18. Mankad VN, Williams JP, Harpen MD et al. (1990) Magnetic resonance imaging of bone marrow in sickle cell disease: clinical, hematologic, and pathologic correlations. Blood 75:274–283
19. Matthaei D, Frahm J, Haase A (1985) Methoden und Bedeutung der Trennung von Fett und Wasser im NMR-Tomogramm. Dtsch Med Wochenschr 110:1666–1670

20. Mizuno H, Heshiki A, Kusumoto S, Jinnai I, Hirashima K (1992) Evaluation of bone marrow disorders with the STIR sequence. J Magn Reson Imag 2 (P): 134 (Abstr)
21. Moore SG, Sebag GH (1990) Primary disorders of bone marrow. In: Cohen MD, Edwards MK (eds) Magnetic resonance imaging of children. Decker, Philadelphia, pp 765–824
22. Moulopoulos LA, Varma DG, Dimopoulos MA et al. (1992) Multiple myeloma: spinal MR imaging in patients with untreated newly diagnosed disease. Radiology 185: 833–840
23. Olson DO, Shields AF, Scheurich CJ, Porter BA, Moss AA (1986) Magnetic resonance imaging of the bone marrow in patients with leukemia, aplastic anemia, and lymphoma. Invest Radiol 21: 540–546
24. Rosen BR, Fleming DM, Kushner DC et al. (1988) Hematologic bone marrow disorders: quantitative chemical shift MR imaging. Radiology 169: 799–804
25. Rossi L, Castriota Scanderbeg A, Ferrozzi F, Butturini A, Rossi A (1992) Hemosiderosis in thalassemia major. Quantitative study with magnetic resonance (MR). Radiol Med (Torino) 83: 237–242
26. Ruzal Shapiro C, Berdon WE, Cohen MD, Abramson SJ (1991) MR imaging of diffuse bone marrow replacement in pediatric patients with cancer. Radiology 181: 587–589
27. Schick F, Bongers H, Jung W-I, Skalej M, Lutz O, Claussen CD (1992) Volume-selective proton MRS in vertebral bodies. Magn Reson Med 26: 207–217
28. Schick F, Duda S, Laniado M, Jung WI, Claussen CD, Lutz O (1993) Special MR methods for primary bone tumors, vol II: Selective 1 H-spectroscopy. Fortschr Röntgenstr 159: 325–330
29. Schick F, Duda SH, Einsele H, Jung WI, Lutz O, Laniado M (1992) Chemical shift selective imaging and localized proton MRS to control restitution of bone marrow after transplantation. SMRM Book of Abstracts II: 4704 (Abstr)
30. Schick F, Einsele H, Bongers H et al. (1993) Leukemic red bone marrow changes assessed by magnetic resonance imaging and localized 1 H spectroscopy. Ann Hematol 66: 1–11
31. Schick F, Einsele H, Kost R, Duda S, Jung WI, Lutz O, Claussen CD (1994) Hematopoietic reconstitution after bone marrow transplantation: assessment with MR imaging and H-1 localized spectroscopy. J Magn Reson Imag 4: 71–78
32. Schick F, Einsele H, Kost R, Duda SH, Horny H-P, Lutz O, Claussen CD (1994) Localized MR 1 H spectroscopy reveals alterations of susceptibility in bone marrow with hemosiderosis. Magn Reson Med 32: 470–475
33. Seneterre E, Weissleder R, Jaramillo D, Reimer P, Lee AS, Brady TJ, Wittenberg J (1991) Bone marrow: ultrasmall superparamagnetic iron oxide for MR imaging. Radiology 179: 529–533
34. Simon JH, Szumowski J (1992) Proton (fat/water) chemical shift imaging in medical magnetic resonance imaging: current status. Invest Radiol 27: 865–874
35. Stevens SK, Moore SG, Kaplan ID (1990) Early and late bone-marrow changes after irradiation: MR evaluation. Am J Roentgenol 154: 745–750

36. Vogler JB, Murphy WA (1988) Bone marrow imaging. Radiology 168:679–693
37. Yankelevitz DF, Henschke CI, Knapp PH, Nisce L, Yi Y, Cahill P (1991) Effect of radiation therapy on thoracic and lumbar bone marrow: evaluation with MR imaging. Am J Roentgenol 157:87–92

HEINZ K. DEININGER

Radiologische Diagnostik der renalen Hypertonie

Von Bright (1836) wurde bereits vor 160 Jahren ein Zusammenhang zwischen Nierenerkrankungen und einer arteriellen Hypertonie vermutet. Erst 100 Jahre später konnte Goldblatt (1934) experimentell beweisen, daß durch Nierenarterienstenosen eine Hypertonie verursacht wird. Die Inzidenz einer renovaskulären Erkrankung als kausaler Faktor einer Hypertonie wird in der Literatur uneinheitlich beurteilt. Die Angaben schwanken zwischen 1% und 12%, was vermutlich von der Auswahl des untersuchten Krankenguts abhängt. Bock (1989) war sogar der Ansicht, daß Nierenerkrankungen die häufigste Ursache von sekundären Hypertonien seien.

Daher war die Medizin frühzeitig auf der Suche nach nichtinvasiven Methoden, mit denen Nierengefäßerkrankungen verläßlich nachgewiesen werden konnten. *Klinische Methoden* (z. B. die Auskultation) erwiesen sich als obsolet. Große Hoffnungen wurden auf das *Ausscheidungsurogramm* (AUG) gesetzt, nachdem es gelungen war, die Nieren mit Kontrastmittel im Röntgenbild darzustellen. Dabei wurde aufgrund physiologisch-dynamischer Überlegungen noch bis in jüngere Zeit dem Frühurogramm und den AUG-Spätaufnahmen eine wesentliche Bedeutung zur Erkennung von renalen Zirkulationsstörungen beigemessen.

Mit Fortschritten der nuklearmedizinischen Diagnostik mit nierenspezifischen Radioisotopen verbanden sich ähnliche Erwartungen mit dem *Nierenszintigramm* und/oder *Isotopennephrogramm* zur verläßlichen Erkennung renal verursachter Hypertonien.

Nicht nur im eigenen Arbeitskreis, sondern auch von anderen Autoren konnte gezeigt werden, daß diese Verfahren nur von begrenztem Wert für die Diagnostik renovaskulärer Hypertonien sind. Vergleichsstudien ergaben, daß die *Aortographie* die einzige Untersuchungsmethode ist, mit der sich Nierenarterienstenosen verläßlich erkennen lassen. Die *direkte Aortographie* (z. B. die perkutane transfemorale Katheteraortographie) ist als invasives Verfahren mit einem Risiko für den Patienten und nicht unerheblichen Kosten durch den personellen und instrumentellen Aufwand verbunden. Als Screeningmethode ist sie daher nicht geeignet.

Aus diesem Grund wurden frühzeitig Verfahren entwickelt, mit denen die bolusartige Anflutung des Kontrastmittels in die Nierenarterien im Rahmen eines Ausscheidungsurogramms sichtbar gemacht werden konnte, also eine *indirekte Aortographie* ermöglichten. Sie waren zwar weniger invasiv, aber personell und technisch sowie kostenmäßig ebenfalls recht aufwendig. Die *Nephroangiotomographie* (NATG) brachte brauchbare Hinweise auf Nierenarterienstenosen. Ihre Verläßlichkeit war jedoch eingeschränkt, und positive Ergebnisse bedurften stets der Sicherung durch eine direkte Aortographie.

Die *intravenöse Blattfilm-Subtraktionsangiographie* (ISA) wurde bereits 1935 zur Darstellung der Nierenarterien beim AUG angewandt. Zeitweise wurde dieses Verfahren an einigen Kliniken erfolgreich eingesetzt. Sie brachte zwar verläßlichere Resultate als die NATG, wurde aber auch von zahlreichen äußeren Parametern negativ beeinflußt. Dennoch standen die Ergebnisse der ISA denen der heutigen *digitalen Subtraktionsangiographie* (DSA) nicht nach. Ihr Prinzip wurde richtungweisend für die DSA, nachdem die dazu erforderlichen elektronischen Voraussetzungen geschaffen waren.

Die methodischen Grundlagen der DSA sind inzwischen allgemein bekannt und müssen an dieser Stelle nicht näher erörtert werden. Die ambulant durchführbare *venöse DSA*, die bei geringer Invasivität eine hohe diagnostische Wertigkeit besitzt (Tabelle 1), löste alle übrigen indirekten Untersuchungsverfahren zur Hypertoniediagnostik ab.

Beim Screening von Hypertoniekranken mit der DSA sollte nicht nur die arterielle Phase zum Ausschluß einer Nierenarterienstenose bewertet werden, sondern es muß auch die Dynamik des Kontrastmittelflusses mit der Parenchymphase und dem renal-venösen Rückstrom berücksichtigt werden. Ferner müssen die Kontrastierung des Nierenbeckenkelchsystems und der Abfluß des Kontrasturins in die Beurteilung einbezogen werden. Dafür hat sich das in Tabelle 2 beschriebene Vorgehen bewährt. Eine Studie bei 220 Patienten eines nicht selektierten Krankengutes zeigte, daß mit zentral-venösen Kontrastmittelinjektionen bessere Ergebnisse erzielt wurden als mit der peripheren Applikation (Braunüle), ohne daß vermehrt Komplikationen auftraten (Tabelle 1).

In einer weiteren Studie wurden im eigenen Arbeitskreis 738 Hochdruckkranke mittels DSA untersucht (57% Männer, 43% Frauen, Altersverteilung 17–84 Jahre, Mittelwert 47,8 Jahre) (Tabelle 3). Dabei konnten

Tabelle 1. Die bolusartige zentralvenöse Kontrastmittelinjektion verbessert die Bildqualität und bringt weniger ungenügende Resultate. Durch die Verwendung eines zentralvenösen Katheters wird die Komplikationsrate nicht erhöht. (SKD 1990)

	Zentralvenöser Katheter		Periphervenöser Katheter	
DSA-Bildqualität	N = 103		N = 117	
	n	%	n	%
Gut	78	75,7	74	63,2
Ausreichend	16	15,3	30	25,7
Ungenügend	9	8,7	13	11,1
Komplikation	n	%	n	%
Lokal, davon	15		23	
a) früh	8	7,8	14	11,9
b) spät	7	6,8	9	7,7
Zentral	2	1,9	–	–
Behandlungsbedürftig[a]	2	1,9	2	1,7

[a] Medikamentöse Therapie einer Thrombophlebitis.

Tabelle 2. Untersuchungsschema für die DSA der Nierenarterien bei Verdacht auf eine renovaskulär bedingte Hypertonie. Falls ein konventionelles Ausscheidungsurogramm bereits vorausgegangen ist, können die entsprechenden Zusatzaufnahmen (Ziff. 1 und 3) entfallen

Intravenöse Nieren-DSA – Hypertoniescreening

1. Konventionelle Nativaufnahme des Abdomens im Liegen („Nierenleerlaufaufnahme“)
2. Nieren-DSA
   a) Zentralvenöser Katheter, 4 F, Pigtail oder gerade
   b) Darmhypotonie, 40 mg Buscopan i.v., Abdomenkompression
   c) Nichtionisches Kontrastmittel, 370 mg Jod/ml (z. B. Solutrast 370, Ultravist 370),
   Bolusinjektion: 40 ml mit 17 ml/s
   d) Standardprojektionen: a.p. sowie links und rechts angehoben
   Bei unklarem Befund weitere Serien
3. Ausscheidungsurogramm
   Konventionelle Aufnahme im Liegen, ggf. Zusatzaufnahmen (z. B. Steh-, Miktionsaufnahme u. ä.)

Tabelle 3. Die eigenen Untersuchungsergebnisse im Vergleich mit den publizierten. Nur in 8% war die DSA der Nieren diagnostisch nicht verwertbar. Mit 9,8% nachgewiesenen Nierenarterienstenosen ergab sich ein Mittelwert zu den Angaben des Schrifttums. Die Sensitivität und Spezifität war mit über 90% sehr hoch und entsprach dem oberen Bereich der Literaturangaben (1985)

Nierenarterienstenose (NASt-)Screening mit DSA	Eigene n = 738 [%]	Publiziert n ~ 3125 [%]
Beurteilbare Bilder	92,0	63–92
NASt nachgewiesen	9,8	8–12
Sensitivität	94,3	79–92
Spezifität	91,7	74–98

9,8% Nierenarterienstenosen nachgewiesen werden. Die Sensitivität dieses Verfahrens betrug bei unserer Studie 94,3% und ihre Spezifität 91,7%. Werden diese Ergebnisse mit dem dazu vorliegenden Schrifttum über 3125 mittels intravenöser DSA im Screeningverfahren untersuchten Patienten verglichen, kommt man zu vergleichbaren Ergebnissen. Diese Autoren fanden 8–12% Nierenarterienstenosen. Die Sensitivität schwankte zwischen 79 und 92% und die Spezifität zwischen 74 und 98%. Der Prozentsatz der beurteilbaren DSA-Untersuchungen lag zwischen 63 und 92%. Dabei fällt auf, daß mit zunehmender Entwicklung der DSA-Technik der Prozentsatz von auswertbaren Untersuchungen anstieg. Bemerkenswert ist dabei, daß unzureichende DSA-Ergebnisse der linken Nierenarterie doppelt so häufig auftraten wie rechtsseitig bzw. daß exzellente Befunde linksseitig seltener waren.

Die früher sehr häufig notwendige Schichtuntersuchung der Nieren zur Erklärung pathologischer Parenchymbefunde wird mit diesem Vorgehen großenteils überflüssig (s. Tabelle 2). Die DSA gestattet eine gute, überlagerungsfreie Beurteilung der Nieren und läßt auch für Hochdruckleiden relevante Parenchymläsionen gut erkennen.

Wichtig erscheinen dabei hämodynamische Studien hinsichtlich der Anflutung des Kontrastbluts in den Nieren. Der Seitenvergleich ist dabei bedeutsamer als die absoluten Flowwerte. Bei gesunden Nieren ist die Anflutung seitengleich. Im Falle einer einseitigen Nierenarterienstenose erfolgt sie schon in der Frühphase verspätet, und der Parenchymeffekt tritt seitlich verzögert auf. Allerdings wird bei parenchymatösen Nierenerkrankungen (z. B. chronisch-entzündlichen Prozessen) ähnliches beobachtet, jedoch ist die Dichte des Parenchymeffekts auf der kranken Seite vermindert.

Seit einigen Jahren wurde von uns das intravenöse Vorgehen zugunsten der *intraarteriellen DSA* zur Hypertoniediagnostik vollständig verlassen. Bei dieser Fragestellung führen wir sie nur noch durch, wenn sich ein ambulantes intraarterielles Vorgehen verbietet oder aufgrund klinischer Aspekte die intravenöse DSA ausdrücklich verlangt wird.

Untersuchungen im eigenen Arbeitskreis zeigten, daß die modernen 4-French-Pigtail- und Softtouch-Katheter bei transbrachialer intraarterieller Anwendung kein höheres Risiko aufweisen, als es früher für die dickeren Katheter bei transfemoralem Zugang der Fall war. Großenteils werden diese Katheter vom linken Arm über die A. axillaris und A. subclavia bis in die Bauchaorta vorgeschoben und mit ihrem Ende wenige Zentimeter über dem Abgang der Nierenarterie plaziert. Selbst in den wenigen Ausnahmefällen, bei denen das Vorschieben dieses dünnen, transbrachialen intraarteriellen Katheters nicht gelingt, führt die nierenferne *intraaortale Bolusinjektion* des Kontrastmittels (z. B. im Aortenbogen) zu einer besseren Darstellung der Nierenarterien, als dies mit der intravenösen Technik gelingt. Bei diesen kontrastreichen Aufnahmen kommt es seltener zu Artefakten, die eine Nierenarterienstenose vortäuschen, als bei der intravenösen DSA. Großenteils kann die Großformat-Blattfilmangiographie bei einer primär intraarteriell durchgeführten Nieren-DSA entfallen.

Wird bei der intraarteriellen DSA eine Nierenarterienstenose nachgewiesen, erfolgt als nächster Untersuchungsschritt sofort die *selektive Blutentnahme aus den Nierenvenen* und der unteren Hohlvene zur Renin- und Angiotensinbestimmung. Damit kann definitiv die renale Ursache einer bestehenden Hypertonie gesichert werden.

Nur in Ausnahmefällen, wenn beispielsweise eine operative Rekonstruktion der Nierenarterien beabsichtigt oder eine Ballondilatation derselben nicht durchführbar ist, wird eine selektive Darstellung der Nierengefäße erforderlich. Auch dabei kann aufgrund des hohen Auflösungsvermögens moderner DSA-Anlagen auf eine großformatige, konventionelle Blattfilmarteriographie verzichtet werden und ausschließlich die *selektive Renovasographie* in DSA-Technik erfolgen.

Zusammenfassend läßt sich sagen, daß sich die Diagnostik der renalen Hypertonie durch die digitale Subtraktionsangiographie (DSA) gegenüber den früher gebräuchlichen indirekten Untersuchungsverfahren (z. B. Nephroangiotomographie, intravenöse Blattfilm-Subtrakionsangiographie, nuklearmedizinische Methoden) durchgesetzt hat. Dies gilt sowohl für die intravenöse als auch für die intraarterielle DSA, die bei geringer Invasivität eine hohe diagnostische Wertigkeit besitzen.

Literatur beim Verfasser.

ANNA-LEENA LÄÄPERI · ERKKI KOIVISTO

Cost of Radiological Examinations in Local Hospitals

The medical profession is faced with the rising expectations of the general public, technological progress, and the progressively increasing wish of government and organisational management to cut costs (Bretland 1988).

Radiological services are a substantial cost factor in health care (Angerstein et al. 1994; Fryback and Thornbury 1991; Pyhtinen 1977; Russell 1989). The starting point in determining the cost of radiological examinations is to identify the cost items, collect the necessary data, and define the cost factors. The cost items have been proposed to be divided into fixed and variable costs (Evens and Evens 1991; Sairaalaliitto 1989; Marechal and Pringot 1986; Soimakallio 1993; Staf 1993), or direct and indirect costs (Holm and Holm 1990; Johnson 1987; Straub 1994).

Fixed costs are costs that are considered to be unaffected by the level of activity. They include building maintenance, other services and administrative costs. Capital costs are fixed costs. Equipment depreciation has been considered to be a major hidden cost which is not generally taken into account in the costing of health services. Diagnostic equipment in particular is subject to depreciation in value, function, general reliability, and technological performance. Provision has to be made for its replacement in due course if the service is to continue (Bretland 1988).

Variable costs are costs that in the short term follow the level of activity. They are material costs, e.g., drugs, contrast media, x-ray film, processing materials, image envelopes, and relevant documents.

Direct costs of a radiology department have been proposed to consist of material, personnel, and equipment costs (Holm and Holm 1989; Johnson 1987). In addition, space and overhead costs, estimated at 60%, have been included in the direct costs (Straub 1994).

Indirect costs have been defined according to varying principles, e.g., costs incurred by lengthening of therapy for the patient due to delay in diagnostic information (Johnson 1987), re-exposures, administration, or

Table 1. Number of radiological examinations, examination rooms, radiologists and radiographers in 1991 at local hospitals of Pirkanmaa hospital district

Local hospital[a]	Examinations (*n*)	Examination rooms (*n*)	Radiologists (*n*)	Radiographers (*n*)	Examinations/radiologist (*n*)	Examinations/radiographer (*n*)
TAM	51238	10	7	16	7320	3202
VAL	18959	5	3	6	6320	3160
VAM	17051	4	1	4	17051	4263
NOK	12889	4	1	3	12889	4296
MÄN	11024	3	1.83[b]	4	6024	2756
Total	111161	26	13.83	33		

[a] Abbreviations of municipalities used for the five local hospitals included in this study: MÄN, Mänttä; NOK, Nokia; TAM, Tampere; VAL, Valkeakoski; VAM, Vammala.
[b] One radiologist worked parttime.

overhead costs, estimated at 50%–70% of the total costs of a radiological examination (Holm and Holm 1990).

For the costs that cannot be allocated directly to the examinations several principles have been used: proportion of the corresponding direct costs, proportion to the sum of direct costs (Johnson 1987), allocation according to the number of patient visits (Holm and Holm 1990), and proportional allocation, e.g. 20% according to the number of examinations and 80% according to the cost of the examination (Sairaalaliitto 1989).

Material and Methods

The material comprised the 111161 radiological examinations performed in 1991 at the five local hospitals (LOH) in the Pirkanmaa hospital district. All hospitals employed one or more specialists in diagnostic radiology (Table 1). None of the hospitals had a CT or MR unit.

All examinations were performed during normal working hours. The number of the examinations were recorded and classified into examination groups (Table 2). The corresponding examination room and the equipment used for each examination were registered.

Table 2. Radiological examinations according to the examination group performed in 1991 at the local hospitals in the Pirkanmaa health care district

Hospital	Examination group										Total	
	CNV		CMD		USO		MAM		MOB			
	(n)	(%)	(n)	(%)	(n)	(%)	(n)	(%)	(n)	(%)	(n)	(%)
TAM	44080	86	2346	5	1184	2	3536	7	92	0	51238	100
VAL	15049	79	1329	7	2060	11	0	0	521	3	18959	100
VAM	14781	86	1018	6	1138	7	0	0	114	1	17051	100
NOK	10386	80	615	5	1888	15	0	0	0	0	12889	100
MÄN	9020	82	803	7	1201	11	0	0	0	0	11024	100
Total	93316	84	6111	5	7471	7	3536	3	727	1	111161	100

CNV, conventional; CMD, contrast medium examinations; USO, ultrasound; MAM, mammography; MOB, mobile X-ray equipment.

Classification of Data and Abbreviations

1. Conventional examinations (CNV)
   - ABD Plain film of the abdomen
   - BON Bone or bones of the extremities, e.g., upper arm, forearm, wrist, finger, pelvis, hip, femur, foot, toe
   - CHE Chest
   - PAN Panorama tomography
   - SIN Paranasal sinuses
   - SKL Lateral skull
   - SKU Skull
   - SPI Cervical, thoracic, or lumbar spine
2. Contrast medium examinations (CMD)
   - ANG Arteriography
   - ART Arthrography
   - GIF Fluoroscopy examination of part of the gastrointestinal tract, i.e., esophagus, stomach, small bowel, or colon
   - IVP Intravenous pyelography
   - MYE Myelography (lumbar)
   - VEN Venography
3. Ultrasound (USO)
4. Mammography (MAM)
5. Examination with mobile X-ray equipment, plain radiography (MOB)
6. Cost factors
   - ADMC Administration and overhead costs
   - EQPC Equipment costs
   - MATC Material costs
   - PERC Personnel costs
   - REAC Real estate costs

Cost Factors

Part of the data was extracted from the balance sheet, part had to be calculated or estimated. All data was referred to each hospital for checking and approval.

Personnel Data. The personnel costs included: wages and salaries, social costs, social insurance and postgraduate training. The institutions reported the number of persons engaged in the radiological activity and the total costs incurred by radiologists, radiographers and other personnel.

In one of the hospitals (TAM) a study was made to determine the time used by the personnel to the examinations (Table 3). The standard times were used for all cost calculations.

Equipment. The purchase year, type, and location by examination room of roentgen and US equipment was registered.

Materials and Supplies. The costs were divided into: film and chemicals, pharmaceuticals, other x-ray supplies and office supplies. Standard material costs were used for the calculations (Table 3).

Real Estate Costs. The institutions were asked to apprise the real estate costs divided into: electricity, heating, cleaning and maintenance costs. The space was requested in square meters divided into examination rooms, dressing cubicles, control rooms, and other spaces e.g., waiting rooms.

Furniture and Auxiliary Equipment. An inventory was made by each institution. The built-in furniture was considered part of the real estate.

Administration and Overhead Costs. Each institution was asked to state the total administration and overhead costs and the share of the radiology department of them.

Auxiliary Services contained the proportional costs of the radiology department of the telephone costs, data processing services, storage, linens, instrument services, pharmaceutical and other similar services of the hospital.

Capital Costs. Annuity principle for capital depreciation and interest on the X-ray and US equipment, furniture and auxiliary equipment were applied with interest rate 10% per annum.

Equipment. The current purchase price for year 1991 according to the equipment type independent of the purchase year was assessed by the firm that had sold the equipment. It was used as a basis for capital depreciation and interest calculations. The following depreciation times were applied: X-ray equipment 10 years, ultrasonography and developing equipment 5 years, film cassettes 7 years.

Table 3. Standard working times and material costs used in the present study

Examination	Working time (min)		Cost, DM				
	Radiologist	Radiographer	Film	Catheters	Contrast medium	Other	Total
CNV							
CHE	10	11	4.10				4.10
BON	7	14	1.64				1.64
SPI	11	17	2.87				2.87
SKU	10	20	2.87				2.87
SIN	9	12	0.82				0.82
SKL	10	12	0.82				0.82
PAN	10	13	1.64				1.64
ABD	15	25	7.79				7.79
Misc.	7	14	1.64				1.64
CMD							
ART	40	40	6.56	3.28	12.31	34.45	60.30
GIF	30	44	15.59		6.15	16.41	41.02
IVP	45	45	11.07		61.12	2.87	78.75
MYE	45	42	8.20	6.56	9.84	1.23	24.61
ANG	60	122	34.04	84.91	177.19	410.17	715.75
VEN	20	30	4.51		49.22	11.07	69.73
Misc.	30	40	10.25			20.51	30.76
USO							
Examinations	25	25	3.69				3.69
USO + biopsy	45	45	3.69			7.79	11.48
MAM							
Examinations	20	35	10.66				10.66
MOB							
Examinations	10	11	4.10				4.10

Furniture and Auxiliary Equipment. The current 1991 purchase prices were established by an expert in the furniture and equipment business. A standard purchase price for all basic furniture, e.g., chairs and tables, and auxiliary equipment, e.g., office machines and radiation protection devices was used for all institutions. The following depreciation times were applied: view boxes 10 years, furniture, film identification apparatuses, radiation protection devices, bright light and other auxiliary equipment 7 years, office machines 5 years.

Real Estate Costs. Since depreciation and interest were not embodied in the accounting system of any of the participating institutions and estimated rent Finnish Marks 600 (DM 246) per m^2 per annum was used. It included heating and maintenance costs.

General Cost Factor (GCF)

The concept was created to simplify the cost calculations by combining minor cost factors. It covered the proportion of the sum of annual auxiliary services, auxiliary equipment, furniture, allocated equipment cost, and allocated real estate costs counted from the total costs in the balance sheet. The calculated value for general cost factor (GCF) was 13.56% of total costs on the balance sheet (capital costs and the costs contained in the GCF excluded).

Relative Cost Equivalents

The idea to use a relative cost equivalent was to simplify the cost accounting by replacing the cost incurred by the time used by the radiographer (radiographer cost equivalent, RGE) and radiologists (radiologist cost equivalent, RAE) to perform an examination, and the equipment occupation time (equipment cost equivalent, ECE). All corresponding personnel and equipment costs were „baked in“ the cost equivalents.

Equivalent 1 was used for the conventional examinations, corresponding to about 10–15 min, equivalent 2 for US and mammography, corresponding to about 20–30 min, and equivalent 3 for contrast medium examinations, about 30–45 min. The equivalents correspond roughly to the average examination times used to perform an examination in the corresponding examination group, estimated from the standard examination times.

Results

Average Cost and Cost Structure of the Radiological Examinations

The calculated average costs in the examination groups (Table 4) and the cost of the examinations (Table 5) were converted to German Mark

Table 4. Average total costs in examination groups

Examination group	Total costs (DM)		
	Average	Min	Max
CNV	77	62	98
CMD	284	235	343
USO	121	81	155
MAM[a]	129	129	129
MOB	648	278	1037

[a] In one hospital only.

(DM) corresponding to the value of the Finnish Mark (FIM) in 1991 (average rate 1 DM = FIM 2,438).

Examination Groups. The average cost of the conventional examinations was DM 77 (range 62–98), contrast medium examinations DM 284 (range 235–343), ultrasound DM 121 (range 81–155), mammography 129 (one hospital only) and examinations with mobile units 648 (range 278–1037).

Bone of Extremity. The average total cost of these examinations was DM 82. The average personnel costs were 55%, equipment 15%, material 4%, real estate 9%, and administration and overhead costs 17%.

Chest. The average cost was DM 84. The average personnel costs were 54% of the total cost, equipment 15%, material 7%, average real estate costs 8%, and administration and overhead costs 16%.

Spine. The average total cost was DM 85. The average personnel costs were 54% of the total cost of these examinations, equipment 17%, material 5%, real estate 8%, and administration and overhead costs 16%.

Paranasal Sinuses. The average total cost was DM 79. The average personnel costs were 57%, equipment 14%, material 3%, real estate 9%, and administration and overhead costs 17%.

Panorama Examination. The average total cost was DM 78. The average personnel costs were 51% of the total cost, equipment 19%, material 4%, real estate 9%, and administration and overhead costs 17%.

Table 5. Average proportional distribution of cost factors of examinations and average total cost of examinations. Total material

Examination	*n*	Relative proportion of cost factors of total cost						Average cost				STDEV
		PERC (%)	EQUC (%)	MATC (%)	REAC (%)	ADMC (%)	Total (%)	Total FIM	DM	Min. DM	Max. DM	
CNV												
BON	39287	55	15	4	9	17	100	199	82	66	101	16
CHE	34429	54	15	7	8	16	100	204	84	66	104	17
SPI	7089	54	17	5	8	16	100	208	85	67	104	18
SIN	5915	57	14	3	9	17	100	194	79	65	99	15
PAN	2319	51	19	4	9	17	100	190	78	56	103	18
SKU	926	55	14	5	9	17	100	199	82	67	101	15
ABD	778	56	12	4	9	19	100	192	79	55	93	16
SKL	155	59	12	3	9	17	100	170	70	54	86	23
Misc.	2418	52	14	10	8	16	100	223	91	74	109	15
CMD												
GIF	3014	40	39	14	2	5	100	684	281	230	326	39
ART	972	37	37	19	2	5	100	733	301	248	345	38
IVP	807	29	45	20	2	4	100	921	378	267	629	146
VEN	696	36	36	22	2	4	100	749	307	256	353	39
MYE	451	44	37	10	3	6	100	642	263	217	314	40
ANG	41	12	12	73	1	2	100	2352	965	935	994	42
Misc.	130	38	42	11	3	6	100	685	281	251	319	34
USO	9823	55	24	4	6	11	100	296	121	81	155	28
MAM	1184	51	17	11	6	15	100	314	129	129	129	
MOB	727	7	89	1	1	2	100	1578	647	278	1037	380

1 DM = FIM 2.438

Skull. The average total cost was DM 82. The average personnel costs were 55% of the total cost, equipment 14%, material 5%, real estate 9%, and administration and overhead costs 17%.

Abdomen, Plain Radiography. The average total cost was DM 79. The average personnel costs were 56% of the total cost, equipment 12%, material were 4%, real estate 9%, and administration and overhead costs 19%.

Lateral Skull. The average total cost was DM 70. The average personnel costs were 59% of the total cost, equipment 12%, material 3%, real estate 9%, and administration and overhead costs 17%.

Gastrointestinal Fluoroscopy. The average total cost was DM 281. The average personnel costs were 40%, equipment 39%, material 14%, real estate 2%, and administration and overhead costs 5%.

Arthrography. The average total costs were DM 301. The average personnel costs were 37% of total costs, equipment 37%, material 19%, real estate 2%, and administration and overhead costs 5%.

IVP. The average total cost was DM 378. The average personnel costs were 29%, equipment 45%, material 20%, real estate costs 2%, and administration and overhead costs 4%.

Venography. The average total cost was DM 307. The average personnel costs were 36%, equipment 36%, material 22%, real estate costs 2%, and administration and overhead costs 4%.

Lumbar Myelography. The average total costs were DM 263. The average personnel costs were 44% of total costs, equipment 37%, material 10%, real estate 3%, and administration and overhead costs 6%.

Angiography. The average total costs were DM 965. The average personnel costs were 12% of total costs, equipment 12%, material 73%, real estate 1%, and administration and overhead costs 2%.

Ultrasound. The average total cost was DM 121. The average personnel costs were 55%, equipment 24%, material costs 4%, real estate costs 6%, and administration and overhead costs 11%.

Mammography Examinations (TAM only). The total cost was DM 129. The average personnel costs were 51%, equipment 17%, material costs 11%, real estate costs 6%, and administration and overhead costs 15%.

Radiography with Mobile X-Ray Equipment (only VAL, VAM and TAM). The average total cost was DM 647. The average personnel costs were 7%, equipment 89%, material costs 1%, real estate costs 1%, and administration and overhead costs 2%.

Discussion

There was quite wide a variation in the cost of the examinations between the different hospitals. This was due to the number of examinations and the examination mix.

Personnel costs were the most important cost factor since most of the examinations were conventional. The personnel and equipment costs together accounted for over 50% of the cost in almost all examinations, only in arteriography the material costs were the biggest cost factor because of the cost of contrast medium.

Rational use of personnel and equipment resources is the most effective way to reduce the costs of radiological examinations.

References

Angerstein W, Bauer B, Barth I (1994) Frequency of x-ray examinations in former East and West Germany: methods and results. Eur J Radiol 4:561

Bretland PM (1988) Costing imaging procedures. Br J Radiol 61:54

Evens RG, Evens RG Jr (1991) Analysis of economics and use of MR imaging units in the United States in 1990. AJR 157:603

Fryback DG, Thornbury JR (1991) The efficacy of diagnostic imaging. Med Decis Making 11:88

Holm L, Holm T (1990) Beräkning av kostnader för radiologiska åtgärder (in Swedish). Spri rapport 299. Spri AB Realtryck, Stockholm

Johnson KF (1987) Pricing hospital services. Case study: procedure cost determination. Top Health Care Financ 14:70

Marechal A, Pringot J (1986) Economic analysis of a body CT unit. JBR-BTR 69:259

Pyhtinen J (1977) The use and clinical significance of roentgen examination. Lääkintöhallituksen tutkimuksia 13/1977. Oulu

Russell JGB (1989) The cost of imaging procedures. Br J Radiol 62:635

Sairaalaliitto (1989) Radiologisten tutkimusten kustannuslaskentaohjelma (in Finnish). Sairaalaliitto, Helsinki

Soimakallio S (1993) Vyörytyksestä suoritekustannuslaskentaan (in Finnish). Sairaalaliitto, Helsinki

Staf P (1993) Pääomalaskenta terveydenhuollon palvelujen hinnoittelussa (in Finnish). Suomen kuntaliitto, Helsinki

Straub WH (1994) Legislation that prohibits self-referral: is it really necessary under managed competition? Radiology 192:319

EBERHARD LÖHR

Pathophysiologie und Radiologie des renalen Bluthochdruckes

Die Nieren des Warmblüters, also auch des Menschen, nehmen in ihrer Funktion eine zentrale Stellung im Kreislauf ein. Ihre Aufgabe liegt zunächst in der Eliminierung von im Blut gelösten Endprodukten vornehmlich des Purinstoffwechsels, der Regulation und Aufrechterhaltung des Säure-Basen-Gleichgewichtes (Ullrich et al. [42]) sowie der Regulation des Zuckerstoffwechsels und der Bilanzierung des Flüssigkeitsgehaltes des Körpers.

Auf der anderen Seite stellen sich die Nieren als inkretorisches Organ dar. Seit den grundlegenden Entdeckungen von Goldblatt et al. (1934) [13] sind die Zusammenhänge zwischen Drosselung der Nierendurchblutung bzw. Einengung des Gesamtquerschnittes der Gefäßkaliber und Produktion des Hormones Renin bekannt. Dieses führt über eine Aktivierung des Renin-Angiotensinogen-Mechanismus in der Leber zur Ausschüttung von Angiotensin, hierdurch zu einer Erhöhung des Systemdruckes.

Zur Aufrechterhaltung eines normalen Perfusionsdruckes für die Durchströmung der Niere, welcher bei einem minimal systolischen Wert um 60 mmHg liegt, verfügt dieses Organ sowohl über ein extrarenales vom Sympathicus/Parasympathicus gesteuertes Regulationssystem als auch über einen autonomen intrarenalen Steuerungsmechanismus (s. unten). Eine Reihe von entzündlichen, degenerativen, immunologischen und Stoffwechselerkrankungen kann durch Veränderungen der intrarenalen Gefäßkaliber zu einer Hypertonie führen, wie dieses in der Tabelle 1 aufgeführt ist.

Gefäßanatomie

Die Gefäßstruktur der Niere (Abb. 1) und ihre Strukturierung als Exkretionsorgan sind hinreichend bekannt und neuerdings auch durch Poly-

Tabelle 1. Ursachen der renalen Hypertonie

Vaskuläre Genese	Entzündliche Genese
Organanomalien Nephrosklerose Arteriosklerose Nierenarterienstenose u. Folgeerkrankungen	Interstitielle Nephritis Pyelonephritis Schrumpfnierenbildung
„Essentielle Hypertonie“	Tuberkulose
A.-V.-Fistel, Angiom Aneurysmen	Abstoßungsreaktion nach Transplantation Sekund. NA-Stenose
Systemerkrankungen - Erythematodes - Wegener-Granulomatose - M. Takayasu	
Diabetische Angiopathie	

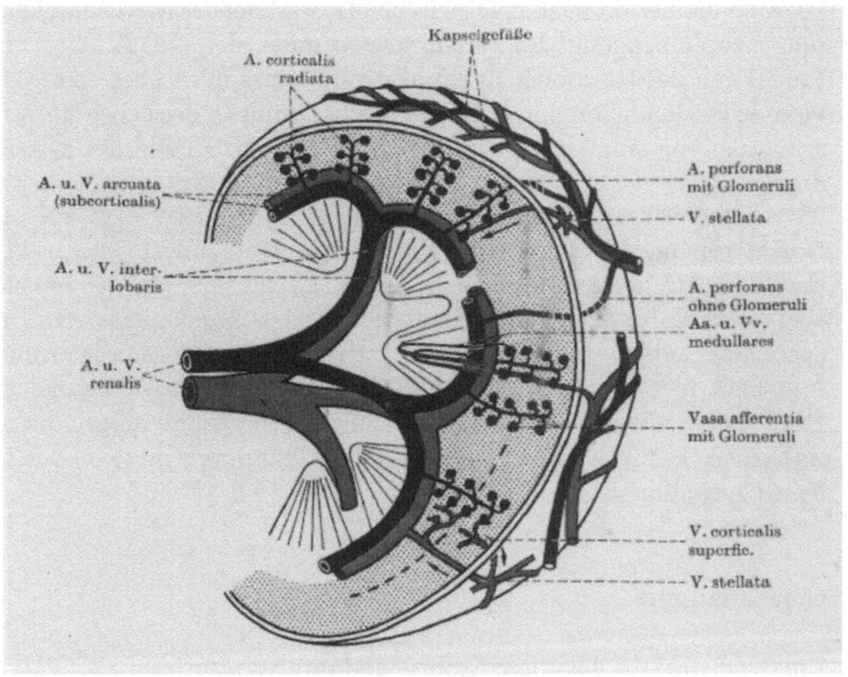

Abb. 1. Intrarenale Gefäßversorgung. (Nach Rohen [35])

styrolausgußpräparate optimal zur Abbildung gelangt (Rohen [35]). Die arterielle Gefäßversorgung erfolgt entweder über eine Hauptarterie, über zusätzliche Segmentarterien und vor allem bei Organanomalien auch über eine Reihe von segmentalen Arterien. Über die intrarenalen Aa. interlobares gelangt das Blut zu den Aa. interlobulares und von hier über die Aa. arcuatae zu den Glomerula im Rindenbereich. Diese Kortexregion ist der anatomische Ort von degenerativen, vaskulären und entzündlichen bzw. proliferativen Gefäßprozessen. Die Niere zeichnet sich darüber noch durch lokale Anastomosen und Umgehungsgefäße aus, auf die besonders Rohen [35] sowie Pappenheimer u. Kinter [34] hingewiesen haben (s. unten).

Autoregulation der Organdurchströmung bei der isolierten, denervierten Niere

Ausgehend von den grundlegenden Arbeiten zur Physiologie des Kreislaufes durch Frank und der genauen Definition der Windkesselfunktion der Aorta und der großen Gefäße durch Wezler u. Sinn [44] standen in den 50er Jahren experimentelle Untersuchungen an der überlebenden, isolierten, denervierten Warmblüterniere im Mittelpunkt der kliniknahen Forschung. Hierbei stand das Postulat der „autonomen Autoregulation" der Nierendurchströmung im Mittelpunkt wissenschaftlicher Diskussionen.

Pappenheimer u. Kinter postulierten die sog. Cell-separation-Theorie (Abb. 2). Die Autoren beobachteten bei der Durchströmung der Niere mit Infusionslösungen, denen unterschiedliche Zellkonzentrationen von Erythrozyten beigefügt waren, ein von Hämatokrit, Viskosität und Perfusionsdruck abhängiges Durchströmungsvolumen; dabei werden durch die „cell separation" die Glomerula bevorzugt von Plasma durchströmt, während zellreicheres Blut über vorhandene Anastomosen im abführenden venösen Schenkel angetroffen wird. Zum gleichen Zeitpunkt (1958) konnten Thurau u. Kramer [41] zeigen, daß auch bei Durchströmung der isolierten denervierten Niere mit zellfreien Perfusionslösungen eine „aktive Reagibilität der Gefäßmuskulatur" bestand, die nach Gabe von Papaverin aufgehoben wurde. Hierbei kam es dann zu einer durch den erhöhten Perfusionsdruck verursachten Zerstörung der Glomerula.

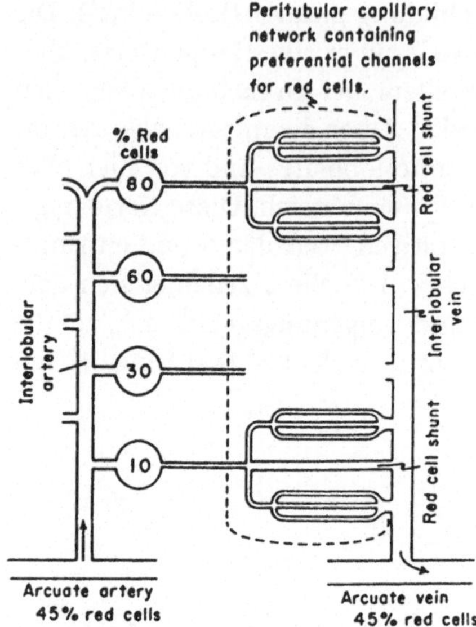

Abb. 2. Schema der intrarenalen Erythrozytenseparation. (Nach Pappenheimer u. Kinter [34])

Eigene experimentelle Untersuchungen [23]

Zur Prüfung der vasoaktiven Wirkung von theophyllinhaltigen Pharmaka auf die Gefäßmuskulatur der Niere dienten für diese Versuchsanordnung aus dem Organismus entnommene Nieren von Kaninchen und Hunden. Die Organe wurden jeweils paarig mit ihren Arterien an zwei getrennte Perfusionssysteme angeschlossen. Die Perfusionsflüssigkeit setzte sich aus Eigenblut des Versuchstieres, aufgefüllt mit einer Polyvinyl-Pyrrolidon-Lösung zusammen. Unmittelbar nach Anschluß der Organe wurden diese getrennten Versuchssysteme unter gleiche Perfusionsdrücke gesetzt, eine Voraussetzung für vergleichende Durchströmungsmessungen, die im venösen Schenkel nach der Methode von Thurau u. Kramer vorgenommen wurden. Dem einen Perfusionssystem wurden in unterschiedlichen Konzentrationen Theophyllin enthaltende Pharmaka, insbesondere Peripherin, zugegeben.

Es zeigte sich nach Gabe der verschiedenen Pharmaka, abhängig von der Konzentration, ein deutlicher Anstieg der Nierenperfusion, gemessen sowohl an den Ausgangswerten als auch im Vergleich zu der Kontrollniere in einem Druckbereich von 60–150 mmHg (konstanter Druck).

Diese zahlreichen eigenen Experimente trugen zu einer Untermauerung der These einer Autoregulation der Nierenfunktion bei Vorhandensein eines autochtonen Gefäßtonus im Sinne von Thurau u. Kramer bei.

Renaler Hochdruck beim Menschen – Klinische und radiologische Aspekte

Zu Beginn der 60er Jahre stand die Abklärung entzündlicher Nierenerkrankungen und insbesondere des mannigfaltigen Bildes der renalen Hypertonie im Mittelpunkt internistisch-radiologischer Forschung.

In verschiedenen Ländern – so in Schweden (Boijsen [4, 5], Ljungquist [22], Ödman u. Ranniger [31], Olsson [32, 33]), in den USA (Abrams [1], Bookstein [6, 7]) und in Deutschland (Hettler [16], Löhr [24, 25]) – wurde eine außerordentlich fruchtbare Periode der Diagnostik von Nierenerkrankungen mittels der abdominalen und selektiven Angiographie mit Darstellung der entsprechenden Gefäßprovinzen eingeleitet. Dieser epochemachende Fortschritt der diagnostischen Radiologie war nur durch die Entwicklung und Anwendung immer zuverlässigerer nierengängiger, im wesentlichen in physiologischen Dosen atoxischer Kontrastmittel möglich (Elke [10b]).

Vor Einführung des diagnostischen Ultraschalls bzw. der Computertomographie vermittelten nur das i.v.-Pyelogramm und die Angiographie einen Einblick in die Organfunktion der Niere. So war es auch bei der Abklärung aller Formen der Hypertonie und der sog. „essentiellen Hypertonien“ bei vorwiegend jüngeren Individuen der Fall, wobei die Renovasographie als *die* Suchmethode insbesondere sonst für Tumoren bei Patienten mit Mikrohämaturie galt (Fuchs [11], Löhr [26]).

Der Zusammenhang zwischen renalem Hochdruck und intrarenalen Gefäßveränderungen wurde schon frühzeitig erkannt (Abrams [1], Bookstein [6], Bookstein et al. [7], Hollenberg et al. [17], Löhr u. Magnus [24], Löhr u. Mellin [25] sowie Hollenberg et al. [18]).

Zu klinischen, vorwiegend nichtinvasiven Methoden bei der Abklärung von vermuteten renal bedingten Hypertonien ist in den letzten Jahrzehnten eine breite Palette von diagnostischen Verfahren hinzugetreten, insbesondere nuklearmedizinische Methoden wie die Captopril-Szintigraphie (Canzanello u. Textor [9], Hurwitz et al. [19], Taylor u. Nally [40]).

Große klinische Bedeutung kommt heute als Suchmethode der Doppler-Duplex-Sonographie zu (s. Canzanello u. Textor [9]). Neuerdings wurde von Garel et al. [12] eine intrarenale Dopplersonographie beschrieben, die vor allem bei Kindern einer geplanten diagnostischen Angiographie vorausgehen soll.

Auf die Möglichkeiten der Verwendung des Ultraschalles bei der transplantierten Niere wurde in der Literatur verschiedentlich hingewiesen (Sievers [39a], Saarinen et al. [37a]).

Die letzten Entwicklungen betreffen die Verwendung von hochauflösenden NMR-Anordnungen mit schnellen Bildfrequenzen, wobei insbesondere durch vergleichende Untersuchungen (Doppler und Angiographie) der derzeitig schon hohe Stellenwert der Kernspintomographie bei der Abklärung von gefäßbedingten Hochdruckerkrankungen der Niere unter Beweis gestellt wird (Strotzer et al. [39b], Wielopolski et al. [45]).

Eigene angiographische Untersuchungen und Fragestellungen zur Hochdruckdiagnostik

Unsere radiologisch-diagnostischen Intentionen in Zusammenhang mit diesem Problemkreis reichen bis in die Mitte der 60er Jahre zurück. Es bestand eine intensive Zusammenarbeit mit Prof. P. Mellin (ehem. Direktor der Urologischen Klinik) und Prof. K. D. Bock (ehem. Direktor der Abteilung für Hochdruckkranke, Medizinische Klinik des Universitäts-Klinikums Essen), von welchen vorwiegend jüngere Patienten mit noch abzuklärender renaler Hypertonie, meist auch mit Symptomen einer Mikrohämaturie, unserem Institut zugewiesen wurden.

Unser Bestreben war es, besonders bei jugendlichen Patienten, bei denen zur Abklärung einer fraglichen renal bedingten Hypertonie eine Renovasographie erfolgte, mittels eines nicht strahlenbelastenden elektronischen Vergrößerungs- und Harmonisierungsverfahrens (EMH) zu einer optimalen strukturellen elektronisch-optischen Auflösung der intrarenalen Gefäße als vermuteter anatomischer Ort der Veränderungen der Gefäßkaliber im Nierenkortex zu gelangen. Unser besonderes Interesse galt den Patienten mit einer vermuteten „essentiellen Hypertonie", deren organische Ursache bis zum Zeitpunkt der Untersuchung bisher nicht hatte geklärt werden können.

Zusätzlich bestand die Fragestellung, bei Patienten mit angiographisch festgestellter Nierenarterienstenose ein evtl. unterschiedliches Muster der intrarenalen Gefäßstrukturierung der betroffenen und der kollateralen Niere aufzuzeigen.

Methode und Patientengut. Es handelte sich um ein Patientenkollektiv von 139 Patienten, bei denen wegen des Verdachts auf Vorliegen renaler Gefäßprozesse eine Renovasographie nach der Methode von Hettler [16]

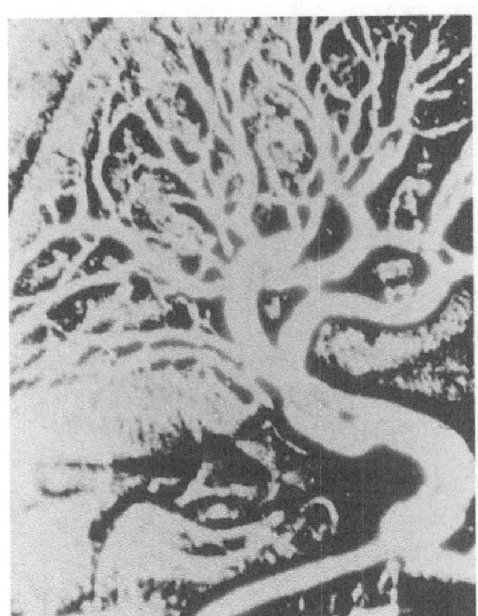
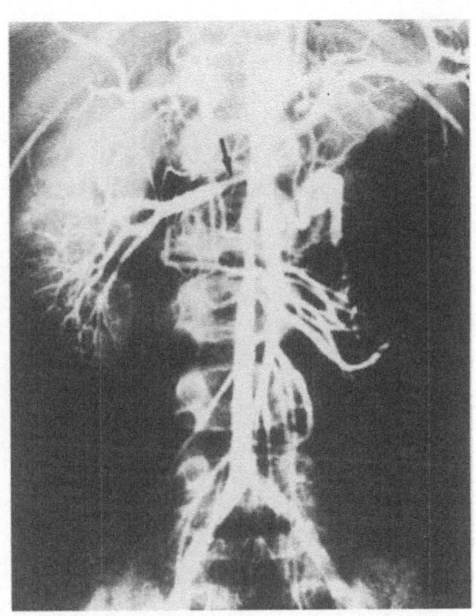

Abb. 3 (links). Vergrößerungsaufnahme normaler kortikaler Gefäße in EHM-Technik mit deutlicher Abgrenzung der gut durchbluteten Kortexregion

Abb. 4 (rechts). (Angeborene) Fibrodysplasie. Patient mit sekundärer Einzelniere, die in Höhe ihres Abganges und an der unteren Segmentarterie eine fibrodysplastische Stenose aufweist

bzw. Seldinger durchgeführt wurde. Die so gewonnenen Nierenangiographien wurden mittels einer von der Fa. Siemens entwickelten EMH-Apparatur systematisch durchgemustert und registriert (Abb. 3), dann die intrarenalen Gefäßstrukturen nach dem von Hollenberg et al. [18] entwickelten Schema ausgewertet (Langmack [21]).

Ergebnisse – Angiographische Befunde und Gefäßstrukturanalyse. Bei der Auswertung des Krankengutes konnten in 10% der Fälle mit diesem Auswertungsverfahren keine signifikanten vaskulären Veränderungen nachgewiesen werden.

In 26% konnte eine *Nierenarterienstenose* als Ursache der Hypertonie gefunden werden, hiervon 85% auf arteriosklerotischer und 15% auf fibrodysplastischer Grundlage (Abb. 4). Bei 64% wurden parenchymatöse Schrumpfungsprozesse der Nieren entdeckt. Hier zeigten sich Rarefizierungen und Kaliberschwankungen des verbliebenen Gefäßbaumes, insgesamt also typische intrarenale Gefäßveränderungen auf dem Boden einer Arteriosklerose.

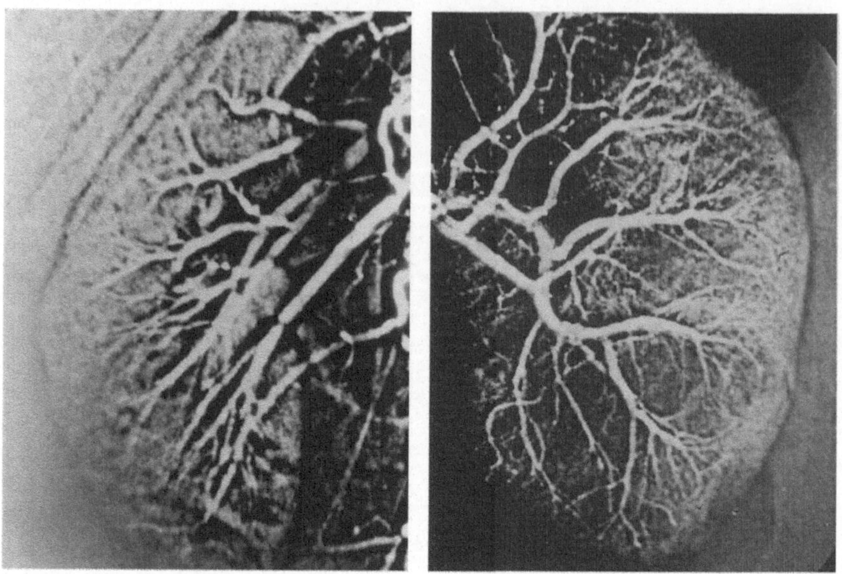

Abb. 5 (links). Vergrößerungsaufnahme in EMH-Technik: 21jähriger Patient mit Verdacht auf eine essentielle Hypertonie. Es finden sich zahlreiche enggestellte intrarenale Gefäße mit deutlicher Rarefizierung der Kortexregion

Abb. 6 (rechts). Patient mit vermuteter interstitieller Nephritis, Darstellung einer relativ großen Niere. In EMH-Technik geringe Ödembildung der Kortexregion mit Rarefizierung der Aa. arcuatae, keine größere kortikale Narbenbildung

Bei der Gruppe der Patienten mit „essentieller Hypertonie" waren die gefundenen Gefäßveränderungen immer doppelseitig und gleichartig mit vorwiegender Streckung der Gefäße und zunehmender Rarefizierung in der Kortexregion (Abb. 5). Dieser Befund wurde auch, meistens noch weit mehr ausgeprägt, bei älteren Hypertonikern ohne Nierenarterienstenose gefunden.

Bei Patienten mit Nierenarterienstenose waren vor allem an der kontralateralen „gesunden" Niere die z. T. schweren Gefäßläsionen im Sinne von umschriebenen Stenosen und Kaliberschwankungen bzw. lokalen Verschlüssen bei weitem ausgeprägter als auf der ipsilateralen Seite („protektiver Gefäßeffekt") durch die ipsilaterale Nierenarterienstenose [21].

Schon bei Jugendlichen mit „essentieller Hypertonie" wurde in 93% der Fälle eine Streckung sämtlicher intrarenaler Gefäße mit gleichzeitiger Lumeneinengung der Kortexgefäße und einer verzögerten Wash-out-

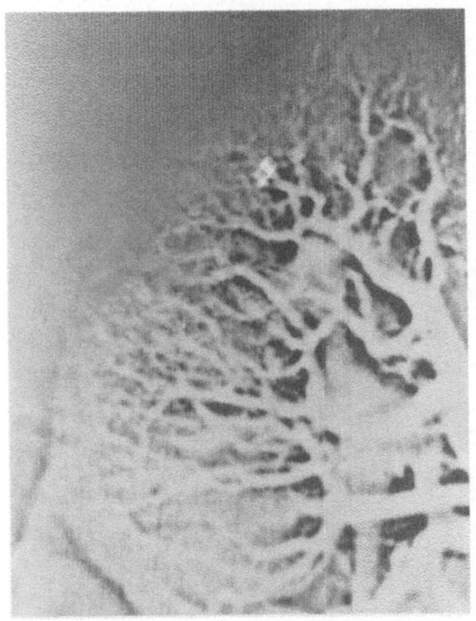

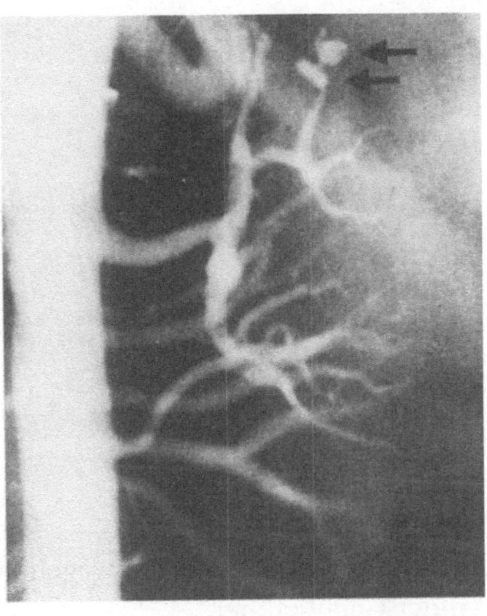

Abb. 7 (links). Pyelonephritische Narbenbildung mit umschriebener kortikaler Defektzone. Die hierhin ziehenden Gefäße sind infolge des umschriebenen entzündlichen Ödems unscharf und weiter peripher obliteriert

Abb. 8 (rechts). Multiple intrarenale Aneurysmenbildungen bei einem 56jährigen Patienten

Zeit gefunden, die wir auch bei Patienten mit Nierenarterienstenose beobachten konnten. Die Kortexregion stellte sich immer im EMH-Verfahren glatt dar, also ohne Narbenbildungen.

Entzündliche Nierenerkrankung und Hochdruck. Ganz anders verhielt es sich mit solchen Patienten, bei welchen eine parenchymatöse Entzündung als Ursache der bekannten Hypertonie angenommen wurde. Hier ergab die Auswertung der Angiographien mittels EMH bei vorliegender *interstitieller Nephritis* (Abb. 6) kortikale Ödemzonen mit nur angedeuteten kortikalen Defekten, die aber auch fehlen konnten. Gleichzeitig wurde eine *Rarefizierung* und Streckung der Aa. interlobulares et arcuatae beobachtet. Bei vorliegender *Pyelonephritis* waren größere oder kleinere *kortikale Defekte* deutlich auszumachen. Typisch waren umschriebene Ödemzonen, in denen – oder in unmittelbarer Nachbarschaft derselben – Gefäße nicht mehr nachweisbar waren (Abb. 7). In diesen Fällen war die Gefäßstrukturierung, auch außerhalb der Defektzonen, besonders auffällig: Es fanden sich lokale Gefäßabbrüche (Obstruktionen

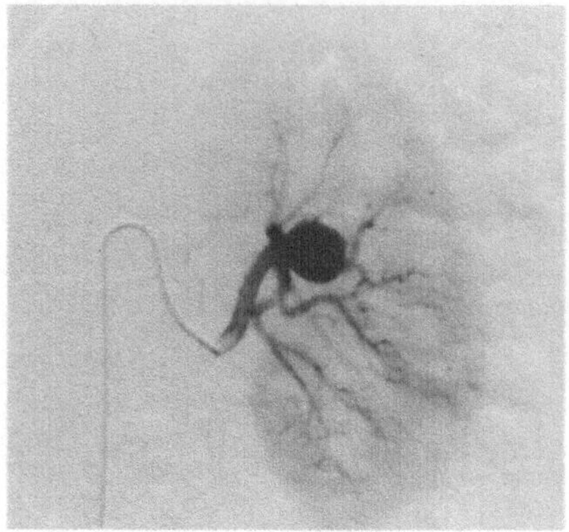

Abb. 9. Größeres intrarenales Aneurysma, wahrscheinlich angeboren, bei einem 30jährigen Patienten

durch Thrombose?) oder unregelmäßig gestaltete lokalisierte Einengungen der Gefäßkaliber.

Autoimmunerkrankungen. Bei Autoimmunerkrankungen haben wir intrarenale Gefäßveränderungen nachweisen können, stets ohne die sonst so charakteristischen Ödemzonen, ähnlich wie bei der „essentiellen Hypertonie". Im Falle eines *M. Takayasu* oder auch bei der Wegener-Granulomatose waren multiple intrarenale Aneurysmabildungen typisch (Abb. 10).

Diabetische Angiopathie. Die diabetische Angiopathie stellt innerhalb dieser Stoffwechselerkrankung ein definiertes Krankheitsbild dar, welches alle Organe des Organismus, also auch die Niere, in Mitleidenschaft zieht. Bei unseren Gefäßanalysen mittels EMH fanden wir bei den stets großen Nieren ausgeprägte kortikomedulläre Gefäßalterationen wie bei einer fortgeschrittenen Nephrosklerose, kombiniert mit vereinzelt nachweisbaren umschriebenen kleinen Aneurysmata der Kortexregion (Abb. 11).

Nierenarterienstenose und PTA

Dieses Krankheitsbild kann sich auf einer angeborenen Gefäßdysplasie einer oder mehrerer Nierenarterien entwickeln und wird meistens im jugendlichen Alter diagnostiziert. Ansonsten entwickelt sich diese Erkrankung im Rahmen einer allgemeinen Arteriosklerose, mit Manifestation einer renovaskulären Hypertonie. Bislang mit einem hohen Operationsrisiko verbunden, wurde nach den Erstbeschreibern Grüntzig [14] sowie

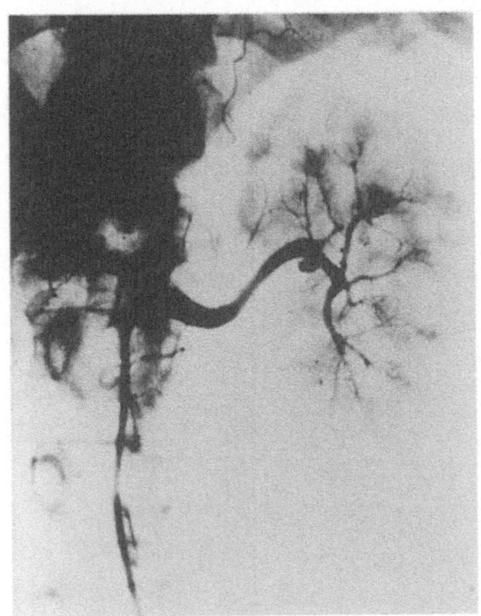

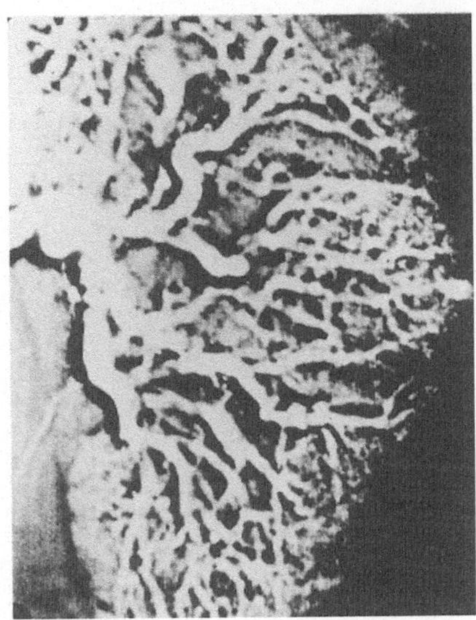

Abb. 10 (links). Multiple intrarenale Aneurysmenbildungen bei einer Patientin mit Wegener-Granulomatose. Ähnliche Befunde sind bei M. Takayasu und M. Erythematodes anzutreffen

Abb. 11. (rechts). Vergrößerungsaufnahme in EMH-Technik bei einem 62jährigen Patienten mit diabetischer Nephropathie. Neben zahlreichen intrarenalen Gefäßen, die infolge der langjährigen Hypertonie Wandauflagerungen und Kalibersprünge aufweisen, Darstellung eines kleineren Aneurysmas der Kortexregion

Dotter u. Judkins [10a] die Ballondilatation der Nierenarterienstenose weltweit propagiert und mit guten Resultaten belegt (Abb. 12).

Unsere eigenen Erfahrungen basieren auf einem Krankengut von 440 Patienten (1993), bei welchen wir im Verlauf von 15 Jahren eine PTA durchgeführt haben. Hierüber haben wir mehrfach berichtet [27, 28, 29].

Die folgende Tabelle repräsentiert diese Ergebnisse, die u. a. auch ein geringes Behandlungsrisiko aufweisen: Gesamtkomplikation 4,3%, Operation in 3% erforderlich (Löhr [29]).

Hieraus folgert, daß bei ca. einem Drittel aller Behandelten der vormals hohe Blutdruck allein durch die vollzogene PTA zur Norm zurückkehrte; bei einem weiteren Drittel konnten zur Erreichung der Normotonie die Pharmakadosierungen reduziert werden. Beim letzten Drittel blieb der Blutdruck trotz eines guten PTA-Erfolges unbeeinflußt. Hier ist u. a. auch an eine vaskuläre Schädigung der kontralateralen „gesunden" Niere zu denken (Langmack [21]).

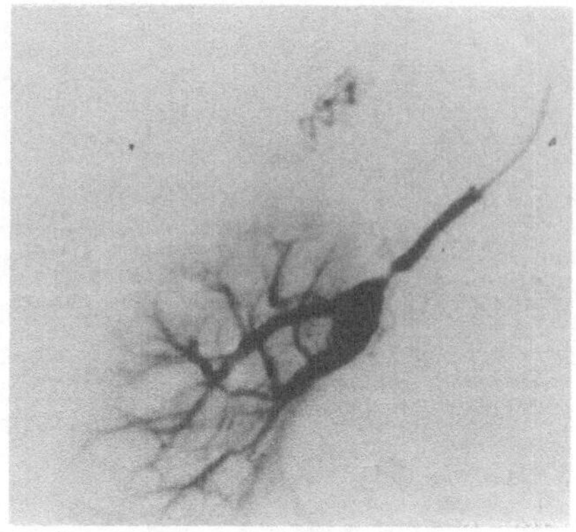

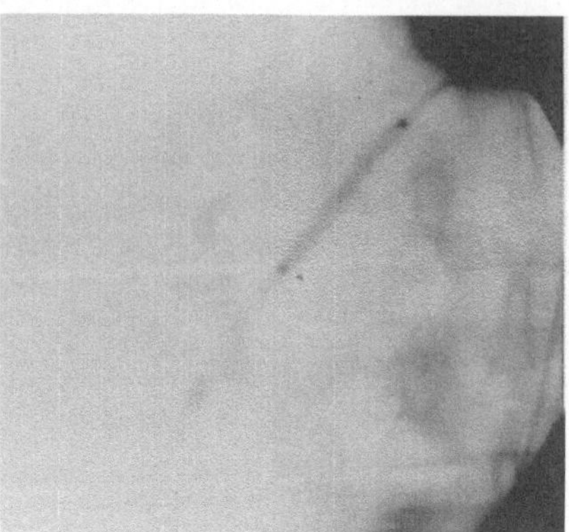

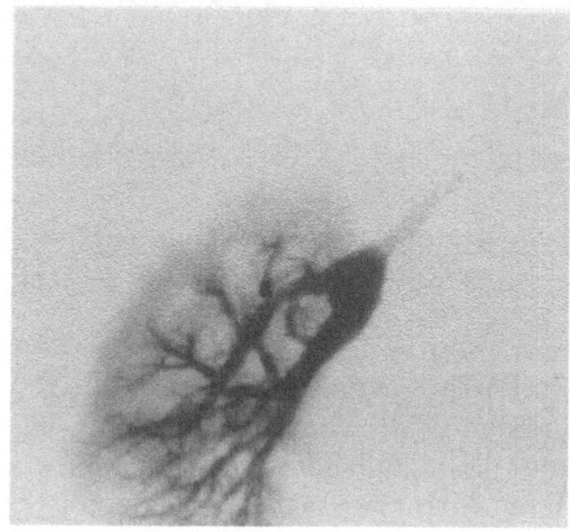

Abb. 12. Darstellung einer peripher gelegenen fibroplastischen Rezidivstenose bei einer 16jährigen Patientin, die mittels eines Olberts-Ballonkatheters sehr gut aufgedehnt werden konnte. Die Patientin blieb beschwerdefrei

Tabelle 2. PTA von Patienten mit Nierenarterienstenosen

PTA	Anzahl d. Pat.	%
PTA insgesamt	440	
PTA von Einzelnieren	41	10
Erfolgr. PTA mit Normalisier. des Blutdrucks	354	80
Optimale PTA mit Normalisier. des Gefäßlumens	271	61

In den letzten Jahren wurden auch Stent-Behandlungen, vorwiegend proximaler Nierenarterienstenosen, vorgenommen; die Langzeitergebnisse sind ermutigend (Sos [38]). Selbst bei einem nach einer Ballondilatation eingetretenen Verschluß einer Nierenhauptarterie kann eine instrumentelle Rekanalisation mit nachfolgender PTA und zusätzlicher

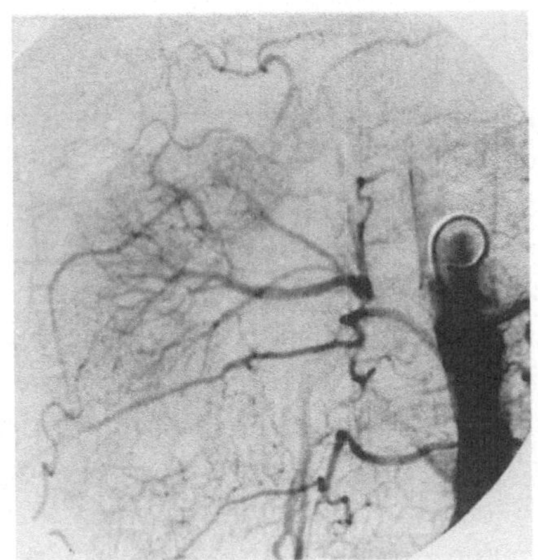

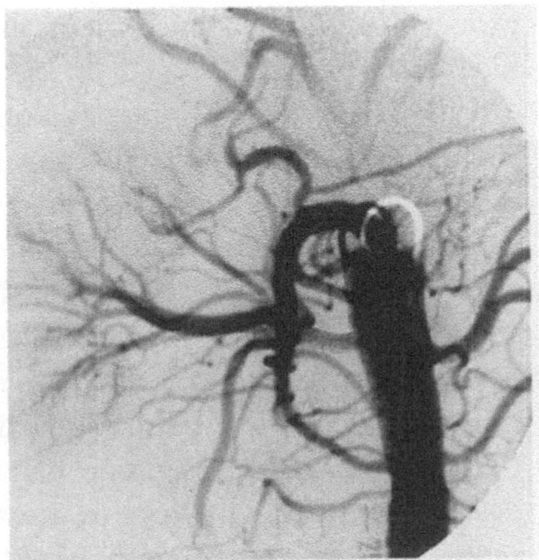

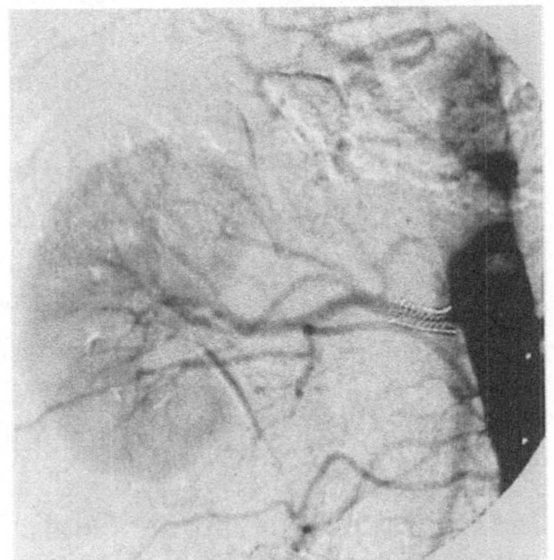

Abb. 13. Rekanalisation eines nach früherer PTA eingetretenen Gefäßverschlusses, jetzt Zustand nach erneuter PTA und Stent-Behandlung. Es erfolgte eine Normalisierung des Blutdruckes (Verhagen [43])

Stent-Behandlung erfolgreich verlaufen und zu einer Normalisierung des Blutdruckes führen (Verhagen [43], Abb. 13).

Diskussion und Zusammenfassung

Die dargestellten Ergebnisse der oben zitierten Kreislaufphysiologen, insbesondere derjenigen von Pappenheimer, Thurau und Kramer, sowie auch die eigenen experimentellen Studien belegen die These einer vasoaktiven autonomen Autoregulation der Niere. Dieser Umstand ist für die Erhaltung einer physiologischen Drucksituation im Organismus von großer Bedeutung, um so mehr aber bei der Entwicklung einer renovaskulären Hypertonie.

Die bei vorwiegend jungen Patienten mit ungeklärter „essentieller Hypertonie“ durchgeführten Renovasographien lassen intrarenale Gefäßmuster erkennen, die einer Frühharteriosklerose nicht unbedingt gleichen. Das Vorliegen einer Autoimmunerkrankung, die später möglicherweise in eine Frühharteriosklerose übergeht, ist nicht auszuschließen.

Jüngste Forschungsergebnisse zum Problemkreis der essentiellen Hypertonie (Anderson [2]) führten bei Versuchstieren mit plötzlich einsetzender Hypertonie zu der Beobachtung, daß sich eine Hypertrophie der Gefäßwandung der präglomerulären Gefäße und somit eine Einengung des Gefäßkalibers entwickelte; diese Beobachtung dürfte in gewisser Weise mit unseren radiologisch-strukturellen Analysen korrelieren. Interessant sind auch die Mitteilungen anderer Autoren (Campese [8], Naraghi et al. [30]), welche einen direkten Einfluß des vegetativen Nervensystems bzw. eine vaskuläre Schädigung des ZNS in der Medullaregion nachweisen konnten.

Bei der Aufdeckung intrarenaler Gefäßprozesse, welche die Entwicklung einer renalen Hypertonie beeinflussen, hat die radiologische Feinstrukturanalyse der Nierengefäße mittels EHM neben anderen klinischen Suchmethoden einen entscheidenden Anteil.

Auch hat diese bei der Diagnostik der Nierenarterienstenose zu interessanten Einblicken geführt, welche der Prognose dieser Erkrankung auch nach erfolgter Ballondilatation eine neue Gewichtung verleihen. PTA der Nierenarterien und ggf. Stent-Verwendung (bei entsprechender Indikation) sind heute radiologisch und klinisch anerkannte Verfahren bei der Therapie der Nierenarterienstenose.

Nur die enge und vertrauensvolle Zusammenarbeit zwischen den verschiedenen klinischen Fächern, besonders der inneren Medizin, Urologie, Chirurgie, Nuklearmedizin und klinischen Radiologie, sowie die Einbeziehung der Grundlagenforschung lassen weitere Fortschritte bei der Diagnostik und Therapie der renovaskulären Hochdruckerkrankung erwarten.

Literatur

1. Abrams HL (1972) Quantitative derivates of renal radiologic studies. Invest Radiol 7:240–279
2. Anderson WP (1994) Is hypertrophy of the walls of preglomerular vessels responsible for hypertension in spontaneously hypertensive rats? Blood Press Suppl 5:5760
3. Bock KD (1981) Hochdruck. Ein Leitfaden für die Praxis. Thieme, Stuttgart
4. Boijsen E (1959) Angiographic studies of the anatomy of single and multiple renal arteries. Acta Radiol Suppl 183
5. Boijsen E (1969) Selektive renale Angiographie. Radiologe 1:170–173
6. Bookstein JJ (1966) Appraisal of arteriography in estimating the haemodynamic significance of renal artery stenosis. Invest Radiol 1:281–294
7. Bookstein JJ, Abrams HL, Buenger RI et al. (1972) Cooperative study of renovascular hypertension, Part 3. Appraisal of arteriography. J Am Med Assoc 221:368–373
8. Campese VM (1994) Neurogenic factors in hypertension. Therapeutic implications. Ann Ital Med Int 9 [Suppl]:393–436
9. Canzanello VJ, Textor SC (1994) Non-invasive diagnosis of renovascular disease. Mayo Clin Proc 62:1172–1181

10a. Dotter CH, Judkins MP (1964) Transluminal treatment of arteriosclerotic obstruction. Circulation 30:654–670

10b. Elke M (1992) Kontrastmittel in der Radiologischen Diagnostik, 3. Aufl. Thieme, Stuttgart

11. Fuchs WA (1977) Radiologic diagnosis of renal mass lesions: a rational approach in renal and adrenal tumors. In: Löhr E (ed) Renal and adrenal tumors. Springer, Berlin Heidelberg New York, pp 136–142
12. Garel L, Dubois J, Robitaillee P, Russo P, Filiatrault D, Grignon A, Dube J (1995) Renovascular hypertension in children: curability predicted with negative intrarenal Doppler US results. Radiology 195:401–405
13. Goldblatt H, Lynch J, Hanzai RF, Summerville WW (1934) Studies on experimental hypertension. J Exp Med 59:347–479
14. Grüntzig A, Kopf K (1974) Percutane Rekanalisation chronisch-arterieller Verschlüsse mit einem neuen Dilatationskatheter. Dtsch Med Wochenschr 99:2502–2505
15. Harth O, Kreienberg W, Lutz J (1958) Hämodynamik der Niere bei Blut- und Flüssigkeitsinfusionen. Pflüger's Arch 268:42–43
16. Hettler MG (1969) Die semiselektive Etagen-Arteriographie. Fortschr Röntgenstr 110:799–819
17. Hollenberg NK, Epstein M, Basch RI, Merril JP (1969) No man's land of the renal vasculature: an arteriographic and haemodynamic assessment of the interlobular and arcuate arteries in essential and accelerated hypertension. Am J Med 47:845–854
18. Hollenberg NK, Adams DF, Solomon H, Rashid A, Abrams HL (1975) Renal vascular tone in essential and secondary hypertension. Medicine 54:29–441

19. Hurwitz GA, Ghali SK, Mattar AG, Gravellf DR, Husni M (1994) Dynamic renal imaging with Technetium-99 m in hypertension. Potential for assessment of renovascular disorders. J Nucl Med 35812:1959–1964
20. Kahn D, Benhaim S, Bushnell DL, Madsen MT, Kirchner PT (1994) Captopril-enhanced 99 Tcm Mag. 3 renal scintigraphy in subjects with suspected renovascular hypertension. Nucl Med Commun 15(7):515–528
21. Langmack B (1983) Angiographisch nachweisbare morphologische Veränderungen im Renovasogramm von Hypertonikern unter besonderer Berücksichtigung des peripheren arteriellen Gefäßabschnittes. Dissertation Univ-Klinikum Essen
22. Ljungquist TA (1962) The intrarenal arterial pattern in essential hypertension. J Path A [Bact] 84:313–321
23. Löhr E (1955) Perfusion isolierter Warmblüternieren nach Applikation verschiedener Pharmaka. Frankfurt (unveröffentlicht)
24. Löhr E, Magnus L (1970) Die röntgenologische Diagnose entzündlicher Nierenerkrankungen unter besonderer Berücksichtigung des elektronischen Subtraktions- und Harmonisierungsverfahren. Verh
25. Löhr E, Mellin P (1973) Zur Diagnose und Differentialdiagnose entzündlicher Nierenveränderungen im Röntgenbild. Int Prax 13:73–75
26. Löhr E (1979) Angiographic diagnosis of poorly vascularized renal tumors with emphasis on electronic harmonization and magnification. In: Löhr E (ed) Renal and adrenal tumors. Springer, Berlin Heidelberg New York, pp 143–154
27. Löhr E, Weichert JC, Funke-Völkers R, Strötges MW, Bildstein A (1982) Renal angioplasty. Experience with 94 patients. Urol Radiol 4:211–214
28. Löhr E, Bock KD, Eigler F-W, Verhagen V, Sievers K, Philipp T, Stuschke M (1991) Angiography and PTA of renal arteries. A report of 10 years of experience. Angiology 42:44–47
29. Löhr E (1995) Vascular processes. In: Löhr E, Sievers K (eds) Urologic radiology. Hogrefe & Huber, Seattle, pp 57–77
30. Naraghi R, Geiger H, Crnac J, Huk W, Fahlbusch R, Engels G, Luft FC (1994) Posterior fossa neurovascular anomalies in essential hypertension. Lancet 26:344 (8935) 1466–70
31. Ödman P, Ranninger K (1968) The location of renal arteries. Am J Roentgenol 104:284–288
32. Olsson O, Wholy M (1964) Vascular abnormalities in gross anomalies of kidneys. Acta Radiol 2:420–432
33. Olsson O (1967) Die Kontrastmittel im klinischen Gebrauch. In: Handb. der Medizin. Radiologie III. Springer, Berlin Heidelberg New York, S 583–588
34. Pappenheimer JR, Kinter WB (1956) Hematocrit ratio of blood within mammalian kidney and its significance for renal dynamics. Am J 185:377–390
35. Rohen JW (1971) Topographische Anatomie, 3. Aufl. Thieme, Stuttgart
36. Rosenbusch G, Douveren W, Penn W, Thissen W (1974) Stenosen bei multiplen Nierenarterien und Ausbildung eines reno-renalen Kollateralkreislaufes. Fortschr Röntgenstr 120:164–173
37. Saarinen O, Samela K, Edgren J (1994) Doppler ultrasound in the diagnosis of renal transplant artery-stenosis-value mof resistive index. Acta Radiol Scand 35:5586–5589

38. Sost A, Trost DW (1995) Renal vascular disease as a cause of hypertension. Curr Opin Nephrol Hypertens 4:76–78
39a. Sievers KW (1995) Renal insuffiency and transplant dysfunction. In: Löhr E, Sievers KW (eds) Urological radiology. Hogrefe & Huber, Seattle, pp 153–156
39b. Strotzer M, Fellner CM, Geissler A, Gmeinwieser I, Kohler SM, Kramer BK, Kromer EP (1995) Non-invasive assessment of renal artery stenosis. A comparison of MR, angiography, color Doppler sonography and intraarterial angiography. Acta Radiol Scand 36(3):243–247
40. Taylor A jr, Nally JV (1995) Clinical applications of renal scintigraphy. Am J Roentgenol 164(1):31–41
41. Thurau K, Kramer K (1958) Der Einfluß des Gefäßtonus und des Hämatokrit der Perfusionsflüssigkeit auf die Autoregulation des Nierenkreislaufes. Pflüger's Arch 268:43–45
42. Ullrich KJ, Hilger HH, Klümper JD, Eigler F-W (1958) Über die Regulation des Säure-Basenhaushaltes durch Ionenaustausch in den Sammelrohren der Säugetierniere. Pflüger's Arch 268:4243
43. Verhagen R (1995) Persönliche Mitteilung
44. Wezler K, Sinn W (1953) Das Strömungsgesetz des Blutkreislaufes. Editio Cantor, Aulendorf
45. Wielopolski P, Adamis M, Prasad P, Gaa J, Edelman R (1995) Breath-hold 3 D STAR MR angiography of the renal arteries using segmented echo planar imaging. Magn Reson Med 33:432–438

ROMAN MARCINIAK · ADALBERT WIELGUS
CHRISTOPH ZIMMER

Röntgendiagnostik der Spondylolyse und Spondylolisthesis in der Sportmedizin

Einführung

Spondylolyse und Spondylolisthesis finden sich bei etwa 4–5% der weißen Rasse [1, 2]. Diese Veränderungen treten bei Eskimos zu 33–50% [2] und bei Sportlern in verschiedenem Ausmaß [3, 5] auf.

Beide Dysplasieformen der LWS sind für die Traumatologie, Orthopädie und Sportmedizin ein großes Problem. In der Kraftsportdisziplin, die mit einer hochgradigen Belastung der LWS verbunden ist, sind sie für die Qualifikation und Zulassung von großer Bedeutung. Diese Problematik, die mannigfaltig in der Literatur angegeben ist [3, 5], sollen unsere Ergebnisse aufzeigen.

Material und Methoden

Die Ergebnisse stammen aus Untersuchungen von insgesamt 12980 Sportlern und Sportkandidaten (14- bis 28jährige Jugendliche, davon 10200 männlich = 79,6% und 2690 weiblich = 20,8%) des sportmedizinischen Instituts in Breslau von 1975–1994.

Alle Sportkandidaten und Aktivsportler übten Kraftsportdisziplinen wie Judo, Gewichtheben, Ringen, Rudern und orientalische Kampfarten aus (Abb. 1). Es wurden von allen Personen Aufnahmen der lateralen LWS in jährlichem Abstand angefertigt. Bei 1240 (9,6%) wurden zusätzlich ein- oder beidseitige Schrägprojektionen nach Dijon-Technik, bei 420 (3,2%) eine Computertomographie und bei 210 (1,6%) ein MRT durchgeführt.

Alle Befunde wurden von je drei Radiologen und Unfallchirurgen mit 2,6% Interindividual- und 5,6% Intraindividualfehlern bewertet (Abb. 2).

Frequenz, Anzahl und das Datum der Feststellung sowie auch das Alter der Patienten mit Spondylolyse- und Spondylolisthesis-Erkrankungen wurden eruiert und bewertet.

Boxen	Rudern
Judo	Gewichtheben
Kanusport	Ringen
Andere Disziplinen, die mit Bodybuilding zusammenhängen	
Seitliche Röntgenaufnahme der Lendenwirbelsäule in jährlichem Abstand	

Abb. 1. Routinemäßiges Qualifikationsverfahren für die obigen Sportdisziplinen:

Methode	Patienten [n]
Routinemäßige seitliche Röntgenaufnahme der Lendenwirbelsäule in aufrechter Haltung	Alle
Zusätzliche Röntgenaufnahmen	1240
CT	420
MRT	210
Alle Befunde von je 3 Untersuchern angeschaut	
Interindividuelle Fehlerquote	2,6%
Intraindividuelle Fehlerquote	5,6%

Abb. 2. Spondylolyse und Spondylolisthesis: Untersuchungsmethoden

Ergebnisse

Eine *Spondylolyse* wurde mittels der genannten diagnostischen Verfahren bei 12890 Personen (5,5%), davon 4,8% Männer und 6,3% Frauen, festgestellt. Dies war bei der lateralen LWS-Aufnahme zu 87,0% und durch zusätzliche Schrägaufnahmen bei 89,0% sichtbar.

Bei der Computertomographie und den MRT-Schnitten war die Spondylolyse immer zu erkennen (Abb. 3).

Das Alter, in dem die Spondylolyse auftritt, ist auf Abb. 4 in Anzahl und Prozent dargestellt. Am häufigsten tritt sie bei Jugendlichen im 14. Lebensjahr (47%), am zweithäufigsten nach dem 18. Lebensjahr (23%) und mit abnehmender Tendenz bei 15- (10%), 16- (9,5%), 17- (8%) und 18jährigen (5%) auf.

Die Spondylolysen sind mit Schmerzsyndromen (24%) verbunden, doch mehrheitlich sind sie mit 76% symptomlos. Bei 76% wurde die

Methode	[%]
Seitliche Röntgenaufnahme, aufrecht	87
Zusätzliche Aufnahmen	89
CT	100
MRT (umliegende Strukturen)	100

Abb. 3. Darstellung von Bogenfissuren (Röntgenaufnahmen und zusätzliche Methoden)

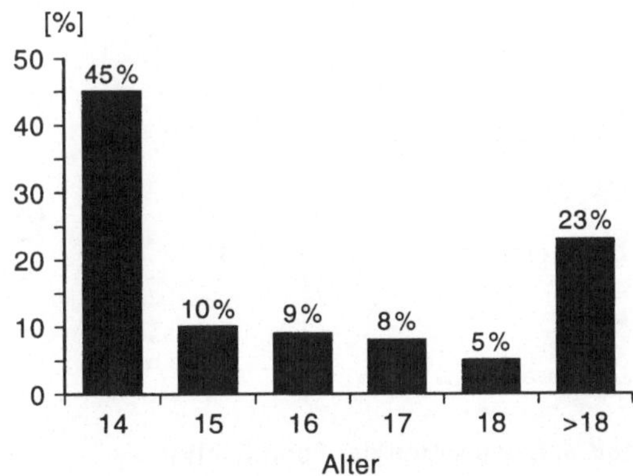

Abb. 4. Auftreten der Spondylolyse-Stufen

Spondylolyse mit der ersten Untersuchung entdeckt, bei 24% bei darauffolgenden Untersuchungen. Die gemessene Spaltbreite der lateralen LWS-Aufnahme beträgt zwischen 1 und 6 mm (Abb. 5), dennoch hängt sie nicht mit der Symptomatologie zusammen.

Am häufigsten befallen war bei 89% der 5. LWK, der 4. und 5. bei 6% sowie der 4. bei 3% und der obere Wirbelbogen bei 2% (Abb. 6).

Eine *Spondylolisthesis* ist bei 310 Patienten mit Lyse gefunden worden, in 124 Fällen (1%) zusammen mit anderen LWS-Fehlbildungen. Das Patientenalter und die Anzahl der Spondylolisthesis demonstriert Abb. 7.

Die Spondylolisthesis war zu 58% mit klinischer Symptomatik verbunden, 42% der Fälle waren asymptomatisch. Spondylolisthesis ist durch laterale LWS-Aufnahmen der Erstuntersuchung bei 75% und in darauffolgenden Untersuchungen bei 25% dokumentiert. Nach der Meyerding-Methode I° sind 270 Fälle (87%), II° 31 Fälle (10%) und III° 9 Fälle (3%) beobachtet worden, allerdings sind bei IV° keine Fälle beobachtet worden (Abb. 8).

Spaltbreite [mm]	Inzidenz [%]
1	27
2	31
3	18
4	16
5	5
6	1,5
Breiter	1,5

Abb. 5. Spaltbreite und Inzidenz spondylolytischer Läsionen

Wirbel	[%]
LW 5	89
LW 5 und LW 6	6
LW 4	3
Darüberliegend	2

89%
6%
3%
2%

Abb. 6. Lokalisation der Spondylolyse

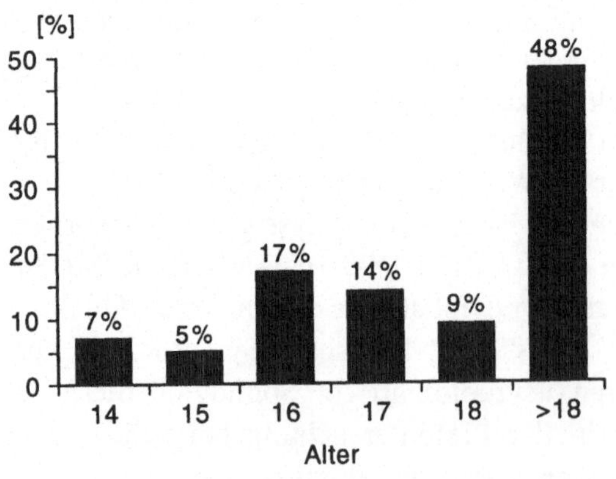

Abb. 7. Auftreten der Spondylolisthesis-Stufen

Grad	Fälle [n]
I	270
II	31
III	9
IV	0

Abb. 8. Spondylolisthesis, gemessen nach der Meyerding-Methode

Wirbel	[%]
LW 5	95
LW 4	4
LW 3	1

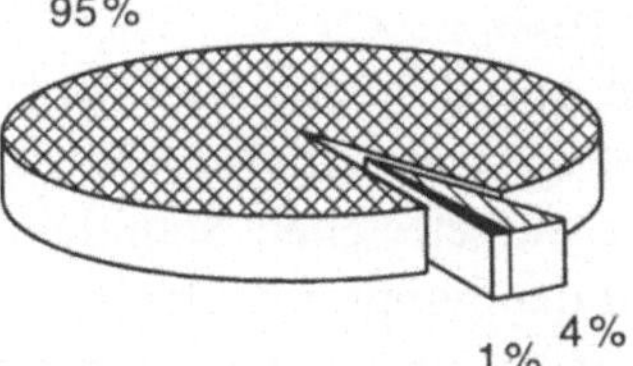

Abb. 9. Lokalisation der Spondylolisthesis

Der häufigste Befall tritt bei L5 (95%), L4 (4%) und L3 (1%) auf (Abb. 9). Spondylolyse und Spondylolisthesis betreffen am häufigsten Gewichtheber, Ringer und Rudersportler.

Besprechung

Das gehäufte Auftreten von Spondylolyse und Spondylolisthesis in unseren Untersuchungen beweist, daß diese Erkrankungen in gleichem Ausmaß bei Sportlern wie bei Nichtsportlern anzutreffen sind. Dies stimmt nicht mit den von Rossi und Dragoni [5] angegebenen Daten überein, die bis zu 14% reichen; hierbei handelte es sich aber auch nur um symptomatische Formen.

Rosnak und Peterson [4] haben bei Frauen mehr Spondylolisthesen mit steilen Ferguson-Winkeln bemerkt; auch diese Angaben können wir nach unseren Ergebnissen nicht bestätigen.

Das Qualifikationsverfahren der sportärztlichen Begutachtung haben wir in einer Abschlußerklärung zusammengefaßt.

Schlußfolgerungen

1. Spondylolysen sind bei 5,5% und Spondylolisthesen bei 2,4% der Kraftsportler anhand einer LWS-Röntgenaufnahme festgestellt worden.
2. Die Ergebnisse zahlreicher Röntgenuntersuchungen haben deren Zweckmäßigkeit bei den angegebenen Sportarten bewiesen (nur laterale Aufnahmen).
3. Tatsächlich reicht die laterale LWS-Aufnahme zum Nachweis der Erkrankungen aus.
4. Spondylolysen waren zu 79% und Spondylolisthesen zu 42% asymptomatisch.
5. Bei 24% des Spondylolysebefalls ist durch nachfolgende Untersuchungen der traumatische Charakter der Erkrankung bewiesen worden.
6. Die aufgetretenen Spondylolysen stehen in keinem Zusammenhang mit der Symptomatologie.
7. Sportler mit einer symptomlosen Spondylolyse können mit einer jährlichen Röntgenkontrolle der seitlichen LWS für Kraftdisziplinen zugelassen werden.
8. Nicht für die Kraftsportdisziplin zugelassen werden sollten Sportler mit der Diagnose „Spondylolisthesis".

Literatur

1. Scheuermann JEW (1956) Die Scheuermann'sche Krankheit und ihre Differentialdiagnose. Schwabe, Basel
2. Brocher JWR, Willert HG (1980) Differentialdiagnose der Wirbelsäulenerkrankungen. Thieme, Stuttgart
3. Marciniak R (1988) Spondylolysis und Spondylolisthesis among young athletes. Ann Sports Med 4:125–126
4. Rosnak G, Peterson CK (1993) Comparison of the sacral base angle in females with and without spondylolysis. J Manipulative – Physiol-Ther 16:447–452
5. Rossi F, Dragoni S (1994) Lumbar spondylolysis an sports. The radiological findings and statistical considerations. Radiol Med Torino 87:397–400

MAXIMILIAN REISER · ANDREAS HEUCK · AXEL STÄBLER

Überlegungen zur Kosten-Nutzen-Relation in der Skelettradiologie

Verletzungen sowie akute und chronische Erkrankungen des Skelettsystems sind die häufigste Ursache für ärztliche Behandlungen und Arbeitsunfähigkeit in den Industrieländern. Für ihre Diagnostik spielen bildgebende Verfahren ein zentrale Rolle. Sie stellen häufig die als unverzichtbar angesehene Basis der Diagnostik dar.

In nahezu allen Industrieländern ist es zu einem Anstieg der Gesundheitskosten gekommen, der eine ernste Bedrohung der Volkswirtschaft darstellt. Daher werden intensive Bemühungen unternommen, um diesen Anstieg zu begrenzen. Die strukturellen Ursachen für diese Entwicklung sind allgemein geläufig: die längere Lebenserwartung der Menschen, der medizinische Fortschritt allgemein und nicht zuletzt die vermehrte Inanspruchnahme von medizinischen Leistungen. Vor diesem Hintergrund wird immer dringlicher die Frage gestellt, welche medizinischen Leistungen wirklich benötigt werden und ob der erreichbare Nutzen in einem vernünftigen Verhältnis zu dem notwendigen Aufwand steht.

In dieser Diskussion spielen allerdings nicht immer sachliche Gründe die entscheidende Rolle. Vielmehr ist auch ein „Verteilungskampf" zwischen unterschiedlichen Arztgruppen im Gange, die alle versuchen, vor dem Hintergrund schrumpfender Ressourcen ihre beruflichen Möglichkeiten und Einkommensquellen zu erhalten.

Die Situation in Deutschland ist, anders als in fast allen anderen Industrieländern, dadurch gekennzeichnet, daß von nahezu allen Fachgebieten die radiologischen Untersuchungen der Erkrankungen des Fachgebietes im Rahmen einer Fachkunde durchgeführt werden können. Darüber hinaus gibt es keinerlei Vorkehrungen gegen Selbstüberweisungen. Etwa 80% der konventionellen Röntgendiagnostik des Skelettsystems werden im ambulanten Bereich von Orthopäden durchgeführt. Von 1979–1989 nahm die Zahl der Röntgenleistungen im Bereich der GKV um 18% zu (Vergleich: Herzkatheter 10814%, Sonographie 840%). Im Jahr 1993 wurden von insgesamt 6,7 Millionen Röntgenuntersuchungen der

Wirbelsäule 4,6 Millionen von Orthopäden, 0,9 Millionen von Radiologen und 0,48 Millionen von Chirurgen durchgeführt.

Die statistischen Angaben der Kassenärztlichen Bundesvereinigung zeigen, daß zwischen 1988 und 1994 die Gesamtzahl der konventionellen Röntgenaufnahmen der peripheren Skeletts und der Wirbelsäule für ambulante Patienten der gesetzlichen Krankenversicherung nahezu unverändert geblieben ist. Im gleichen Zeitraum nahm die Zahl der Arthrographien auf weniger als die Hälfte ab. Gleichzeitig nahm die CT-Untersuchung der Bandscheiben um 220%, die MR-Untersuchung der Wirbelsäule um 1305% zu. Die Anzahl der CT-Untersuchungen des peripheren Skeletts nahm um 264% zu, die MR-Untersuchungen des peripheren Skeletts und der Gelenke um 7268%. Die Mehrzahl dieser MR-Untersuchungen waren solche der Gelenke.

In diesen Kontext ist auch die Zahl der Arthroskopien einzubeziehen. Die diagnostischen Arthroskopien nahmen um etwa die Hälfte ab. Gleichzeitig waren Arthroskopien mit therapeutischen Verfahren, Resektion und Rekonstruktion, um 882% bzw. 2212% gestiegen.

Diese statistischen Daten können in unterschiedlicher Weise interpretiert werden. Da sich die genannten Zahlen jeweils auf die alten Bundesländer beziehen, können keine dramatischen demographischen Veränderungen verantwortlich gemacht werden. Technische Entwicklungen, insbesondere auf dem Gebiet der Magnetresonanztomographie, haben möglicherweise einen nachhaltigen Einfluß ausgeübt. In dem analysierten Zeitraum wurden laufend immer mehr MR-Geräte in Deutschland installiert. Die Zunahme der MR-Untersuchungen und die gleichzeitige Abnahme der diagnostischen Arthroskopie und Arthrographie könnten darauf hinweisen, daß Arthroskopie und Arthrographie durch die nichtinvasive Magnetresonanztomographie ersetzt worden sind. Dies wäre Ausdruck einer adäquaten Nutzung moderner diagnostischer Verfahren. Die Abnahme von Arthroskopie und Arthrographie wird aber bei weitem durch die Zunahme der therapeutischen Arthroskopien überkompensiert. In diesem Zusammenhang ist es sicherlich nicht unbillig, darauf hinzuweisen, daß die Vergütung für therapeutische Arthroskopien wesentlich höher ist als für diagnostische Arthroskopien. Es bleibt abzuwarten, ob die kürzlich als obligatorisch eingeführte Videodokumentation bei der Arthroskopie dazu beitragen wird, daß die Indikation zu diagnostischen und therapeutischen Maßnahmen in diesem Bereich begrenzt wird.

Bei akuten Traumen und auch bei der Mehrzahl der chronischen Schäden des Skelettsystems stellt die native Röntgenuntersuchung nach bisheriger Auffassung eine unverzichtbare Methode zur initialen Diagnostik dar. Erst in letzter Zeit wurde vermehrt kritisiert, daß die konventionelle Röntgendiagnostik zu häufig genutzt werde und damit auch ineffizient sei. Diese Vorstellung wurde für verschiedene Fragestellungen in empirischen Studien überprüft. Pennycook u. Rai (1993) analysierten 68 Patienten mit Trauma des Kniegelenkes, bei denen bei der Aufnahme in ein Traumazentrum eine Röntgenuntersuchung durchgeführt wurde. Bei 90,4% der Patienten mit Distorsion und 80,6% der Patienten mit direkter traumatischer Einwirkung wurden keine pathologischen Befunde im Röntgenbild entdeckt. Die Autoren schließen aus diesen Ergebnissen, daß eine frühzeitige und ausführliche klinische Untersuchung durch einen erfahrenen Arzt in vielen Fällen eine Röntgenuntersuchung überflüssig machen würde.

Diese Studie zeigt auch einige der Schwierigkeiten, die bei Studien zur Kosten-Nutzen-Analyse auftreten können: So handelt es sich um eine retrospektive Untersuchung, bei der die initialen Diagnosen und die antizipierte präradiologische Therapieoption nicht dokumentiert wurden.

Im Gegensatz dazu wurde in einer Studie von Omary et al. (1995) der Einfluß von Sprunggelenkaufnahmen auf Diagnose und Therapie von Patienten mit akuter Sprunggelenkverletzung analysiert. 101 Patienten wurden in einem Fragebogen prospektiv vor und nach der Röntgenuntersuchung befragt. Dabei ergab sich ein durchschnittlicher Zugewinn der diagnostischen Sicherheit von 34%. In 37% wurde die initiale Diagnose revidiert und in 30% wurde die Behandlung aufgrund der Röntgenuntersuchung verändert. Aus diesen Ergebnissen ist abzuleiten, daß die radiologische Diagnostik einen nachhaltigen Einfluß auf die Diagnostik und auf die Behandlung von Patienten mit akutem Sprunggelenktrauma hatte.

Selbst wenn die Prävalenz von knöchernen Verletzungen bei Skelett-trauma relativ gering ist, ist doch festzustellen, daß die Röntgenaufnahme in zwei Ebenen relativ preisgünstig ist und einen guten Überblick über mögliche morphologische Veränderungen gibt. Werden Frakturen übersehen, so kann dies eine verzögerte Behandlung mit Folgeschäden und nicht zuletzt erhebliche Schadensersatz- und Schmerzensgeldforderungen begründen.

Besonders kontrovers wird die Frage der Kosten-Nutzen-Relation bei der MRT von Gelenken diskutiert. Insbesondere stellt sich die Frage, ob die MRT die klinische Diagnostik nachhaltig zu verbessern vermag und ob sie einen relevanten Anteil von Arthroskopien zu vermeiden hilft.

Pema et al. (1995) analysierten 100 konsekutive MRT-Untersuchungen des Kniegelenkes, die mit der klinischen Diagnostik von spezialisierten Orthopäden korreliert wurden. 40 Patienten wurden anschließend arthroskopiert. Dabei fand sich ein hoher Anteil von falsch-negativen und falsch-positiven Befunden bei der klinischen Untersuchung. Darüber hinaus wurden in dem Gesamtkollektiv 23 Arthroskopien vermieden. Damit war die MRT allein unter Kostengesichtspunkten nützlich. Zu ähnlichen Ergebnissen kommen Ruwe et al. (1992), die 103 Patienten mit akuten Kniegelenkverletzungen und Hämarthros untersuchten. Aufgrund der MRT-Befunde konnte in insgesamt 51% der Fälle eine Arthroskopie vermieden werden. Pro Patient war damit eine Einsparung von ca. 1000,– US $ im Gesamtkollektiv zu erzielen.

Mit Niederfeldsystemen, insbesondere dedizierten Niederfeldsystemen für die Gelenkdiagnostik, können Gelenkuntersuchungen kostengünstiger erbracht werden als mit Hochfeldganzkörpersystemen. Eine multizentrische Studie beschäftigt sich in Deutschland derzeit mit der Frage, ob mit dem dedizierten Extremitätensystem der Firma ESAOTE eine ausreichende diagnostische Sicherheit zu erzielen ist. Obwohl dieses System derzeit noch nicht für die kassenärztliche Versorgung zugelassen ist, wurde, sozusagen im Vorgriff, die Vergütung für Gelenkuntersuchungen deutlich reduziert. Gleichzeitig sind intensive Bemühungen nicht-radiologischer Fächer erkennbar, die MRT der Gelenke als Fachkunde für diese Fächer zuzulassen. Aus dieser Problematik resultiert eine Vielzahl von Problemen mit erheblicher Tragweite. Insbesondere ist zu befürchten, daß im Falle einer entsprechenden Fachkunde eine ungezügelte Ausweitung der Leistungen resultieren könnte. Gleichzeitig dürfte es bei einer derartigen Entwicklung nahezu unmöglich werden, Spezialsequenzen und hochauflösende Untersuchungen an Hochfeldsystemen in der Gelenkdiagnostik einzusetzen.

Zusammenfassend kann festgestellt werden, daß die aktuelle Diskussion um Kosten-Nutzen-Aspekte auch die Skelettradiologie nicht unberührt läßt. Das methodische Instrumentarium für empirische Studien zu diesen Fragen muß verfeinert und standardisiert werden (Powe 1994). Die politisch Verantwortlichen und die Kollegen anderer Fachdisziplinen müssen auf die Gefahren von Leistungsausweitungen durch Selbstüberweisung und unkritische Anwendung der bildgebenden Verfahren aufmerksam gemacht werden. Gleichzeitig darf und soll der medizinische und technische Fortschritt nicht behindert werden. Neben sorgfältigen wissenschaftlichen Analysen müssen hier auch Bemühungen in Richtung auf die medizinische Öffentlichkeit unternommen werden, um die komplexe Problematik in ihren Verästelungen und mit ihren bereits heute absehbaren Auswirkungen aufzuzeigen.

Literatur

Fowler PJ (1989) The predictive value of five clinical signs in the evaluation of meniscal pathology. Arthroscopy 5:184–186

Omary RA, Kaplan PA, Dussault RG, Hornsby PP, Carter CT, Hillman BJ (1995) Impact of ankle radiographs on the diagnosis and management of trauma. RSNA, Chicago

Pema PJ, Bradley WG, Cohen MJ, Dubin MD, Goergen SK, Tam JK (1995) Importance of MR Imaging in the clinical evaluation of knee pain. RSNA, Chicago

Pennycook AG, Rai A (1993) Knee radiographs: a substitute for proper clinical examination within the accident and emergency department? Injury 24 (6): 383–384

Powe NR (1994) Economic and cost-effectiveness investigations of radiological practices. Radiology 192:11–18

Ruwe PR, Wright J, Randall RL, Lynch JK, Jokl P, McCarthy S (1992) Can MR imaging effectively replace diagnostic arthroscopy? Radiology 183:335–339

KURT VANSELOW

Fortschritte durch Zusammenarbeit von klinischer Radiologie und angewandter Physik

Die wissenschaftliche Zusammenarbeit mit Friedrich Heuck, die mir immer sehr viel Freude bereitet hat, war für mich als Physiker geprägt durch die Fragestellung, was dem Radiologen in seiner klinischen Arbeit dient. Dabei stand immer der Patient im Mittelpunkt aller Überlegungen. Das Werkzeug des Physikers, mit dem er die Natur erschließt, ist das Messen. Und so mündete die Zusammenarbeit schnell in die Untersuchung der für die Radiologen wichtigen Zustände (Knochen) und Vorgänge (Blutströmungen) im Körper. Was wir in unserer Zusammenarbeit an Neuem erarbeitet und gefunden haben, würde sicher zu sehr ins Detail gehen müssen und damit den Rahmen dieser Festschrift sprengen. So beschreibe ich lieber die Probleme, mit denen ich mich als Physiker in der Zusammenarbeit auseinandersetzen mußte.

Seit Friedrich Heuck klinisch tätig ist, hat er in seiner wissenschaftlichen Arbeit stets Kontakt zur Physik gesucht und aufrechterhalten. In seiner Kieler Zeit kam für ihn das Institut für Angewandte Physik in Frage, das physikalische Meßverfahren auf nichtphysikalischen Gebieten entwickelte, so auch für medizinische Fragestellungen. Er hatte wegen der üblichen Fluktuation der Mitarbeiter des Institutes nacheinander mit mehreren Physikern Kontakt. Um 1960 sprach er mich an, und daraus ergab sich eine Zusammenarbeit, die bis heute andauert und, so hoffe ich, noch viele Jahre andauern wird.

Wir beschäftigten uns mit der Lungendiagnostik (Wassergehaltsbestimmung) [1], der Angiographie des Cerebrums [2, 3], der Niere und des Kreislaufs (Messung der Blutstromgeschwindigkeit) [4], mit dem Knochen (Messung der Mineralkonzentration) [5] und den Möglichkeiten der Röntgenbildauswertung, wie: Entwicklung eines Meßverfahrens (Quotientenverfahren), Einfluß der Strahlenqualität, Bildnachverarbeitung, allgemeine Meßfehler und Einfluß des den Untersuchungsgegenstand umgebenden Gewebes auf das Meßergebnis. Ziel dieser Zusammenarbeit war und ist es, nach Möglichkeiten zu suchen, biologische Zusammenhänge (z. B. Knochen) oder Vorgänge (z. B. Strömung in den Blutgefäßen) mit Zahlen zu beschreiben, um so ein weiteres Hilfsmittel zu haben, die Vorgänge im menschlichen Körper besser verstehen zu lernen, in der Hoffnung, weitere Hilfen für die Diagnostik zu erhalten. In der Radiologie kann auf Grund der gegebenen Verhältnisse ein Physiker hilfreich sein. So begann eine fruchtbare Zusammenarbeit.

Das Problem, mit dem ich mich dann ein Berufsleben lang beschäftigte, war, daß der Mediziner nicht weiß, was dem Physiker an Meßverfahren zur Verfügung steht und welche bisher unbekannten Möglichkeiten sich daraus für den Klinikbetrieb und damit für die Diagnoseerstellung ergeben. Der Physiker wiederum weiß nicht, welche möglicherweise auch dem Kliniker bisher unbekannten klinischen Fragestellungen er mit seinen physikalischen Meßverfahren lösen kann und ob das, was er meint, lösen zu können, für den Kliniker überhaupt von Interesse ist. Er kennt auch nicht die Fragestellungen, deren Klärung dem Kliniker am wichtigsten erscheinen. Statt dessen beschäftigt sich der Physiker gern mit theoretischen Fragestellungen und löst dabei unter Umständen höchst komplizierte Sachverhalte, die aber leider bei dem Mediziner auf Unverständnis stoßen. Wenn Friedrich Heuck das bei mir entdeckte, sagte er jedesmal, das von mir Errechnete sei sicher sehr wichtig, für den Kliniker aber völlig ohne Bedeutung, so wie die Biophysik als Wissenschaft sehr bedeutungsvoll ist, aber dem Kliniker bei der Lösung seiner Fragestellungen direkt nicht weiterhelfe.

Und so haben wir uns zusammengesetzt und viele Abende und Wochenenden besprochen, was zu klären der Kliniker als besonders wichtig ansieht. Dabei habe ich nicht nur eine ganz tiefgehende selektive medizinische Einführung erhalten, sondern ich habe auch gelernt, daß der Mediziner und besonders der Arzt berufsbedingt ganz anders denkt und, um seinem Beruf gerecht zu werden, denken muß als der Physiker. Diese Einsicht hat die jahrzehntelange Zusammenarbeit erst möglich gemacht. Im Gegenzug habe ich ihm die für unsere Zusammenarbeit unentbehrliche Physik so weit vereinfacht und von nicht benötigtem Ballast befreit, wie es überhaupt möglich ist, um ihm die für sein Verständnis notwendige Physik nahebringen zu können, ohne ihn zu sehr zu belasten.

Jedes physikalische Meßgerät zeigt am Ende einer meist sehr langen Meßwandlerkette eine Zahl oder einen Wert an, von dem der Arzt meistens überzeugt ist, daß dies der gesuchte Meßwert sei, von dem der Physiker aber weiß, daß in dem angezeigten Wert sehr viele Informationen enthalten sein können und nur ein Teil davon der gesuchte Meßwert ist. Nun muß der Physiker herausfinden, wie der gesuchte Meßwert mit dem angezeigten zusammenhängt, um dann die Anzeige zu kalibrieren. Dieses Kalibrieren (Einmessen) ist die Feststellung des Zusammenhanges zwischen Ausgangsgröße (Anzeige des Meßgerätes) und Eingangsgröße (gesuchter Meßwert an einer ganz bestimmten Stelle des menschlichen Körpers, wie z. B. der Wert der Mineralkonzentration des Kalkaneus).

Die große räumliche Distanz Kiel-Stuttgart erschwerte die Zusammenarbeit in manchen Detailfragen. Bei Fragestellungen, die nur experimentell zu klären waren, war die Zusammenarbeit nur sinnvoll, wenn ich als Physiker mich jedesmal, wenn ich es für notwendig hielt, an Ort und Stelle einschalten konnte. Meßergebnisse sind erst dann verstanden, wenn der Weg vom zu beschreibenden Organ bis zum angezeigten Meßwert mathematisch beschrieben worden ist. Neue Meßergebnisse sind Anlaß zu neuen oder erweiterten mathematischen Beschreibungen, die dann Anlaß sein können, die Anordnung zur Röntgenaufnahme sinnvoller zu gestalten. Alles, was den Patienten umgibt (Röntgengerät usw.) bis hin zur Anzeige des Gerätes, das die Mineralkonzentration als Meßwert wiedergibt, sei es aus einer Röntgenaufnahme, sei es bei der Computertomographie, gehört zum Meßverfahren. Die räumliche Nähe, um die dazu notwendigen Messungen durchzuführen, war leider nicht gegeben und konnte auch nicht ersetzt werden. Deshalb habe ich das mit Friedrich Heuck erarbeitete Gedankengut zur Bestimmung der Mineralkonzentration der Knochen leider nur in den Kieler Kliniken messend verfolgen und realisieren können, woraus als Ergebnis die *Grundlagen der quantitativen Röntgen-Bildauswertung* [6] hervorgingen. Sie bringen die Theorie der Mineralkonzentrationsmessung der Knochen aus Röntgenaufnahmen und zeigen auf, was alles in den Meßwert Mineralkonzentration eingeht. Dieses Material haben Friedrich Heuck und ich als Stoffsammlung durchgearbeitet und wir werden die Ergebnisse für die praktische Anwendung in der Klinik in einem Buch *Analyse des Knochens,* wie ich hoffe, möglichst bald veröffentlichen. Es sind im Laufe der Jahrzehnte von Friedrich Heuck sehr viele Meßwerte der Mineralkonzentration der Knochen angesammelt worden, die durchgesprochen werden müssen und auf eine Veröffentlichung warten. So sind wir in den nächsten Jahren noch gut beschäftigt.

Es liegt mir sehr am Herzen, Friedrich Heuck für seine große Geduld und für all seine Freundlichkeit in unserer Zusammenarbeit zu danken.

Literatur

1. Mahringer W, Hausen WJ, Heuck F, Vanselow K (1970) Densitometrische Untersuchungen bei Patienten mit Linksherzinsuffizienz. In: Glauner R (Hrsg) Radiologische Untersuchungen bei Erkrankung des Herzmuskels. Vorträge anläßlich des 50. Deutschen Röntgenkongresses, Stuttgart, 8.–11. Mai 1969. Thieme, Stuttgart, S 140–150
2. Piepgras U, Heuck F, Vanselow K (1968) Die densitometrische Bestimmung der Hirndurchblutung. Deutscher Röntgenologenkongreß 1967. Bericht über die 48. Tagung der Deutschen Röntgengesellschaft, Teil A. Thieme, Stuttgart, S 197–200
3. Piepgras U, Vanselow K, Heuck F (1973) Die cerebrale Angiodensitometrie. In: Heuck F (Hrsg) Densitometrie in der Radiologie. Thieme, Stuttgart, S 209–218
4. Vanselow K, Heuck F, Deininger HK (1975) Neue Grundlagen und Theorien zur Verbesserung der Angio-Cine-Densitometrie. IV Der Einfluß einer nicht-kontinuierlichen, pulsierenden Strömung auf das Meßergebnis der Angio-Cine-Densitometrie. Fortschr Röntgenstr 123:468–475
5. Heuck F, Vanselow K (1980) Röntgenologie, Densitometrie, Neutronen- und Protonenaktivierungsanalyse und Ultraschall-Untersuchungen. In: Kuhlencord F, Bartelheimer H (Hrsg) Hdb Inn Med VI/1. Springer, Berlin Heidelberg New York, S 221–397
6. Vanselow K, Proppe D (1984) Grundlagen der quantitativen Röntgen-Bildauswertung. Mit einem Beitrag von K. Wolschendorf. Springer, Berlin Heidelberg New York Tokyo. (Medizinische Informatik und Statistik, Bd 55)

JOHN MAX VOGEL

The Clinical Use of Calcaneal BMD Measurements

Methods for measuring bone mass in individual bones of the skeleton, as well as of the skeleton as a whole, have been modified over the years with an aim of improving accuracy and precision and their ability to estimate fracture risk. These techniques revolve around methods which measure the absorption of either one or two essentially monoenergetic photons. Although isotopic sources with fairly discrete energy beams have been used, the development of X-ray sources with considerably greater photon outputs have resulted in higher precision measurements. Dual energy X-ray absorptiometry (DEXA, or DXA), has replaced DPA, receiving considerable press in the newer literature [1]. Unfortunately the development of single energy X-ray absorptiometry (SXA) hat not received similar attention. SXA is to SPA what DXA is to DPA. The improvement in precision is comparable, and both methodologies should equally improve our ability to identify the decrement of bone mass that leads to the increased risk of fractures.

The calcaneus is uniquely trabecular. It has the highest trabecular content (95%) compared to other currently measured bones [2]. Since NASA selected the calcaneus as a measurement site to evaluate null gravity effects on bone, its use for evaluation of osteoporosis has been widely criticized because of the belief that it was *uniquely* affected by weight. When the effect of body weight on the calcaneus and the lumbar spine are compared, both are influenced similarly by gravity, $r = 0.492$ vs 0.423 [2]. Other criticisms have charged that this bone is not metabolically active.

During the NASA experience it was demonstrated that the rate of bone loss during bedrest varied in different regions of the calcaneus. The central calcaneus has a lower bone density. The metabolic lability of this region was confirmed when it was shown to exhibit the greatest amount of bone loss during periods of bedrest, and the greatest amount of regain in subjects who underwent 9 months of bedrest [2]. This active region

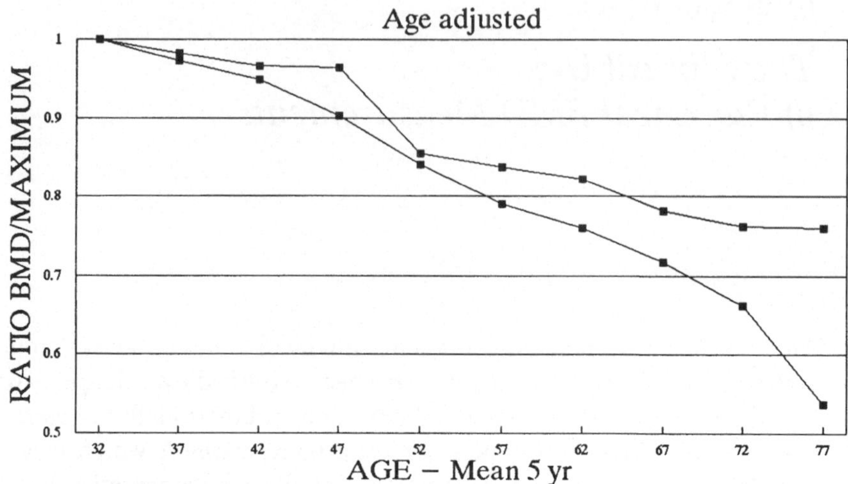

Fig. 1. Spine fracture incidence of calcaneus and lumbar spine per 1000 person-years (*bottom* and *top curves*, respectively)

has been chosen as the focus for all subsequent calcaneal bone mass measurements.

The measurement is performed with the heel in a water bath with parallel surfaces, and the foot is scanned by an X-ray source and detector in opposition in a rectilinear fashion [3, 4]. Absorbance values are compared to standards of known bone mass content. The calibration reference standard that has been in use since 1968 is a hydroxyapatite step wedge orginally designed by Heuck [5] which consists of six steps each of three different hydroxyapatite concentrations. The calcaneal region with the lowest bone mass was chosen for the bone mass determination. The anatomical location of this region has been shown to remain constant over long periods of followup, up to 10 years, and therefore can be used with confidence for establishing loss rates. Such area measurements have been in use since 1968 and have assured that the same area can be compared during a longitudinal study. Using the SXA technique, in vitro and in vivo precision have been shown to be in the range of 0.5% and 0.8%, respectively, which is not significantly different than that reported for DXA. This method is associated with a very low absorbed radiation dose (<1 mrad) and is the least expensive and most convenient to use among those currently available [6].

How do calcaneal measurements compare with lumbar spine measurements on the same individual? In general, individuals having high, intermediate, and low measurements at the calcaneus have comparable relative levels of bone mass at other skeletal sites [7]. Bone mass in the calcaneus shows a steady decrease with age compared to the lumbar spine, which has a slower rate of decline and a tendency to plateau during the later years (Fig. 1). This plateau is usually attributed to the artifacts associated with aging, degenerative disease, or aortic calcification. When measurements of the spine and calcaneus are compared for individuals with various calcifying disease processes, the calcaneus does not demonstrate this additive effect [8]. A similar observation was made during a study of 6515 women participating in the Study of Fractures by the UCSF group [9]. The calcaneus tracks the bone loss of aging better than does the lumbar spine. This sensitivity of tracking bone loss was only exceeded by the Wards triangle of the hip.

It is unfortunate that comparing the correlation coefficients of bone mass at varying measurement sites has become so popular for establishing their respective effectiveness in monitoring osteoporosis. This has led to the common belief that *only* measurements at the "site of clinical interest" is appropriate. No one site can be used to accurately predict the bone mass at another, and the same is true for the various vertebrae of the spine. Only adjacent bones appear to correlate well [10, 11]. If indeed one must measure the site of clinical concern, then all at risk vertebrae should be measured as illustrated by the frequency of fractures in various vertebrae [12]. The distribution of fractures is bimodal with peaks at T6–T8 and T11–L1. It is evident that vertebrae other than those in the lumbar spine are equally important but yet, contrary to the often quoted conventional wisdom, their bone mass must be inferred from measurements at another site, i.e., L1–L3 or L2–L4. These sites do not compare any more favorably with L1–L4 than measurements at appendicular sites. It should be obvious that such comparisons do not attack the real issue; namely, how do bone mass measurements made at various locations of the skeleton relate to the potential risk of fractures at all potential fracture sites, particularly in women.

To appreciate the role that can be played by calcaneal measurements we must first understand the relationship between bone mass and risk. When one compares the relationship between increasing blood pressure and the frequency of stroke outcome to that of calcaneal bone mass and fracture outcome there is a similarity in risk gradient in these two situations. There is, however, a steeper gradient of risk for bone mass changes than there is for blood pressure, suggesting that it is a better risk predictor [13]. Similar relationships can also be derived for measurements at

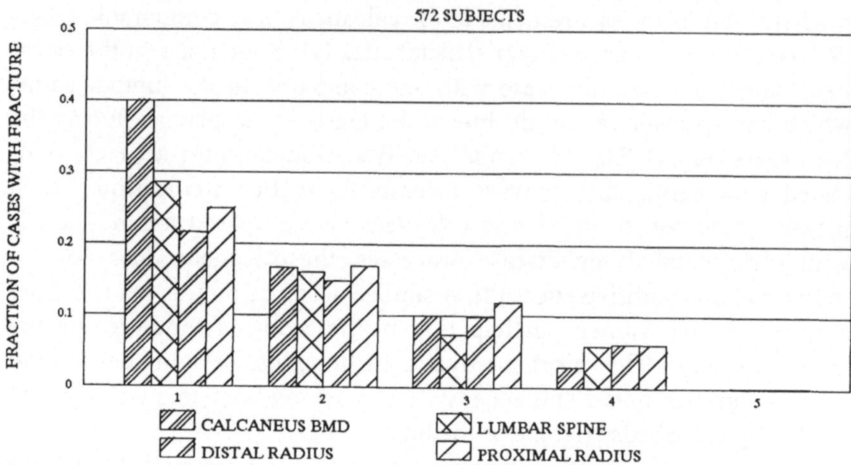

Fig. 2. Fracture frequency at four sites for quintiles

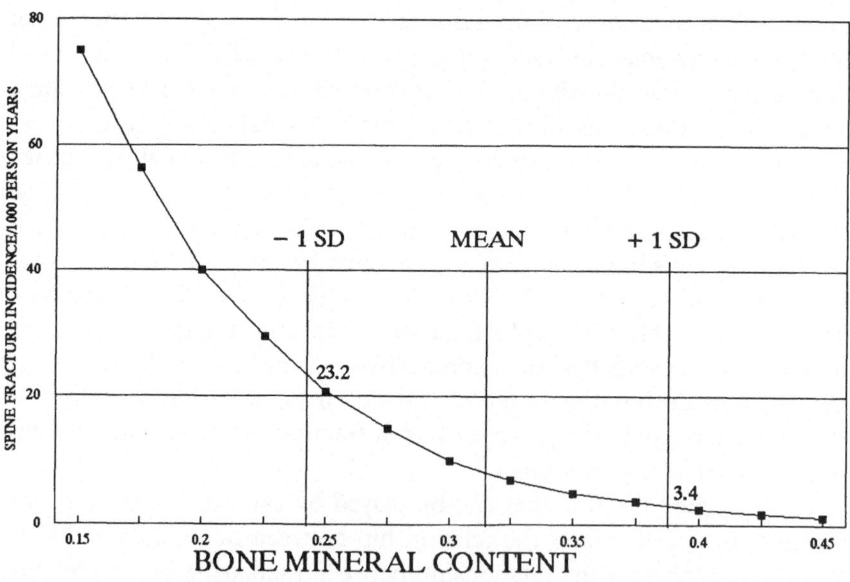

Fig. 3. Relative risk of fracture 1 S.D. above and below the mean bone mass levels (in g/cm^2)

other bone sites. The frequency or percent of individuals with spine fractures is shown in graph form for each quintile range of bone mass for a cohort of 895 postmenopausal women in Fig. 2. Similar data relate hip fracture incidence by quartiles of bone mass as reported for the Study of Fractures (SOF) [14]. There appears to be a steeper gradient of risk exhibited by the calcaneus in both situations. Another method for comparing the utility of various measurement sites is by comparing the relative risk for fracture at bone mass levels 1 S.D. above the mean to that of 1 S.D. below the mean for each of the measurement sites. In Fig. 3 subsequent fracture frequency is related to initial bone mass in the calcaneus. From this one can estimate the fracture rate at bone mass levels 1 S.D. above and below the mean. The quotient or rate ratio illustrated for this population is about 7. The larger the number, the greater the gradient of risk and the more useful the site is as a means of discriminating individuals on the basis of risk. All measurement sites perform almost equally well, although the calcaneus may be somewhat better [15]. These findings, based upon fairly large prospective studies, would refute the requirement that the site at risk *must* be measured for risk evaluation. For documenting global fracture risk, that is, fractures occurring at all sites, the calcaneus does at least as well as all of the other measurement locations [16]. Since at the time of a first measurement one does not know where the first fracture will occur, one needs to use to technique that assesses the potential risk for all fracture sites. The calcaneus appears to be suited for this purpose [17].

Figure 4 shows the value of stratifying individuals according to their calcaneal bone mass at various levels above and below the mean mass for the population. These data from the Hawaii Osteoporosis study illustrate the subsequent percent fractures observed 3.6 and 4.7 years after an initial calcaneal bone mass measurement [15, 17]. This method is clearly superior over assuming the same risk for all individuals regardless of bone mass, that risk being somewhat greater at 4.7 years than 3.6 years because of the interim increase in incident fractures. To identify different levels of risk initially and have it confirmed at 3.6 and 4.7 years later makes this a very powerful tool.

In addition to its role as a tool for fracture risk prediction, the calcaneal mineral has also been shown to reflect the severity of disease in a number of diseases. The relationship between calcaneal bone mass and severity of disease for hyperthyroidism, renal disease, castration, and enteropathy as well as osteoporosis has been documented [18]. The effect of therapy can also be monitored. The improvement of bone mass compa-

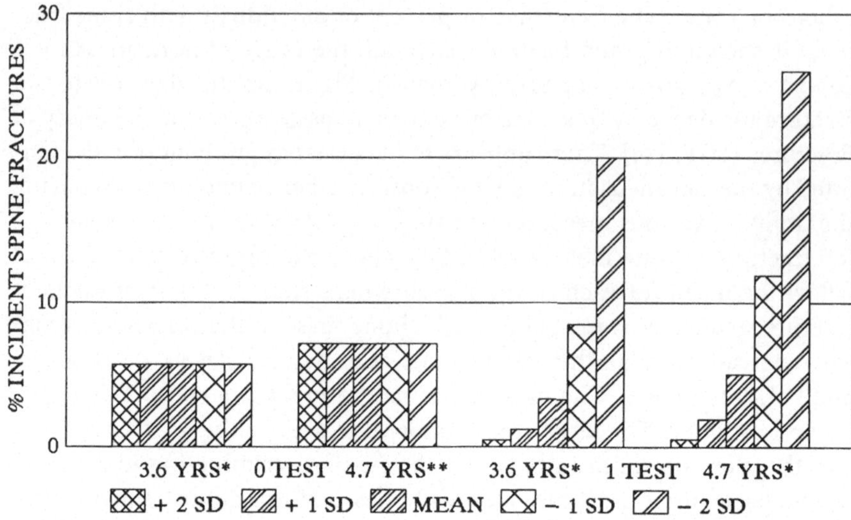

Fig. 4. Bone mass levels related to incidence of spine fractures with 3.6 and 4.7 year periods. *Data adapted from Wasnich et al. (1989) and **from Ross et al. (1991)

red to controls has been shown for studies in which estrogen and thiazide alone or in combination were used [19]. A similar effect has been reported for etidronate therapy [20].

Conclusion

A. In contrast to other commonly measured bone sites, the calcaneus is 95% trabecular.
B. Using SXA technology and rectilinear area scanning, a precision of 0.4% in vitro and 0.8% in vivo can be achieved.
C. Although a nonhomogeneous bone, a central metabolically active and reproducible site has been defined.
D. The bone mass of the calcaneus is not greater weight dependent than the spine.
E. The calcaneus responds to bone loss with age in a manner similar to the spine but is not influenced by degenerative changes or artifacts seen in the latter.
F. Calcaneus BMD reflects the degree of spinal osteoporosis as well as does a direct measurement of spine BMD.

G. The use of intercorrelation of bone mass between sites does not reflect the ability of each site to define fracture risk.
H. The calcaneus reflects risk at all potential fracture sites as well as, if not better than, all measurement sites.
I. Calcaneal BMD reflects the degree of demineralization in various disease states.
J. The effect of drugs on bone mass can be monitored using calcaneal BMD as illustrated for estrogen, thiazide, and etidronate.

References

1. Cole HM (ed) (1992) JAMA 267:286
2. Vogel JM (1987) In: Genant HK (ed) Osteoporosis update. University Press, Berkeley, p 219
3. Vogel JM, Anderson JT (1972) J Nucl Med 13:13
4. Vogel JM, Cline JW, Harrison JF, Ulloa GA, McDonald RJ (1976) IEEE Transact Nucl Sci NS-26:576
5. Heuck F, Schmidt E (1960) Fortschr Roentgenstr 93:523–554
6. Wasnich RD, Ross PD, Heilbrun LK, Vogel JM (1987) Clin Orthop 216:262
7. Vogel JM, Davis JW, Ross PD, Wasnich RD (1990) In: Christansen C, Overgaard K (eds) Osteoporosis 1990. Osteopress ApS, Copenhagen, p 631
8. Ross PD, Wasnich RD, Vogel JM (1988) J Bone Min Res 3:1
9. Steiger P, Spencer NE, Black DM, Cummings SR, Genant HK (1990) In: Christansen C, Overgaard (eds) Osteoporosis 1990. Osteopress ApS, Copenhagen, p 830
10. Vogel JM, Wasnich RD, Ross PD (1988) Bone Mineral 5:35
11. Wilson CR (1977) J Bone Joint Surg, 59A:665
12. Cooper C, Atkinson EJ, O'Fallon WM, Melton LJ (1992) J Bone Min Res 7:221
13. Wasnich RD (1987) In: Genant HK (ed) Osteoporosis update. University Press, Berkeley, p 95
14. Cummings SR et al. (1990) JAMA 7:665
15. Ross PD, Davis JW, Epstein RS, Wasnich RD (1991) Ann Intern Med 114:919
16. Ross PD, Davis JW, Vogel JM, Wasnich RD (1990) Calcif Tissue Int 46:149
17. Wasnich RD, Ross PD, Davis JW, Vogel JM (1989) J Nucl Med 30:1166
18. Banzer DH, Schneider U, Risch WD, Botsch H (1976) Am J Roentgenol 126:1306
19. Wasnich RD et al. (1987) Am J Obs Gyn 67:457
20. Wasnich RD, Ross PD, Davis JW, Vogel JM (1990) In: Christansen C, Overgaard K (eds) Osteoporosis 1990. Osteopress ApS, Copenhagen, p 1396

ROMAN-FRANK WEISKE

Qualitative und quantitative radiologische Analyse des Knochens – Osteodensitometrie

Wer Knochen als tote, spröde und trockene Materie ansieht, ist kein Banause – er hat F. H. W. Heuck noch nicht kennengelernt. Der Knochen ist nicht nur ein Baustein des Stützgewebes, sondern ein »lebendes Organ«* („neuhochdeutsch": „Bones are living as organs having respective life cycles"). Es nimmt als Mineraldepot entscheidend an der Homöostase des Calcium- und Phosphatstoffwechsels teil, sein Markgewebe dient der Blutbildung.

Die Tela ossea als Knochengewebe im eigentlichen Sinne setzt sich aus den zwei physikalisch und biochemisch unterschiedlichen Komponenten der organischen Grundsubstanz und anorganischen Mineralsubstanzen zusammen. Im gesunden Knochen dominiert als Knochenmineral das Hydroxylapatit. Die Tela ossea unterliegt dabei einem ständigen Umbau, der altes Knochengewebe durch neues ersetzt, ohne die äußere Form der Skelettelemente zu verändern.

Die Röntgenuntersuchung des Skelettes allein erlaubt ohne weitere oder besondere Hilfsmittel die Beurteilung von Gestalt und Form, Kontur und Makrostruktur der Spongiosa, Kortikalis und Kompakta des verschiedenen Knochens am Lebenden. Sie ist »als zerstörungsfreie Material- und Gefügeprüfung« nichtinvasiv und wiederholt durchführbar, da die Entnahme von Knochenmaterial nicht nötig ist, wodurch ein reaktiver Knochenumbau am Entnahmeort bei einer späteren Probenentnahme verfälschenden Einfluß haben würde.

Zum Einsatz kommen am intakten Organismus neben konventionellen Röntgenübersichts- und -schichtaufnahmen besonders die Röntgencomputertomographie, die zum einen in Hochauflösungstechnik feinste Spongiosastrukturen darzustellen vermag und wie sie in Form der quan-

* Die Ausdrücke in spitzen Klammern sind Zitate Heuckscher Äußerungen.

titativen Computertomographie (QCT) als Goldstandard der Osteodensitometrie gelten kann (Heuck 1979a, b; 1986; 1989a, b, c).

Um nicht nur das Hartgewebe des Knochens bei verschiedenen Osteopathien inspizieren zu können, wurde im Arbeitskreis von Prof. Heuck zur Beurteilung der wichtigen Weichteile, wie Muskeln, Sehnen und Sehnenscheiden, Gelenkkapseln, Faszien und Fettgewebe, die Weichstrahltechnik eingesetzt, die als Weichstrahlimmersionsradiographie (WIR) an den Händen und Füßen Anwendung fand (Heuck u. Schilling 1985; Heuck 1989b; Bosnjakovic u. Heuck 1986).

Um den Forderungen nach einer optimalen Bildinformation mit geringstmöglicher Strahlenbelastung zu entsprechen, haben wir die WIR durch modifizierte Technik verbessert (Weiske 1987; Weiske u. Gerlach 1987). Als Aufnahmesystem dient eine Film-Folien-Kombination, eine hochauflösende Lanex-Fine-Single-Folie kombiniert mit einem einseitig beschichteten NMB-Film der Firma Kodak. Diese Modifikation hat sich besonders für die Diagnostik früher Veränderungen an den Grenzzonen des Knochens und Periostes wie auch der Weichteile bei renaler Osteopathie bewährt (Weiske 1990a; Weiske u. Gerlach 1992). Damit gelingt der Nachweis subligamentärer und subchondraler Entkalkungs- und Umbauzonen, die remineralisieren können und deshalb »nicht als Resorption bezeichnet werden sollten!«.

In makroskopischen Dimensionen des Röntgenbildes nachweisbare Strukturen 1. Ordnung, wie Kompakta, Spongiosa und die einen spongiösen Knochen umschließende Kortikalis am Gesunden und im Alterungsprozeß sowie bei verschiedenen Osteopathien, hat Heuck in überaus eindrucksvollen Röntgenaufnahmen von Mazerationspräparaten dargestellt, in denen besonders gut die pathologische Struktur und ein pathognomonisches Strukturmuster überlagerungsfrei sichtbar sind.

Eine weitere Heucksche Spezialität stellt die Mikroradiographie von Knochendünnschliffen dar, mit der die Verteilung und Konzentration der Kalksalze in den Lamellensystemen als Strukturen 2. und 3. Ordnung analysiert werden können. Durch vergleichende histologische und mikroradiographische Untersuchungen der Bauelemente des Knochens können unverkalktes Osteoid und Unterschiede der Mineralkonzentration in der Tela ossea nachgewiesen werden (Heuck 1969). So weist das Kalksalzmosaik der Tela ossea deutliche Unterschiede zwischen wachsendem Skelett und ausgereiftem Knochen auf (Heuck 1969; 1974; 1989a). Das histologische und mikroradiographische Bild des gesunden Knochens kann vom Erscheinungsbild bei gesteigerter Transformation der Tela ossea, einer Osteolyse oder bei Destruktionen unterschieden werden, wie gemeinsame Untersuchungen mit Knese (Heuck 1970; Knese 1970) belegen.

Dem stetigen Wunsch einer Objektivierung und Quantifizierung folgend, sind in Zusammenarbeit mit dem Institut für physikalische Elektronik der Universität Stuttgart (Prof. Bloss) Methoden zur quantitativen Auswertung von Mikroradiogrammen des Knochens entwickelt worden (Heuck u. Saackel 1973).

Wie ein roter Faden zieht sich durch Heucks zahlreiche Publikationen und Buchbeiträge über die radiologischen Untersuchungsverfahren des Knochens das messianische Bestreben, eine Synopsis aus subjektiv-visueller Beurteilung von Form, Kontur und Struktur im makroskopischen Bereich (»makroskopische Strukturanalyse«) und objektiv-quantifizierender Analyse zu erreichen (»Maß und Zahl in der Radiologie«). Dieser Drang dürfte den Impetus zur Entwicklung eines photodensitometrischen Untersuchungsverfahrens zur Bestimmung der Konzentration von Kalksalzen in der Volumeneinheit Knochengewebe gemeinsam mit dem Chemiker E. Schmidt gegeben haben, das ein schon 1954 inauguriertes Referenzsystem aus Hydroxylapatit (»das eigentliche Knochenmineral«) und Kunstharz benutzt und als *Heucksche Treppe* wegweisend für die Osteodensitometrie der folgenden Jahre war und bis in die heutige Zeit geblieben ist. Der bahnbrechende Vorteil dieses Vergleichskörpers als Eichstandard besteht in der dem Knochen chemisch weitgehend ähnlichen Zusammensetzung, wodurch er in seinem physikalischen Verhalten gegenüber Röntgenstrahlen Knochen praktisch gleichwertig ist. Ohne seine physikalischen Eigenschaften zu ändern, ist ein solches Referenzsystem exakt reproduzierbar einsetzbar (Heuck u. Schmidt 1954; 1960a, b, c).

Es ist ein besonderes Verdienst unseres „Knochenpapstes", daß mit Einführung des *Apatitwertes* als Volumenwert in Gramm/cm^3 oder mg/ml nach Heuck u. Schmidt (1960b) eine von den individuellen äußeren Knochenabmessungen unabhängige spezifische Größe vorliegt, die zur Festlegung von Normalbereichen und für den Vergleich von Meßwerten geeignet ist, die durch Untersuchungen mit unterschiedlichen Methoden gewonnen worden sind (Heuck 1989b). Diese „Problematik" der Längen-, Flächen- und Volumenwerte ist auch bei aktuellen Methoden der Knochendichtemessung relevant geblieben, da bei Verfahren, die einen Längen- oder Flächenwert bestimmen, die Dimensionen des untersuchten Knochenabschnittes unberücksichtigt bleiben. Sie haben so eine nur eingeschränkte Aussagekraft (wie SPA, DPA, DXA).

Vermutlich ohne damals zu ahnen, welche Bedeutung derzeit Knochendichtemessungen im positiven und negativen Sinne haben würden, hat die von Heuck an Kalkaneus, Radiusmetaphyse und Schenkelhals eingesetzte *Densitometrie* Schrittmacherfunktion für die Weiterentwicklung heutiger Meßverfahren gehabt, mit deren Hilfe frühe Stadien einer rarefizierenden Osteopathie, meist Osteoporose, erkannt werden sollen (Heuck 1989c). Dies folgert aus der bekannten Tatsache, daß sich auf konventionellen Röntgenaufnahmen die Fraktur als Komplikation einer Osteoporose gut nachweisen läßt, darauf jedoch weder die Knochenmasse selbst zuverlässig abzuschätzen noch die Verminderung der Knochendichte quantifizierbar ist (Weiske 1991; 1996, im Druck). Obwohl die Früherkennung generalisierter Osteopathien durch eine subjektive Auswertung des Röntgenbildes schwierig ist, muß am Anfang der Beurteilung radiologisch-morphologischer Veränderungen des Knochens immer die visuelle Röntgenbildanalyse stehen (Heuck 1986). Dadurch lassen sich bei mehr oder weniger diffuser Ausbreitung systemischer Knochenveränderungen regional umschriebene Befunde erfassen, die Information über das Vorliegen einer Osteopathie geben. Zur Verbesserung der Qualität subjektiver Röntgenbefunde sind die nachfolgenden speziellen Methoden zur vergleichenden Röntgenbildanalyse geeignet: Mikroradioskopie, vergleichende Strukturanalyse und Schwärzungsvergleiche im Röntgenbild. Um dabei subjektive Einflüsse zu vermeiden und objektive, reproduzierbare Daten zu erhalten, sind konsequent Methoden zur quantitativen Radiologie des Skelettes (weiter-)entwickelt worden, wie sie in Tabelle 1 aufgelistet sind.

Während umfangreiche Meßresultate röntgenmorphometrischer Verfahren an zahlreichen Diaphysenabschnitten von verschiedenen Skelettregionen vorliegen (Heuck 1986; 1989b), haben sich nur wenige Arbeitsgruppen mit der Strukturanalyse aus dem Röntgenbild beschäftigt. In Zusammenarbeit mit dem Institut für Physikalische Elektronik der Universität Stuttgart sind gemeinsam mit W. H. Bloss hierfür optoelektronische Bildverarbeitungsmethoden entwickelt worden (Bosnjakovic, Heuck u. Reinhardt 1978; Heuck, Bloss, Saackel u. Reinhardt 1980) wie auch Methoden zur quantitativen Auswertung von Mikroradiogrammen des Knochens (Heuck u. Saackel 1973). In Fortführung der bewährten Zusammenarbeit mit Prof. U. Faust vom Institut für Biomedizinische Technik der Universität Stuttgart wurden mit ähnlicher Zielrichtung Verfahren der Struktur-/Texturanalyse mit statistischen Kenngrößen der Co-Occurrence-Matrizen eingesetzt, um die Ergebnisse der visuellen makromorphologischen Beurteilung und Klassifizierung von CT-Querschnitten an der LWS zu verbessern, die im Rahmen der quantitativen Knochenmine-

Tabelle 1. Methoden der quantitativen Radiologie des Skelettes (nach Heuck)

Röntgenmorphometrie
Messungen an der Diaphysenkompakta
Messungen an der Kortikalis
Strukturanalyse aus dem Röntgenbild
Zeilenscan
Grauwerthistogramm
Fourier-Transformation
Densitometrie
Röntgen-Photo-Densitometrie
Transmissionsmessungen
mit Röntgenstrahlen
mit Isotopen
Computertomometrie
mit Röntgenstrahlen
mit Isotopen
Messung der Compton-Streuung
Ultraschalldensitometrie

ralbestimmung aufgenommen werden (Faust, Bressmer, Arlart u. Weiske 1989; Weiske, Bressmer u. Heinze 1991).

Einen herausragenden Schwerpunkt Heuckscher Ambitionen und wissenschaftlicher Aktivitäten stellt zweifellos die Densitometrie dar, wovon ich als einer seiner vielen Schüler in zweifacher Richtung „angesteckt" wurde: zunächst von der Gefäßdensitometrie im Rahmen meiner Dissertation (Weiske 1974; Weiske u. Vanselow 1983), später von der Knochendensitometrie, nachdem ich als Assistenzarzt langsam erkennen konnte, daß der Knochen wirklich ein „living organ" ist. Dies hat mich stimuliert, nach der Pensionierung Prof. Heucks auf den von ihm eingeschlagenen Wegen der Densitometrie mit Hilfe der Röntgencomputertomographie fortzuschreiten, die die Messungen mittels Röntgendensitometrie an der Radiusmetaphyse, dem Femurhals und am Kalkaneus ablöste. Die Computertomographie ermöglicht erstmals die überlagerungsfreie Knochenmineralbestimmung selektiv an der ca. 8fach stoffwechselaktiveren Wirbelspongiosa und wird hierfür seit 1977 von verschiedenen Arbeitsgruppen eingesetzt, in den USA vorwiegend in der Arbeitsgruppe um Genant (Genant u. Boyd 1977; Cann u. Genant 1980), in Deutschland von Banzer et al. (1979) von Reiser, Heuck u. Lichtenau (1980) sowie von Rohloff et al. (1985). Im fortwährenden Dialog mit K. Vanselow (Institut für angewandte Physik der Universität Kiel) hat Heuck die physikalischen Grundlagen und den theoretischen Hintergrund der (Knochen-) Densitometrie in einzigartiger Weise erarbeitet (Vanselow u. Heuck 1970; Vanselow 1973; Heuck u. Vanselow 1980; Vanselow u. Poppe 1984).

Auch bei computertomographischen Knochendichtemessungen ist es notwendig, ein Referenzsystem bekannter Zusammensetzung gleichzeitig mit dem zu untersuchenden Skelettabschnitt abzutasten, um eine geräteunabhängige Normierung der Schwächungswerte und eine Eliminierung verschiedener Störeinflüsse, z. B. durch Apparateinstabilitäten, zu erreichen. Als Verbesserung der üblicherweise benutzten wässerigen Lösung von Kaliumhydrogenphosphat (K_2HPO_4) und in Weiterentwicklung der Apatittreppe entwickelte die Arbeitsgruppe aus dem Radiologischen Institut des Katharinenhospitals Stuttgart und dem Institut für Biomedizinische Technik der Universität Stuttgart (Professores Heuck und Faust) nach Vorarbeiten von U. Reiser ein neues Referenzphantom aus Kunststoff und basischem Kalziumhydroxylapatit $Ca_5(PO_4)_3OH$. Anders als der bislang verwendete Kunststoff Methylmetacrylat besitzt Polyäthylen mit geringen Beimischungen von Magnesiumoxyd und Kalziumkarbonat Schwächungseigenschaften, die denen von Wasser entsprechen. Als »festes Wasser« verfügt dieser Referenzkörper über die erforderlichen Spezifikationen wie Homogenität, langdauernde Festigkeit und Stabilität der Zusammensetzung ohne Bildung von Gasen oder Niederschlägen.

Die Prototypen des Referenzsystems enthielten verschiedene Konzentrationen (50–250 mg/ml) des basischen Hydroxylapatits in Kunststoff sowie den reinen Polyäthylenstoff (Reiser, Faust u. Genant 1985; Reiser, Heuck, Faust u. Genant 1985; Faust u. Heuck 1986).

Eine große Verbreitung dieses neuartigen Festkörperreferenzsystems erlaubte die Kommerzialisierung durch die Firma Siemens, indem ein vereinfachter Referenzkörper aus nur einer Konzentration von Hydroxylapatit (200 mg) und wasseräquivalentem Polyäthylen in die Lagerungsmatte des CT-Untersuchungstisches eingelegt wurde und ein Softwarepaket (Osteo-CT) zur quantitativen Knochenmineralbestimmung ausgearbeitet wurde (Kalender u. Suess 1987a; Kalender; Suess u. Faust 1988).

Die Zusammenarbeit mit Willi Kalender eröffnete mir den frühen Zugang zur Dual-energy-QCT, die wir als eine der ersten Arbeitsgruppen am Somatom DRH anwenden konnten. Hierbei handelt es sich um die von Kalender entwickelte schnelle KV-Umschaltung, bei der in möglichst geringem Zeitabstand (um Patientenbewegungen zu vermeiden) die Schwächung zweier unterschiedlicher Hochspannungswerte gemessen wird, um systematische Fehler durch Aufhärtung, Kalibrierung, Weichgewebszusammensetzung und Fetteinlagerungen des spongiösen Knochens zu minimieren (Kalender u. Suess 1985; Kalender, Klotz u. Suess 1986a; Kalender, Perman, Vetter u. Klotz 1986b; Kalender, Bautz, Felsenberg, Suess u. Klotz 1987b; Kalender, Felsenberg u. Suess 1987c).

Die Vorteile der Dual-energy-Technik bei der quantitativen Mineralbestimmung mittels CT konnten wir insbesondere bei Patienten mit hämatologischen oder bösartigen Systemerkrankungen, bei chronischer Hämodialyse und bei Patienten unter Therapie derartiger Krankheitsbilder wie auch verschiedenen Osteopathien und bei immunsuppressiver Therapie nach TPL im klinischen Alltag feststellen (Weiske 1987; Weiske u. Guhl 1988; Weiske, Munding u. Schneider 1988; Weiske, Munding u. Schneider 1989; Weiske 1990a).

Am häufigsten wird die QCT zweifellos an der Wirbelsäule zur Osteoporosediagnostik eingesetzt. Kieferchirurgen interessieren sich jedoch für ein nichtinvasives bildgebendes Verfahren, um festzustellen, in welcher Weise zur Rekonstruktion in Ober- und Unterkiefer eingesetzte Beckenknochentransplantate makromorphologisch und densitometrisch eingebaut werden und inwieweit sie im Unterkiefer bei funktioneller Belastung Umbauvorgängen unterworfen sind. Zusammen mit H. Feifel und D. Riediger (Klinik für Kiefer- und Gesichtschirurgie, plastische Operationen, früher Katharinenhospital Stuttgart, Ärztl. Direktor Prof. Dr. Dr. D. Riediger, jetzt beide Medizinische Fakultät der RWTH Aachen) haben wir mit der Dual-energy-QCT Knochendichtemessungen am Unterkiefer nach mikrochirurgischer und freier Transplantation von Beckenkammsegmenten durchgeführt und zugleich die Transplantateinheilung makromorphologisch beurteilt, wird doch ein CT-Querschnittsbild der untersuchten Region „automatisch" und ohne neue Strahlenexposition mitgeliefert (Feifel, Riediger, Weiske u. Ehrenfeld 1992; Feifel, Riediger u. Weiske 1993; Feifel, Weiske u. Riediger 1993; Weiske, Feifel u. Riediger 1993; Feifel, Riediger u. Weiske 1994). Röntgenmorphologisch und computertomographisch zeigt sich nach mikrochirurgischer Transplantation charakteristischerweise ein homogen strukturiertes Transpantat mit guter Differenzierung in Spongiosa und Kompakta, das ohne Stufen in den originären Unterkiefer übergeht. Dagegen zeigt die Spongiosa der freien Transplantate unregelmäßige und unscharf begrenzte Sklerosen bei weitgehend »fließendem« Übergang in die Kompakta als Ausdruck unregelmäßiger reparativer Umbauvorgänge und Mineralisation.

Interessante Ergebnisse und wichtige Erkenntnisse konnten aus QCT-Untersuchungen von Hochleistungs-, Mittel- und Langstreckenläuferinnen zusammen mit dem Gynäkologen K. G. Wurster gewonnen werden: Jeder Ausdauersport führt zu einem Gewinn an Knochendichte, solange eine übertriebene Trainingsintensität nicht zu Zyklusstörungen bis zur Amenorrhö führt, obwohl auch dann noch im Vergleich zu amenorrhoischen Frauen trainingsbedingt eine höhere Knochendichte erzielt wird. Beginnen die Leistungssportlerinnen der Laufdisziplinen ihr Training in engem zeitlichem Zusammenhang mit der Menarche, kann der regelrechte Aufbau des spongiösen und kortikalen Knochens nicht in ausreichendem Maße stattfinden. Damit besteht nicht nur eine akute Gefährdung dieser Athletinnen während ihrer sportlichen Karriere, z. B. durch Ermüdungsbrüche. Da sie nicht die normale maximale Knochenmasse erreichen („peak bone mass"), ist Schaden für die Zeit der Menopause vorprogrammiert (Weiske u. Wurster 1990; Weiske u. Wurster 1991a, b; Wurster u. Weiske 1991a, b, c).

Zusammenfassung

Die Knochendensitometrie ist in einzigartiger Weise von F. H. W. Heuck inauguriert, theoretisch untermauert und praktisch vorangetrieben worden. In Form der QCT hat sie heute einen wichtigen Stellenwert für die frühe Diagnose der Osteoporose. Eine Differentialdiagnose der rarefizierenden Osteopathien ist jedoch nur unter Zuhilfenahme der makromorphologischen Strukturanalyse möglich, wie sie von Heuck seit jeher als unabdingbarer Bestandteil der radiologischen Beurteilung des Knochens gefordert wird.

Da die Knochenfestigkeit und Neigung zu Knochenbrüchigkeit, z. B. bei der Osteoporose, von der Knochendichte *und* Knochenstruktur abhängen, gewinnen bei der Osteoporosediagnostik zunehmend Untersuchungsmethoden Bedeutung, die auch eine Beurteilung der Struktur erlauben (Weiske 1990b), wie z. B. die HR-CT, Mikro-CT und MRI (Genant, 22nd Annual Refresher Course, The International Skeletal Society, New Orleans, Oct. 1995).

Das „Prinzip Heuck" hat Zukunft!

Literatur

Banzer D, Schneider U, Wegener OH, Oeser H, Pleul O (1979) Quantitative Mineralsalzbestimmung im Wirbelkörper mittels Computertomographie. Fortschr Röntgenstr 130:77–80

Bosnjakovic S, Heuck F, Reinhardt E (1978) Auswertung des Röntgenbildes hormoneller Osteopathien mit optoelektronischen Methoden. IX. Kongreß Ges Ungar Radiologen, Budapest, 1978

Bosnjakovic-Büscher S, Heuck F (1986) Spezielle Radiologie der Hand bei renaler Osteopathie. Radiologe 26:580–586

Cann CE, Genant HK (1980) Precise measurement of vertebral mineral content using computed tomography. J Comp Ass Tomogr 4:493–500

Cann CE (1987) Quantitative computed tomography for bone mineral analysis: Technical considerations. In: Genant HK (ed) Osteoporosis Update 1987. Universities of California Printing Services, San Francisco, Ca

Faust U, Heuck F (1986) Ein Referenzmaterial für die quantitative Computertomographie auf Polyäthylenbasis. Biomed Techn 31:175–177

Faust U, Bressmer H, Arlart I, Weiske R (1989) Quantitative Mineralsalzbestimmung und Strukturanalyse mit Hilfe der Röntgen-Computertomografie. Biomed Techn 34 (E):184–185

Feifel H, Riediger D, Weiske R, Ehrenfeld M (1992) Messung der Knochendichte nach mikrochirurgischer Transplantation vaskularisierter Beckenspäne. In: Schwenzer N, Ehrenfeld M (Hrsg) Angeborene Fehlbildungen. Entwicklungsstörungen nach Verletzungen im Wachstumsalter, 147–150. Freie Vorträge. Thieme, Stuttgart

Feifel H, Riediger D, Weiske R (1993a) Mineralisation und Makromorphologie freier und mikrochirurgisch revakularisierter Beckenkammsegmente nach autologer Unterkieferrekonstruktion. Dtsch Z Mund Kiefer GesichtsChir 17:289–294

Feifel H, Weiske R, Riediger D (1993b) Quantitative computed tomography - a new method in the assessment of autologous augmentation of the mandible. J Craniomaxillofac Surg 21:356–359

Feifel H, Riediger D, Weiske R (1994) Measurement of mandibular bone density after iliac crest grafting. Int J Oral Maxillofac Surg 23:104–109

Genant HK, Boyd DP (1977) Quantitative bone mineral analysis using dual-energy computed tomography. Invest Radiol 12:545

Heuck F, Schmidt E (1954) Röntgenologische und chemisch-analytische Untersuchungen des pathologisch veränderten Knochens. Fortschr Röntgenstr 81:27

Heuck F, Schmidt E (1960a) Konzentration und Verteilung der Kalksalze in der Knochenmatrix bei Osteopathien. Verh Dtsch Orthop Ges 48:201–209

Heuck F, Schmidt E (1960b) Die quantitative Bestimmung des Mineralgehaltes der Knochen aus dem Röntgenbild. Fortschr Röntgenstr 93:523–554

Heuck F, Schmidt E (1960c) Die praktische Anwendung einer Methode zur quantitativen Bestimmung des Kalksalzgehaltes gesunder und kranker Knochen. Fortschr Röntgenstr 93:761–783

Heuck F (1969) Mikroradiographische Untersuchungen der Mineralisation des gesunden und kranken Knochengewebes. Radiologe 9:142–154

Heuck F (1979) Mikroradiografie-Befunde zur Biodynamik des Knochens. Röntgenblatt 23:1–12
Heuck F, Saackel L (1973) Methoden zur quantitativen Auswertung von Mikroradiogrammen des Knochens. In: Heuck F (Hrsg) Densitometrie in der Radiologie. Thieme, Stuttgart
Heuck F (1974) Mikroradiographie. Verh Dtsch Ges Pathol 58:114–134
Heuck FHW (1979a) Radiologie des gesunden Skeletts. In: Schinz HR, Baensch WE, Frommhold W, Glauner R, Uehlinger E, Wellauer J (Hrsg) Lehrbuch der Röntgendiagnostik II/1. Thieme, Stuttgart
Heuck FHW (1979b) Qualitative und quantitative radiologische Analyse des Knochens. In: Schinz HR, Baensch WE, Frommhold W, Glauner R, Uehlinger E, Wellauer J (Hrsg) Lehrbuch der Röntgendiagnostik II/1. Thieme, Stuttgart
Heuck FWW, Bloss WH, Saackel LR, Reinhardt ER (1980) Strukturanalyse des Knochens aus Röntgenbildern. Biomed Techn 25:35–42
Heuck F, Vanselow K (1980) Röntgenologie, Densitometrie, Neutronen- und Protonenaktivierungsanalyse und Ultraschalluntersuchungen. In: Schiegk H (Hrsg) Handbuch der inneren Medizin, Bd. VI/1A. Springer, Berlin Heidelberg New York
Heuck F, Schilling M (1985) Informationswert der Weichstrahl-Immersions-Radiographie (WIR) der Hand bei hormonalen und metabolischen Osteopathien. Radiologe 25:573–581
Heuck FHW (1986) Die Meßverfahren zur weiterführenden radiologischen Analyse des Knochens. Radiologe 26:280–289
Heuck FHW (1989a) Radiologie des gesunden Skeletts. In: Diehlmann W, Frommhold W (Hrsg) Schinz/Radiologische Diagnostik in Klinik und Praxis, Bd. VI/1. Thieme, Stuttgart
Heuck FHW (1989b) Qualitative und quantitative radiologische Analyse des Knochens. In: Dihlmann W, Frommhold W (Hrsg) Schinz/Radiologische Diagnostik in Klinik und Praxis, Bd. VI/1. Thieme, Stuttgart
Heuck FHW (1989c) Radiologische Diagnostik der Osteoporose. In: Willgeroth F, Breit A (Hrsg) Klinische Radiologie/weibliches Genitale, Mamma, Geburtshilfe. Springer, Berlin Heidelberg New York Tokyo
Kalender WA, Suess C (1985) Anwendungen der Zwei-Spektren-Methode in der Computertomografie (CT) zur Knochenmineralbestimmung am Wirbelkörper. Biomed Techn Erg 30:189–190
Kalender WA, Suess C (1987a) A new calibration phantom for quantitative computed tomography. Med Phys 14:863–866
Kalender WA, Perman WH, Vetter IR, Klotz E (1986b) Evaluation of a prototype dual-energy CT apparatus. I. Phantom studies. Med Phys 13:334–339
Kalender WA, Klotz E, Suess C (1986c) Quantitative assessment of different body tissues by dual-energy CT. Radiology 161:244
Kalender WA, Bautz W, Felsenberg D, Süß C, Klotz E (1989b) Materialselektive Bildgebung und Dichtemessung mit der Zwei-Spektren-Methode. I. Grundlagen und Methodik. Digit Bilddiagn 7:66–72
Kalender WA, Felsenberg D, Süß C (1987c) Materialselektive Bildgebung und Dichtemessung mit der Zwei-Spektren-Methode. III. Knochenmineralbestimmung mit der CT an der Wirbelsäule. Digit Bilddiagn 7:170–176

Kalender WA, Suess C, Faust U (1988) Polyethylene - based water - and bone - equivalent material for calibration phantoms in quantitative computed tomography. Biomed Techn 33:73–76

Knese KH (1970) Struktur und Ultrastruktur des Knochengewebes, Mechanik und Festigkeit des Knochengewebes. Handbuch der med Radiologie IV/1. Springer, Berlin New York

Reiser U, Heuck F, Lichtenau L (1980) Untersuchungen der Mineraltopographie am menschlischen Wirbelkörper mit der Röntgencomputer-Tomographie. Radiologe 20:554

Reiser U, Heuck F, Faust U, Genant HK (1985) Quantitative Computertomographie zur Bestimmung des Mineralgehaltes in Lendenwirbeln mit Hilfe eines Festkörper-Referenz-Systems. Biomed Technik 30:187. (Eg. Bd.)

Rohloff R, Hitzler H, Arndt W, Frey KW (1985) Experimentelle Untersuchungen zur Genauigkeit der Mineralgehaltsbestimmung spongiöser Knochen mit Hilfe der quantitativen CT (Einenergiemessung). Fortschr Röntgenstr 143:693–697

Vanselow K, Heuck F (1970) Kritische Überlegungen zur radiologischen Bestimmung des Knochenmineralgehaltes. Fortschr Röntgenstr 112:344–353

Vanselow K, Proppe D (1984) Grundlagen der quantitativen Röntgen-Bildauswertung. Springer, Berlin Heidelberg New York

Vanselow K (1973) Fehlerquellen in der Densitometrie. In: Heuck F (Hrsg) Densitometrie in der Radiologie. Thieme, Stuttgart

Weiske R (1974) Angiocinedensitometrie und ihre Anwendung auf die Strömungsverhältnisse in der Aorta abdominalis des Menschen. Dissertation, Universität Tübingen

Weiske R, Vanselow K (1983) Cindedensitometric Examinations of the human abdominal aorta. In: Heuck F (ed) Radiological functional analysis of the vascular system. Springer, Berlin Heidelberg New York Tokyo, pp 175–181

Weiske R (1987) Improved skeletal diagnostic methods. In: Lemke HU, Rhodes ML, Jaffe CC, Felix R (eds) Computer assisted radiology. Proceedings of the internation symposium CAR'87. Springer, Berlin Heidelberg New York Tokyo, pp 434–438

Weiske R, Gerlach A (1987) Verbesserung der Weichstrahlradiographie der Hand durch modifizierte Aufnahmetechnik. Zbl Radiologie 134:217

Weiske R, Guhl L (1988) Quantitative Knochenmineralbestimmung mittels CT: Fortschritte durch die Dual-Energy-Technik. Biomed Technik 33, Erg. 2:253–254

Weiske R, Munding M, Schneider H (1988) CT-Knochenmineralbestimmung (Dual energy-Technik) und Röntgenmorphologie bei niereninsuffizienten und transplantierten Patienten. Zbl Radiologie 136:581

Weiske R, Munding M, Schneider H (1989) CT-Knochenmineralbestimmung mit Dual-energy-Technik bei Patienten unter immunsuppressiver Therapie nach Nierentransplantation. Zbl Radiologie 138:751

Weiske R (1990a) Radiologie der renalen Osteopathie. In: Malluche HH, Franz HE (Hrsg) Renale Osteopathie. Wiss Verlagsgesellschaft Stuttgart, S 49–74

Weiske R (1990b) Knochenmineralbestimmungen ohne CT-Morphologie? In: Schneider GH, Vogeler E, Kocever K (Hrsg) Digitale Bildgebung, interventionelle Radiologie, integrierte digitale Radiologie. 6. Grazer Radiologisches Symposium 1989. Blackwell Ueberreuter Wissenschaft Berlin, S 479–484

Weiske R, Wurster KG (1990) Hypoestrogenism as a risk factor of reduced bone density in endurance sportswomen. In: Christiansen C, Overgaard K (eds) Osteoporosis 1990. Osteopress ApS, Kopenhagen, pp 1731–1734

Weiske R (1991) Röntgendiagnostik bei manifester Osteoporose. Pyrmonter Gespräche. Ärzte-Zeitung Neu-Isenburg 1991

Weiske R, Bressmer H, Heinze V (1991) Quantitative Knochenmineralbestimmung und Struktur-/Texturanalyse am Lendenwirbelkörper mittels Röntgen-Computertomografie. In: Werner E, Matthiaß HH (Hrsg) Osteologie - interdisziplinär. Springer, Berlin Heidelberg New York Tokyo

Weiske R, Wurster KG (1991a) Knochendichtemessungen bei Hochleistungssportlerinnen (Mittel- und Langstreckenläuferinnen). In: Werner E, Matthiaß H (Hrsg) Osteologie - interdisziplinär. Springer, Berlin Heidelberg New York Tokyo, S 271–275

Weiske R, Wurster KG (1991b) Radiologische Diagnostik der juvenilen Osteoporose - Quantitative Computertomographie bei Sportlerinnen. In: Wurster KG, Weiske R (Hrsg) Ermüdungsbruch durch Osteoporose. Springer, Berlin Heidelberg New York Tokyo, S 27–46

Weiske R, Wurster K (1991c) Hypoestrogenism as a risk factor of reduced bone density in endurance sportswomen and anorexia nervosa. European Congress of Radiology 1991 (Abstr)

Weiske R, Gerlach A (1992) Weichstrahlimmersionsradiographie der Hand durch modifizierte Aufnahmetechnik bei renaler Osteopathie. In: Ittel TH, Sieberth HG, Matthiaß HH (Hrsg) Aktuelle Aspekte der Osteologie. Springer, Berlin Heidelberg New York Tokyo, S 198–202

Weiske R, Feifel H, Riediger D (1993) Knochendichtemessungen am Unterkiefer nach mikrochirurgischer und freier Transplantation von Beckenkammsegmenten. In: Pesch H-J, Stöß H, Kummer B (Hrsg) Osteologie aktuell VII. Springer, Berlin Heidelberg New York Tokyo, S 250–254

Wurster KG, Weiske R (Hrsg) (1991a) Ermüdungsbruch durch Osteoporose. Springer, Berlin Heidelberg New York Tokyo

Wurster KG, Weiske R (1991b) Risiko von endokrinen Störungen bei Leistungssportlerinnen für das Skelettsystem. In: Werner E, Matthiaß H (Hrsg) Osteologie - interdisziplinär. Springer, Berlin Heidelberg New York Tokyo, S 239–244

Wurster KG, Weiske R, Keller E (1991c) Sind Zyklusstörungen ein Risiko für den Knochenstoffwechsel junger Frauen? In: Wurster KG, Weiske R (Hrsg) Ermüdungsbruch durch Osteoporose. Springer, Berlin Heidelberg New York Tokyo, S 7–26

WERNER WENZ

Den Fortschritt wagen, das Alte bewahren

Anmerkungen eines älteren Radiologen zu modernen wissenschaftlichen Publikationen

Im Novemberheft 1995 einer chirurgischen Zeitschrift erschien eine Arbeit zur Aussagekraft der Computertomographie beim schweren Thoraxtrauma. Schon die oberflächliche Lektüre weckte Erinnerungen an bekannte Zitate unseres Jubilars: „Warum lesen die jungen Leute keine deutschsprachige Literatur mehr? Warum müssen es nahezu ausschließlich angelsächsiche Zitate sein? Wir müssen unsere eigenen Erkenntnisse doch vor niemanden verstecken."

Friedrich Heuck hatte mich vor Jahren, in der Zeit gemeinsamer Redaktorentätigkeit bei der Zeitschrift *Der Radiologe* auf eine Arbeit aus seinem Institut aufmerksam gemacht. Sie war im Rahmen einer klinisch-experimentellen Nierenstudie über eine ähnliche Problematik von uns nicht erwähnt worden. Wir waren damals sehr beschämt, weil wir so wenig gründlich recherchiert hatten.

Bei der eingangs erwähnten Arbeit ist es ähnlich: Dominanz angloamerikanischer Literaturangaben und fehlende Hinweise auf uns geläufige, deutschsprachige Standardwerke. Da wir lange Jahre auf diesem Gebiet gearbeitet haben, stellt sich natürlich die selbstkritische Frage: Waren wir 1979 wirklich so schlecht, als wir über die Röntgendiagnostik bei 679 Patienten mit Thoraxtrauma berichteten und 1987 eine Studie über Computertomographie beim Thoraxtrauma publizierten, daß unsere Bemühungen keiner Erwähnung mehr wert sind? Die Bedeutung der CT und ihre Indikationen insbesondere bei den Verletzungsfolgen war schon damals unumstritten.

Friedrich Heucks Kommentar könnte vielleicht so lauten: „Spätestens nach Ablauf einiger Jahrzehnte werden die Autoren bei gleicher Sachlage den gleichen, zugegebenermaßen ohnmächtigen Zorn alter Männer über in Vergessenheit geratene Arbeiten nachempfinden wie wir heute."

Die Schlußfolgerungen aus der eingangs erwähnten Studie, federführend von einem Unfallchirurgen unter Mitarbeit potenter Radiologen verfaßt, werden zudem schon in der gleichen Zeitschrift in einem Kommentar im Hinblick auf die statistische Glaubwürdigkeit der vergleichenden Untersuchung angezweifelt.

In derselben Arbeit wird die breite Verschattung eines rechten Unterfeldes in der Legende als weitgehend unauffällige Thoraxaufnahme beschrieben. Dies war stets der Punkt, an dem unser Jubilar warnte: „Nur durch Leistung, nur durch bessere Aufnahmen und bessere Deutung derselben können wir unsere unabhängige Position als Radiologen behaupten."

Die „alten Männer" haben jedoch keinen Grund, aus Anlaß eines runden Geburtstages zu schimpfen. Vielmehr wollen sie versuchen, den Ursachen solch locker gestrickter Publikationen, denen wir ja alle nicht immer widerstanden haben, nachzugehen. Grundgedanke sei, dem Neuen zwar in der Publikation den Vorzug zu geben, Altbewährtes oder von anderen Vorgedachtes dabei aber nicht zu vernachlässigen.

Wer schreibt, bleibt!

Wie kommt es zu solchen Veröffentlichungen?

Publikationen aus wissenschaftlichen Instituten sind Gradmesser für ihre Aktivitäten und nicht zuletzt Voraussetzung für die Karriere eines Forschers. So gilt als Regel für die Anmeldung zur Habilitation an der Freiburger medizinischen Fakultät, daß der Kandidat etwa 10 bis 15 Originalarbeiten verfaßt haben soll. Dies schließt naturgemäß nicht aus, daß schon eine einzige, nobelpreisverdächtige Studie als schriftlich-wissenschaftliche Leistung genügen kann. Nur sind solche Arbeiten nicht gerade alltäglich.

Trotz der in allen „Informationen für Autoren" verlangten Originalität der Arbeit klagen die Redaktionen der Fachzeitschriften nicht selten über Publikationen gleicher Ergebnisse in anderen/mehreren Zeitschriften unter geringfügiger Änderung des Titels und/oder der Autorennamen. Manchmal erheben Veröffentlichungen Anspruch auf Originalität, obwohl wissentlich oder aus Nachlässigkeit bereits bekannte Fakten unterschlagen werden.

Eine weitere Methode, die Zahl eigener Publikationen zu erhöhen, ist die sogenannte Salamitaktik, mit welcher Erkenntnisse aus einer größeren Studie bruchstückweise in mehreren Veröffentlichungen angeboten werden. Auch die wachsende Zahl der Publikationsorgane animiert zu vermehrten Veröffentlichungen. Als wir Anfang der 70er Jahre mit der Verlagsarbeit begannen, war *Der Radiologe* erst wenige Jahre alt. Als

Flaggschiff der deutschen Radiologie galten unverändert die *Fortschritte auf dem Gebiet der Röntgenstrahlen,* es gab die *Röntgen Blätter* und die *Röntgenpraxis.*

Zwanzig Jahre später erschienen schon innerhalb des eigenen Verlages zahlreiche radiologische Zeitschriften sowohl in deutscher als auch in englischer Sprache. Daß diese Situation dazu verführt, z. B. unter leichter Schwerpunktverlagerung Mehrfachpublikationen vorzunehmen, liegt nahe.

Schon 1977 schreibt Arnold S. Relman im *New England Journal of Medicine,* daß wissenschaftliche Publikationen nicht nur archivarischen Wert für die Entwicklung der einzelnen Fachgebiete haben, sondern Auskunft über die individuellen Erkenntnisse der einzelnen Schulen vermitteln. Daneben sei jedoch die Quantität der Publikationen eines Kandidaten mindestens ebenso gewichtig wie ihr Inhalt. In einem solchen Publish-or-perish-Klima dürfe man sich nicht über fragmentierte, überlappende oder doppelte Publikationen wundern, die manchmal den Zweck einer Publikation, nämlich die des Austauschs neuer Informationen und ihrer Diskussion, überlagern.

Verantwortung des Herausgebers einer Zeitschrift

Vor diesem Hintergrund der Probleme unserer Autoren sind die Aufgaben des Herausgebers einer Zeitschrift zu sehen, die unser Jubilar jahrzehntelang in der ihm eigenen Art bewältigt hat und heute noch als Editor zweier Buchreihen wahrnimmt. Er steht zwischen Autor und Verleger, und ihm obliegt die Verantwortung für die Qualität eines Heftes oder Bandes. Diskussionen sowohl mit den dem Fortschritt huldigenden Verfassern einer Arbeit und dem Verlag mit seinen häufig kaufmännischen Argumenten sind deshalb an der Tagesordnung.

Eine Zeitschrift kann nur so gut sein wie die Summe der Arbeiten, die sie veröffentlicht. Der Umfang eines Themenheftes, für das z. B. ausgezeichnete Arbeiten vorliegen, muß deshalb entsprechend vergrößert werden. Wichtige Kongresse bedingen veränderte Erscheinungsdaten u.s.w. Andererseits vermag das schwächste Glied in der Manuskriptkette - die miserable Arbeit - unendlichen Schaden anzurichten.

Wie lassen sich solche Pannen von seiten des Herausgebers vermeiden? H. F. Linskens hat 1989 den Editor als die „Knautschzone" zwischen Verleger und Autor bezeichnet, womit die Machtposition einerseits, aber auch die Verletzlichkeit des Herausgebers im Kommunikationssystem der Wissenschaft angedeutet wird. Friedrich Heuck hat jene Jahrzehnte fruchtbarer Redaktionsarbeit erlebt, in denen nicht selten vom federführenden Schriftleiter oder einem einzigen Redaktionsmitglied über Annahme und Ablehnung eines Manuskriptes entschieden wurde. Die Probleme

- Qualitätskontrolle,
- Festlegung der Priorität,
- Beurteilung der Tauglichkeit

lassen sich heute nicht mehr von einem einzigen Redaktor bewältigen.

Sie werden auf eine aus mehreren Mitgliedern bestehende Gutachterebene verlagert, die ein Spiegelbild potenter Wissenschaftler der verschiedenen Fachgebiete sein muß: Röntgendiagnostik (konventionell, interventionell, axiale Verfahren), Neuro- und Kinderradiologie, Strahlentherapie, Nuklearmedizin, Strahlenbiologie.

Mit dem Fortschritt innerhalb der Radiologie ändern sich demnach auch die Aufgaben eines Herausgebers, zumal die Entwicklung vom einzelnen Autor hin zum Autorenteam wiederum mit Konsequenzen für den Herausgeber einhergeht. Die Arbeiten werden umfangreicher, inhaltlich deshalb jedoch nicht unbedingt besser, mit oft inhomogenem Duktus und leider zunehmendem Sprachverfall. Er dokumentiert sich nach Kern (1982) z. B. in zahlreichen bedeutungslosen Füllsätzen und zunehmender „Versubstantivierung".

Literaturangaben unter Zuhilfenahme einer Datenbank führen meist zu langen Auflistungen, die bei weitem nicht immer für die Arbeit bedeutsam sind und wegen der Fülle des Materials schon aus Zeit- und Platzgründen auf die letzten Jahre begrenzt bleiben. In diesem Zusammenhang erhebt sich überhaupt die Frage, wie wir heute in der modernen Informationsgesellschaft noch den Überblick behalten können. Umberto Eco äußerte die Auffassung, wir sähen keineswegs einer Zukunft des unüberblickbaren Wissens entgegen, sondern einer Epoche des Vergessens, vergleichbar allenfalls der Völkerwanderungszeit, in der die Kulturtechniken und das Gedächtnis der Antike in einigen abgelegenen Bibliotheken – und dort auch nur in Bruchstücken – hätten überleben können (nach Schümer 1995).

Der Herausgeber lebt auch hier zwischen zwei Positionen, der Resignation vor der Wissensflut einerseits und einer Welt des Vergessens auf den anderen Seite. „Wo abgespeicherte Informationen ins Unermeßliche steigen, erscheint die beschränkte Speicherkapazität eines einzelnen Gehirns immer weniger zureichend" (Schümer 1995). Da die Informatiker selbst an diesem Punkt der Erkenntnis angelangt sind, ist die regulierende Hand des Herausgebers gefordert, die Autoren anzuhalten, im Hinblick auf die Menge der Zitierungen „die Kirche im Dorf zu lassen", wie unser Jubilar beim Studium überbordender Bibliographien zu bemerken pflegte.

Wie schwierig die Qualitätskontrolle einer eingereichten Arbeit sein kann, darf am Beispiel der für uns Ältere damals völlig neuen axialen Verfahren erläutert werden. Ich hätte nach einer ersten Vorstellung sonographischer Aufnahmen der Niere Mitte der 60er Jahre im Hörsaal der Chirurgischen Universitätsklinik Heidelberg nie die Entwicklung für möglich gehalten, welche die Sonographie innerhalb weniger Jahre bis zu ihrer heutigen Bedeutung genommen hat. Statt dessen versuchten wir immer wieder mit unseren schönsten Gallenblasenbildern in Publikationen und Vorträgen gegen die ersten Darstellungen im Ultraschall anzugehen, bis von Kongreß zu Kongreß die Sonographie Gesamtsieger blieb.

Ganz ähnlich erging es den Schriftleitern dieser Jahre: Eher restriktiv bei der Annahme solcher Arbeiten, hatten junge Autoren es nicht leicht, in einer Röntgenzeitschrift mit der neuen Methode anzukommen. Die Folge war die Gründung eigener, methodisch ausgerichteter Zeitschriften, die bald florierten.

In der Erinnerung an die Qualität der ersten computertomographischen Aufnahmen, die aus England zu uns kamen, kann man verstehen, daß zunächst berechtigte Zweifel erhoben wurden, ob diese kostenaufwendige Methode überhaupt einmal klinisch relevant sein würde. Auch hier haben wir uns im Laufe weniger Jahre an regelmäßige Veröffentlichungen über eine Untersuchungsmethode gewöhnt, die auch vom bereits erfahrenen Radiologen neues Lernen verlangten und Probleme der konventionellen Röntgendiagnostik langsam in den Hintergrund drängten.

Durch den rasanten Fortschritt der Computertechnik war im Falle der Kernspintomographie in den Publikationsorganen der Boden für Arbeiten über diese neue Methode bereits vorbereitet. Wir haben in den Redaktionsstuben einschlägige Manuskripte regelrecht herbeigesehnt, nachdem die ersten Geräte 1983/84 in Deutschland verfügbar waren.

Auch für diese Untersuchungsmethode existieren mittlerweile eigene Zeitschriften, in denen technische Details erörtert werden, die nur noch von Spezialisten verstanden werden. Der aus der Klinik Kommende wird beim Studium dieser Hefte immer mehr den Bezug zum Patienten vermissen und bei mancher Untersuchung, die ja zeit-, geräte- und kostenaufwendig ist, den Hinweis auf altbewährte Darstellungsmethoden entbehren.

Die Abhandlung technischer Feinheiten nimmt denn auch in unseren Fachorganen einen immer größeren Platz ein mit einer kaum mehr nachvollziehbaren Zahl von Abkürzungen und Anglizismen, von denen wir vor einigen Jahren Dutzende aus nur einem Heft unserer Zeitschrift gesammelt haben.

In der Kürze liegt die Würze

So weit die Schilderung einiger Probleme des Herausgebers einer Zeitschrift in seinem permanenten Konflikt, das Neue zu fördern, ohne das Bewährte zu vernachlässigen. Was sollte man als Älterer, als Lehrer und/ oder Chef zur Konfliktlösung tun? Einige Gedanken, die wir über die Jahre einer vertrauensvollen Zusammenarbeit beim *Radiologen* entwikkelt haben, wurden 1990 als Editorial zusammengefaßt. Friedrich Heuck hat sie nach bestem Wissen und Können versucht zu realisieren. Er war den jungen Autoren gegenüber kein Bremser, sondern ein Anreger und konnte doch kritisch „nein" sagen, wenn eine Arbeit nicht den Kriterien der Zeitschrift entsprach.

Wir sahen als Grundlage einer wissenschaftlichen Arbeit zunächst die übersichtliche Gliederung und Kürze der Darstellung, die sich nicht in unwesentlichen Details oder einer nicht enden wollenden Bildergalerie, ähnlich einer Vernissage, erschöpfen durfte, und empfahlen folgende Disposition:

- *Titel* mit Leitmotiv,
- *Einleitung* mit Schilderung des bearbeiteten Problems,
- *Material und Methodik* mit knappen, aber präzisen Werten,
- *Ergebnisse* am besten in Form übersichtlicher Tabellen, Kurven oder Bilder,
- *Diskussion* der vorliegenden Literatur und Hervorhebung des „Neuerarbeiteten",
- *Zusammenfassung* stichwortartig mit Eckdaten für „Diagonalleser".

Diese Grundprinzipien sind bekannt. Nur wird allzu oft gegen sie verstoßen. Wer jedoch solcherart schreibt, wird Wert auf Originalität und Kreativität legen und wird zwischen Trivialem und wichtiger Forschung in Kürze zu unterscheiden wissen. „Durch das Einfache geht der Weg zur Wahrheit" (G. C. Lichtenberg)! Das Ergebnis ist mehr Zeit für andere Inhalte, mehr Zeit für die Reflexion über das Thema und mehr Zeit zum wirklichen Sehen.

Großes Vorbild für uns Radiologen ist Conrad Wilhelm Röntgen, der auf wenigen Seiten ein Experiment beschreibt, dessen Resultat uns noch nach 100 Jahren zu immer neuen Forschungen veranlaßt: überraschendes Auftreten einer bis dahin unbekannten Art von Strahlen, Beschreibung ihrer Eigenschaften und zukunftsweisend mögliche praktische Anwendungen.

Eine Reduzierung der selbst mittels Computer kaum zu differenzierenden Menge an wissenschaftlichen Veröffentlichungen verspricht sich Huth (1986) von festen Kriterien für deren Annahme, wie sie von mehreren Fachgesellschaften für ihre Publikationsorgane bereits aufgestellt worden sind. Darüber hinaus fordert er die Kennzeichnung einzelner Abschnitte, die von Koautoren bearbeitet worden sind, um die sinnlose Anhäufung von Autorennamen zu vermeiden. Gelegentlich finden sich darunter sogar bekannte Institutschefs, die doch schon aufgrund ihrer Stellung den Nachweis erbracht haben sollten, daß sie in der Lage sind, eine interessante Kasuistik zu verfassen.

Auch der Vorschlag, jeden Autor bestätigen zu lassen, daß er die endgültige Version der Arbeit gesehen hat, ist der Diskussion wert; denn bei so mancher kritischen Zuschrift wurde bemängelt, daß der Abteilungsleiter die Endfassung leider nicht kontrolliert habe.

Exaktheit, Kürze und Klarheit der Darstellung fordert Siegelman (1988), aber auch ein angemessenes Verhältnis zwischen Manuskriptumfang und Bedeutung des Gegenstandes. Nach kritischer Analyse der eigenen Ergebnisse, „Kondensierung“ und Herausstellung der dem Autor wesentlichen Aussage gehört eine statistisch exakte Auswertung der neuen Erkenntnisse mit früher erreichten und konkurrierenden Studien dazu.

Die eigenen Resultate sollten auch nicht mit Adjektiven wie „einzigartig“, „extrem wertvoll“ oder „höchst innovativ“ bezeichnet werden. Es könnte sein, daß der kritische Gutachter vielleicht anmerkt, die Arbeit enthalte einige recht gute neue Beobachtungen, das Material sei aber weit davon entfernt, einzigartig zu sein, und ein Konzept sei nicht zu erblikken.

Zusammenfassung

Genug der kritischen Äußerungen! Unsere geistigen Kinder sind nicht besser oder schlechter als ihre Väter. Friedrich Heuck würde anfügen, er habe ja nur einige Anregungen geben wollen; zu einem Aufstand der manchmal zornigen älteren Generation bestehe kein Anlaß. Nur würde die sich freuen, wenn die Radiologen sich auch im Jubiläumsjahr Röntgens daran erinnern, daß bildgebende Verfahren nicht erst im letzten Jahrzehnt entwickelt worden sind, sondern schon früher den zuweisenden Klinikern gute Dienste geleistet und daß wir damit - was oft vergessen wird - unseren Patienten geholfen haben.

Literatur

Dinkel E, Uhl H, Reinbold WD, Wimmer W, Wenz W (1987) Computertomographie beim Thoraxtrauma. Radiologe 27:391-397

Friedman PJ (1983) Radiologie reporting: structure. Am J Radiol 140:171-172

Kern E (1983) Schicksal und Zukunft alter und neuer Zeitschriften. Langenbecks Arch Chir 361:837-840

Khodadyan C, Hoffmann R, Neumann K, Vogl T, Pappert D, Südkamp NP (1995) Diagnostische Aussagekraft der Thorax-Computertomographie beim schweren Thoraxtrauma. Chirurg 66:1097-1104

Lichtenberg GC (1984) Sudelbücher. Insel, Frankfurt/Main

Linskens HF (1989) Die wissenschaftliche Zeitschrift aus der Sicht des Herausgebers (nicht veröffentlichtes Exposé)

Relman AS (1977) Publish of perish - or both. New Engl J Med 297:724-725

Schümer D (1995) Das große Verdummen. Unsere Computer haben die Alzheimerkrankheit. FAZ 284 (6. 12. 1995)

Siegelman SS (1988) Advice to authors. Radiology 166:278-280

Wenz W, Klöhn I, Wolfart W (1979) Röntgendiagnostik beim Thoraxtrauma. Radiologe 19:201-213

Wenz W, Laubenberger J (1990) Aufgaben und Verantwortung des Herausgebers einer Zeitschrift. Radiologe 30:1-4

Wenz W, Einert A (1991) In der Kürze liegt die Würze. Radiologe 31:506-508

Wenz W (1994) Habilitation in der Radiologie 34:335-339

KNUT WOLSCHENDORF

Das Quantitative in der Radiologie

Wenn fast genau 100 Jahre nach Wilhelm Conrad Röntgens Entdeckung der nach ihm benannten Strahlen Prof. Dr. med. Friedrich Heuck seinen 75. Geburtstag feiert, so ist das schon fast wie ein Omen. Denn nach nur kurzer orthopädischer und chirurgischer Tätigkeit wechselte er schon zu seiner Kieler Zeit in das Fachgebiet Radiologie über, und von diesem Zeitpunkt an bestimmten die Röntgenstrahlen seinen beruflichen und wissenschaftlichen Werdegang bis in die Gegenwart.

Die Entdeckung der Röntgenstrahlen stellte gleich in zweifacher Weise ein epochemachendes wissenschaftliches Ereignis dar. Zum einen lieferten sie einen überzeugenden Beweis für die interdisziplinäre Verknüpfung von Physik und Medizin; zum anderen eröffneten sie der Medizin bis dahin ungeahnte Möglichkeiten der Diagnostik und später auch der Therapie, die in der Entstehung des Fachgebietes Radiologie zum Ausdruck kamen.

Diese außerordentlichen Perspektiven der Diagnose haben sicherlich auch Friedrich Heuck fasziniert, war es doch mit ihnen möglich, auf nichtinvasive Weise Informationen über pathologische Veränderungen im Innern des Körpers zu erhalten. Die stürmische Entwicklung der Röntgengeräte und des Filmmaterials versetzte die Radiologen schon bald in die Lage, auch kleine Herde oder Läsionen als Schwärzungsunterschiede diagnostisch zu erfassen.

Jedoch auch hochauflösende Röntgenbilder, die ihren diagnostischen Zweck durchaus erfüllten, blieben zunächst nur relative Informationen. Wegen der Abhängigkeit der Schwärzungswerte von den Bestrahlungs- und Entwicklungsparametern konnte man aus ihnen noch nicht unmittelbar auf die Konzentration des durchstrahlten Gewebematerials schließen. Diese Problematik hat Friedrich Heuck schon frühzeitig beschäftigt, und er sann über Lösungsmöglichkeiten nach, wie man die Schwärzungsinformation auch in quantitativer Weise auswerten könnte. Schon bald erkannte er die Notwendigkeit, solche Problemstellungen in Zusammenarbeit mit Physikern und Ingenieuren zu lösen. Und durch Einsatz eines normierten, knochenähnlichen Referenzsystems gelang es ihm schon 1960 [1, 2], aus dem Röntgenbild den Mineralgehalt des Knochens auch quantitativ zu bestimmen.

Diese so eingeführte quantitative Meßmethode der Röntgendensitometrie war dann Ausgangspunkt für die Entwicklung einer Vielzahl von weitergehenden Methoden. Hierzu zählen zum einen die auf Isotopenstrahlen basierenden Photonenabsorptionsverfahren [3] SPA und DPA, die später durch SXA und DEXA-Methoden erweitert wurden. Insbesondere sind hier auch die computertomographischen Verfahren zu nennen [4], die von Genant [5] und Kalender [6] zu außerordentlich genauen Meßmethoden weiterentwickelt wurden und die Friedrich Heuck und seine Schüler in Zusammenarbeit mit dem Stuttgarter Institut für Biomedizinische Technik auch für weitergehende Messungen des Mineralgehaltes im Lendenwirbelkörper anwandten [7].

Es würde den Rahmen dieses Beitrages überschreiten, alle wissenschaftlichen Folgeentwicklungen dieser Technik aufzuführen; hierzu sei auf den von Heuck und Vanselow verfaßten Handbuchartikel verwiesen [8]. Die wissenschaftlichen Ergebnisse seiner osteologisch-densitometrischen Untersuchungen haben in etwa 280 Vorträgen und rund 300 Veröffentlichungen in Fachzeitschriften und Handbüchern sowie in einer Vielzahl von Ehrungen und Medaillen ihren Niederschlag gefunden.

Vollständig gelöst war das Problem der radiographischen Analyse des Skelettsystems damit jedoch noch nicht. Die biomechanische Stabilität des Knochens ist nicht allein von der Mineralmasse, sondern auch von deren räumlicher Verteilung abhängig, die in der Knochenstruktur ihren Ausdruck findet. Zwar wurde schon frühzeitig versucht, durch visuelle Einteilung von Trabekelmustern hierbei eine Klassifikation zu erreichen [9], jedoch blieben die Ergebnisse bestenfalls semiquantitativ. Doch auch hier ließen das Streben nach quantitativer Information und seine Fähigkeit zur Nutzung interdisziplinärer Methoden Friedrich Heuck nicht ruhen, und so konzipierte er schon 1980 in Zusammenarbeit mit dem Institut für Physikalische Elektronik ein zunächst noch auf optischen Methoden basierendes Verfahren zur Strukturanalyse des Knochens [10].

Die meßtechnische Auflösung reichte seinerzeit noch nicht aus, um damit größere klinische Untersuchungen durchzuführen. Nach dem Aufkommen der digitalen Bildverarbeitung konnte diese Idee dann im Institut für Angewandte Physik der Universität Kiel zu einem klinisch einsetzbaren Meßsystem für die quantitative Knochenstrukturanalyse weiterentwickelt werden, mit dem eine Reihe von interessanten Ergebnissen bei Antikonvulsiva- und Dialysepatienten erhalten werden konnte [11, 12]. Mit Dankbarkeit und Respekt erinnert man sich in der Kieler Arbeitsgruppe an all die Ideen und Konzepte, mit denen Friedrich Heuck durch seinen ausgeprägten Sinn für das Physikalische und das Quantitative die radiologische Analyse des Skelettsystems ein großes Stück vorangebracht hat.

Literatur

1. Heuck F, Schmidt E (1960) Die quantitative Bestimmung des Mineralgehaltes des Knochen aus dem Röntgenbild. RöFo 93:523–554
2. Heuck F, Schmidt E (1960) Die praktische Anwendung einer Methode zur quantitativen Bestimmung des Kalksalzgehaltes gesunder und kranker Knochen. RöFo 93:761–783
3. Cameron JR, Sorenson JA (1963) Measurement of bone mineral in vivo: an improved method. Science 142:230–232
4. Rüegsegger P, Elsasser U, Anliker M, Gehm H, Kind H, Prader A (1976) Quantification of bone mineralization using computed tomography. Radiology 121:93–97
5. Genant H, Boyd D (1977) Quantitative bone mineral analysis using dual energy computed tomography. Invest Radiol 13:545–551
6. Kalender W, Süss Chr (1985) Anwendung der Zwei-Spektren-Methode in der Computertomographie (CT) zur Knochenmineralgehaltsbestimmung am Wirbelkörper. Biomed Techn 30:189–190
7. Reiser U, Heuck F, Lichtenau L (1980) Untersuchungen der Mineraltopographie am menschlichen Wirbelkörper mit der Röntgen-Computer-Tomographie. Radiologe 20:554–557
8. Heuck F, Vanselow K (1980) I. Radiologische Methoden. Röntgenologie, Densitometrie, Neutronen- und Protonenaktivierungsanalyse und Ultraschalluntersuchungen. In: Kuhlencordt F, Bartelheimer H (Hrsg) Handbuch der inneren Medizin VI/A. Springer, Berlin Heidelberg New York, S 221–397
9. Singh M, Nagrath A, Maini PS (1970) Changes in trabecular pattern of the upper end of the femur as an index of osteoporosis. J Bone Joint Surg 52A:457–467
10. Heuck FWH, Bloss WH, Saackel LR, Reinhardt ER (1980) Strukturanalyse des Knochens aus Röntgenbildern. Biomed Techn 25:35–42
11. Wolschendorf K, Vanselow K, Niedermayer W, Albrecht J (1991) Quantisierung von Knochenstrukturauflockerungen mit der digitalen Röntgenbildverarbeitung. In: Werner E, Mattiaß HH (Hrsg) Osteologie Interdisziplinär. Springer, Berlin Heidelberg New York, S 62–66
12. Wolschendorf K, Martens H, Niedermayer W, Grashuis JL, Trouerbach WT (1994) Knochenstrukturanalyse mit eindimensionaler Fouriertransformation. In: Reiser M, Heuck A, Münzenberg KJ, Kummer B (Hrsg) Osteologie aktuell VIII. Springer, Berlin Heidelberg New York Tokyo, S 385–388

EBERHARD ZEITLER

Entwicklung der interventionellen Radiologie

Unter „interventioneller Radiologie“ (IR) wird zunehmend die Möglichkeit der Therapie mit Hilfe bildgebender Systeme, vor allem unter Gebrauch von Röntgenstrahlen und Kernspintomographie, verstanden. Dieser neueste Zweig der Radiologie ist eine Weiterentwicklung der invasiven Diagnoseverfahren, insbesondere der Möglichkeiten der selektiven arteriellen und venösen Katheterisation [72].

Voraussetzung für eine sinnvolle interventionelle Radiologie war die Entwicklung der Bildverstärkerfernsehtechnik mit den Möglichkeiten der radiologischen Bildüberwachung im nicht abgedunkelten Raum, wodurch die Grundlagen für eine aspetische, minimalinvasive operative Therapie geschaffen wurden.

Frühzeitig wurden die Möglichkeiten der selektiven Katheterisation zu einer zentralen Applikation von Pharmaka gesehen. Dies haben die Selbstversuche von Bleichröder und Forssmann [2, 17] zur Applikation von Pharmaka in das rechte Herz über einen von der V. cubitalis aus eingeführten Katheter gezeigt.

Schließlich war für die gezielte Applikation therapeutischer Substanzen auch die Existenz gut verträglicher Kontrastmittel notwendig.

Die interventionelle Radiologie stützt sich historisch auf die Entwicklung einer immer leistungsfähigeren Röntgendurchleuchtung, immer besser verträglicher Kontrastmittel sowie auf das technische Prinzip der perkutanen Katheterisation von Arterien und Venen. Die Allgemeinnarkose bei Angiographie und interventioneller Radiologie ist weitgehend überflüssig geworden.

Auf diesen Grundsätzen aufbauend, sind im vaskulären Bereich die wesentlichen therapeutischen Prinzipien

- die Gefäßrekanalisation,
- die Gefäßokklusion,
- die Aspiration oder Extraktion von Substanzen aus dem Gefäßsystem

- und die Einbringung von Hilfsmitteln für die kontrollierte Durchblutung, d. h. Applikation von Stents, Cavafiltern und ähnlichen Instrumenten.

Die *Okklusion von Arterien* erfolgte erstmals im Bereich der Spinalarterien, zum Verschluß arteriovenöser Malformationen, durch Luesenhop et al. [33] und wurde weiterentwickelt durch di Chiro und Doppman [10] und andere. Die Embolisation von Hirntumoren, Sinus-cavernosus-Fisteln und Meningeomen markiert den Beginn der Neurointerventionen [9, 36, 41, 43, 60].

Ein zweites Prinzip zur Okklusion von Gefäßen waren der perkutane transluminale Verschluß des offenen Ductus arteriosus Botalli durch Porstmann [48], die Okklusion der V. spermatica [24, 31, 61, 71] und die perkutane Embolisation von Tumorgefäßen durch Wallace und andere [15, 27, 40, 66].

Zielvorstellung der Okklusion von Gefäßen war es, arteriovenöse Malformationen kongenitaler Art zu verschließen oder zu verkleinern oder tumorversorgende Gefäße zu verschließen. Eine Weiterentwicklung auf diesem Gebiet war die Kombination von Embolisation und Applikation von Chemotherapeutika, um die systemischen Nebenwirkungen bei hoher Dosierung zu vermeiden und eine lokale Chemotherapie zu erzielen [27, 40, 66].

Im Gegensatz hierzu ist die ganz entscheidende *Rekanalisation von Arterien* erstmals bei der Behandlung der peripheren arteriellen Verschlußkrankheit im Bereich von Beinarterien durch Dotter u. Judkins [12, 13] eingeführt worden.

Diese Behandlung mit einfachen Bougierkathetern wurde gering modifiziert, durch medikamentöse Zusatzbehandlung erweitert und durch Zeitler, Schoop u. Schmidtke [55, 73, 74, 75] etabliert. Diese Arbeitsgruppe hat darüber hinaus die rekanalisierende Behandlung mit den Kathetern zur Erweiterung des therapeutischen Erfolges nach systemischer oder lokaler Thrombolyse eingesetzt (Martin, Schoop u. Zeitler) [8, 37]. Die lokale Thrombolyse wurde durch Hess et al. [23] systematisch eingesetzt.

Trotz dieser Erfolge der rekanalisierenden Behandlung bei bestehenden arteriosklerotischen Gefäßobliterationen ist das Verfahren erst durch die Einführung des Doppellumenballonkatheters durch Grüntzig [19, 20, 21] zu genereller Akzeptanz gelangt.

Im Gefolge dieser Entwicklung wurde die Ballondilatation nicht mehr nur im Bereich der Femoralis- und Beckenarterien, sondern darüber hinaus auch im Bereich der Koronar-, Nieren- und Hirnarterien zum Einsatz gebracht.

Auf diesem Weg ist die IR zur Pionierleistung für das gesamte minimalinvasive, therapeutische Konzept der Arteriosklerose und ihrer Komplikationen in jeder Gefäßprovinz geworden. Wesentliche Leistungen wurden hierbei von vielen erbracht; dazu gehören - neben Dotter, Zeitler u. Grüntzig - Radiologen wie Castaneda-Zuniga [5], Olbert [44], Katzen [28, 29], Sos [65, 66], Mathias [38, 39], Motarjeme [42], Joffre [26] und andere.

Heute, 30 Jahre nach der ersten perkutanen transluminalen Angioplastie, ist dieses Verfahren ergänzt worden durch zusätzliche Modifikationen wie die lokale Thrombolyse, die Aspirationsthrombektomie, die Atherektomie und die perkutane Applikation von Stents unterschiedlicher Materialien sowie die Implantation von Endoprothesen [7, 12, 45, 46, 53, 62, 63, 68, 76].

Im Bereich der peripheren Arterien, der Nieren- und Koronararterien sind die perkutane transluminale Ballondilatation und ihre Modifikationen heute etabliert und werden gleich häufig wie die adäquaten rekanalisierenden oder überbrückenden gefäßchirurgischen bzw. herzchirurgischen Behandlungsverfahren eingesetzt. Die Probleme bestehen in der natürlichen Progression der Arteriosklerose und der Restenose im Rahmen der Intimahyperplasie. In diesem Bereich hat die interventionelle Radiologie zu wesentlichen Forschungen Anlaß gegeben, die die Probleme der Stoffwechselveränderungen innerhalb der Arterienwand analysieren. Hierbei könnten Stoffe gefunden werden, die Steuermechanismen, die im therapeutischen Konzept mit angewandt werden können, aufdecken.

Die Extraktion von Fremdkörpern und die Aspiration von Thromben oder Emboli setzt großlumigere Zugangswege zum arteriellen und venösen Gefäßsystem voraus, wodurch die Gefahr der Nachblutung und des Punktionsaneurysmas gegeben ist. Der entsprechende Bedarf führte zur Entwicklung perkutaner Verschlußmethoden mit unterschiedlicher Technik. Diese können sowohl in einer perkutan gelegten Naht des Arterienwanddefektes als auch in der Applikation eines fast druckknopfartigen Punktionslochverschlusses bestehen.

Mit diesen rein mechanischen Behandlungsprinzipien hat die Therapie grundsätzlichen Einzug in die radiologische Diagnostik gefunden. Die sich damit beschäftigenden Ärzte müssen folglich auch die Grundlagen der entsprechenden Krankheiten verstehen, um eine geeignete Zusatzbehandlung vor, während und nach dem jeweiligen Eingriff bestimmen zu können [1, 16, 54, 56, 75]. Ohne Frage ist hier die interdisziplinäre Kooperation gefordert; aber ohne Kenntnis alternativer Behandlungsverfahren ist eine Patientenführung nicht möglich.

Neben den vaskulären interventionellen Verfahren der Radiologie gibt es die *nichtvaskulären Interventionen.* Sie bestehen vorwiegend in der Punktion und Aspiration von Material für histologische Untersuchungen oder zur Beseitigung von Flüssigkeiten in den Körperhöhlen, wie z. B. Pleuraerguß und Aszites sowie zur Drainage von Abszessen.

Diese Verfahren können sowohl unter Röntgendurchleuchtungskontrolle als auch unter sonographischer Kontrolle, CT- wie auch MRT-gesteuert ausgeführt werden. Ein spezielles Instrumentarium und eine spezielle Kenntnis der erforderlichen Schnittbildsysteme sind daher erforderlich [4, 64].

In zunehmendem Maße ist die IR auch *präventiv* tätig, insbesondere im Hinblick auf die Aufgabe, tödliche pulmonale Lungenembolien zu vermeiden. Die Applikation von funktionsfähigen, permanenten Cavafiltersystemen und die Entwicklung von Cavafiltern, die nur temporär – während der Dauer einer Thrombolyse oder einer Embolierisikosituation im Rahmen einer Operation – gelegt werden, waren daher erste Ansätze zur Einleitung präventiver Maßnahmen [22].

Von diesen, betont vaskulären Interventionsverfahren ausgehend haben sich die Methoden der Rekanalisation und Okklusion über das Gefäßsystem hinaus auf das bronchopulmonale und das biliäre System, den portalen Kreislauf – mit der Entwicklung von transjugulären intrahepatischen portosystemischen Shunts (TIPSS) [51] – und auf das Urogenitalsystem ausgedehnt [32].

Auf weiten Strecken wurde die Entwicklung neuer Instrumente und neuen Zubehörs erforderlich, wodurch Krankheitszustände einfacher therapierbar wurden, permanent oder temporär eine Heilung erzielt werden konnte, insbesondere aber dem Patienten Beschwerden und Leiden zu nehmen waren. Diese interventionelle Radiologie erfolgt dabei im wesentlichen ohne Allgemeinnarkose, mit verkürztem stationären Aufenthalt. Sie ist kostengünstig und als Beitrag zu einer humanen, ökonomischen Behandlung anzusehen, da die Zahl der Komplikationen sehr niedrig und die Letalität nahe Null ist.

Zusammenfassung

Die interventionelle Radiologie hat in den Jahren von 1964 bis 1994 aus den invasiven diagnostischen Eingriffen eine Reihe von Behandlungsverfahren entwickelt, die wissenschaftliche Türen in viele Richtungen der Pathologie, Pathophysiologie und minimalinvasiven Therapie öffneten. Die Zukunft ist offen für einen neben der Strahlentherapie eigenen Schwerpunkt innerhalb der Radiologie.

Literatur

1. Becker GJ, Katzen BT, Dake MD (1989) Noncoronary angioplasty. Radiology 170:921
2. Bleichröder F (1912) Intra-arterielle Therapie. Berl Klin Wochenschr 49:1503
3. Block PC (1985) The mechanism of transluminal angioplasty. Inter Angio 4:77
4. Burhenne HJ (1972) Extraktion von Residualsteinen der Gallenwege ohne Reoperation. Fortschr Röntgenstr 117:425–428
5. Castaneda-Zuniga WR, Formanek A, Tadavarthy M et al. (1980) The mechanism of balloon angioplasty. Radiology 135:565–571
6. Charnsangavej C, Carrasco CN, Wallace S et al. (1986) Stenosis of the vena cava: preliminary assessment of treatment with expandable metallic stents. Radiology 161:295–298
7. Cragg AH, Lung G, Rysavy JA, Salomonowitz, Castaneda-Zuniga WR (1983) Percutaneous arterial grafting. Radiology 147:261–263
8. Dembski JC, Zeitler E (1978) Selective arterial clot lysis with angiography catheter. In: Zeitler et al. (eds) Percutaneous vascular recanalization. Springer, Berlin Heidelberg New York Tokyo, pp 157–159
9. Djindjian R, Cophignon J, Theron, Merland JJ, Houdart R (1972) L'embolisation en neuroradiologie vasculaire: technique et indications á propos de 30 cas. Nouv Presse Med 1:2153–2158
10. Doppman JL, di Chiro G, Ommaya A (1968) Obliteration of spinal cord arteriovenous malformations by percutaneous embolization. Lancet II:477–479
11. Dotter CT (1969) Transluminally placed coil springs and arterial tube grafts. Long-term patency in the canine popliteal artery. Invest Radiol 4:329–332
12. Dotter CT, Judkins MP (1964) Transluminal treatment of arteriosclerotic obstruction: description of a new technique and a preliminary report of its application. Circulation 30:654–670
13. Dotter CT, Judkins MP, Rösch J (1968) Nichtoperative, transluminale Behandlung der arteriosklerotischen Verschlußaffektionen. Fortschr Röntgenstr 109:125–133
14. Dotter CT, Rösch J, Seaman AJ (1974) Selective clot lysis with low-dose streptokinase. Radiology 111:31–37
15. Dotter CT, Goldman ML, Rösch J (1975) Instant selective arterial occlusion with isobutyl-2-chyanoacrylate. Radiology 114:227–230

16. Fontaine R, Kim M, Kieny R (1954) Die chirurgische Behandlung der peripheren Durchblutungsstörungen. Helv Chir Acta 5/6:499–533
17. Forssmann W (1929) Die Sondierung des rechten Herzens. Klin Wochenschr 8:2085
18. Gianturco C, Anderson JH, Wallace S (1975) Mechanical devices for arterial occlusion. Am J Roentgenol 124:428–435
19. Grüntzig A, Hopff H (1974) Perkutane Rekanalisation chronischer arterieller Verschlüsse mit einem neuen Dilatationskatheter. Dtsch Med Wochenschr 99:2502–2505
20. Grüntzig A, Schneider HJ (1977) Die perkutane Dilatation chronischer Coronarstenosen – Experiment und Morphologie. Schweiz Med Wochenschr 107:1588
21. Grüntzig A, Turina MI, Schneider JA (1976) Experimental percutaneous dilatation of coronary artery stenosis. Circulation 54:81–85
22. Günther RW, Schild H, Fries A, Storkel S (1985) Vena cavae filter to prevent pulmonary embolism: experimental study. Radiology 156:315
23. Hess H, Müller-Faßbender H, Ingrisch H, Mietaschk A (1978) Verhütung von Wiederverschlüssen nach Rekanalisation obliterierter Arterien mit der Kathetermethode. Dtsch Med Wochenschr 103:1994–1997
24. Iaccarino V (1977) Trattamento conservativo del varicocele: flebografia selettiva o scleroterapia delle vene gonadiche. Riv Radiol 17:107–117
25. Ingrisch H, Hegele T, Frey KW (1982) Angiographic control of renal artery stenoses 6 months following percutaneous transluminal angioplasty. Cardiovasc Intervent Radiol 5:249–252
26. Joffre F, Rousseau H (1989) Autoexpandable vascular endoprosthesis. In: Zeitler E, Seyferth W (eds) Pros and cons in PTA and auxiliary methods. Springer, Berlin Heidelberg New York Tokyo, pp 148–161
27. Kato T, Nemoto R, Mori G et al. (1981) Arterial chemo-embolization with microcapsulated anticancer drug. J Am Med Assoc 245:1123
28. Katzen BT (1988) Clinical update: thrombolytic therapy – strategies for peripheral vascular disease and interventional radiology. Cardiovasc Intervent Radiol (Suppl) 11:501–567
29. Katzen BT, Chang J (1979) Percutaneous transluminal angioplasty (PTA) with the Grüntzig balloon catheter: technical problems encountered in the first fifty patients. Cardiovasc Radiol 2:9–18
30. Kumpe DA (1981) Percutaneous dilatation of an abdominal aortic stenosis. Radiology 141:536–538
31. Kunnen M (1980) Neue Technik zur Embolisation der V. spermatica interna: intravenöse Gewebekleber. Fortschr Röntgenstr 133:625–629
32. Liermann D (ed) (1995) Stents-state of the art and future developments. Polyscience, Morin Heights/Canada
33. Luesenhop AJ, Spence MT (1960) Arteficial embolization of cerebral arteries. Reports of use in case of arteriovenous malformation. J Am Med Assoc 172:1153–1155
34. Lux E, Seybold D, Grosse-Vorholt R, Zeitler E, Gessler U (1980) Perkutane transluminale Katheterdilatation von Nierenstenosen bei Patienten mit renovaskulärer Hypertonie. Fortschr Med 98:503–508

35. Mahler F, Krneta A, Haertel M (1979) Treatment of renovascular hypertension by transluminal renal artery dilatation. Ann Intern Med 90:56–67
36. Manelfe C, Guiraud B, David J, Eymeri JC, Tremoulet M (1973) Embolisation par cathétérisme des meningnomes intracraniens. Rev Neurol (Paris) 128:339–351
37. Martin M, Schoop W, Zeitler E (1970) Thrombolyse bei chronischer Arteriopathie. In: Aktuelle Probleme in der Angiologie, Bd 8. Huber, Bern
38. Mathias K (1977) Ein neuartiges Katheter-System zur perkutanen transluminalen Angioplastie von Karotisstenosen. Fortschr Med 15:1007–1011
39. Mathias K, Mittermayer C, Essinger H, Neff W (1980) Perkutane Katheterdilatation von Karotisstenosen. Fortschr Röntgenstr 133:258–261
40. Matsumoto A, Barth K, Lutz RJ, Miller DL (1989) Hepatic artery model for evaluating the distribution of intraarterial chemotherapy infusion: non-pulsed versus pulsed infusion. Radiology 170:1077–1080
41. Merland JJ, Djindjian R (1975) Technique et résultats de l'embolisation des angiomes du territoire carotidien externe. J Neuroradiol 2:201–232
42. Motarjeme A (1982) Angioplasty of brachiocephalic arteries. AJR 138:457
43. Newton TH, Norman D, Edwards MS (1983) Carotid cavernous fistula: closure with detachable silicone balloons. Radiology 149:149–159
44. Olbert F, Orgis E, Denck H et al. (1975) Die percutane, transluminale Dilatation nach Dotter – eine radiologische Methode zur Wiederherstellung der arteriellen Strombahn. Österr Ärztetg 30/19:1226
45. Palmaz JC, Sibbitt RR, Reuter SF, Tio FO, Rice WJ (1985) Expandable intraluminal graft: a preliminary study. Radiology 156:73–77
46. Palmaz JC, Garcia OJ, Schatz RA et al. (1990) Placement of balloon-expandable intraluminal stents in iliac arteries: first 171 procedures
47. Porstmann W, Wierny L (1967) Intravasale Rekanalisation inoperabler arterieller Obliterationen. Z Chir 92 [Sonderheft 26]:1586
48. Porstmann W, Wierny L, Warnke H (1968) Der Verschluß des Ductus arteriosus persistens ohne Thorakotomie. Fortschr Röntgenstr 109:133–137
49. Richter EL, Grüntzig A, Ingrisch H, Mahler F, Roth FJ, Sörensen A, Zeitler E (1980) Percutaneous dilatation of renal artery stenoses. Ann Radiol 4:275–278
50. Ring EJ, Kerlan RK (1984) Interventional biliary radiology. Am J Roentgenol 142:31–34
51. Rösch J, Hanafee WN, Snow H (1969) Transjugular portal venography and radiologic portocaval shunt: an experimental study. Radiology 92:1112–1114
52. Roth FJ, Cappius G, Krings W (1985) Seldom indications for angioplasty. Inter Angio 4:101–109
53. Rousseau H, Puel J, Joffre F, Sigwart U, DuBoucher C, Wallstein H et al. (1987) A new type of selfexpanding endovascular stents prosthesis: experimental study. Radiology 164:709–714
54. Rutherford RB, Becker GJ (1991) Standards for evaluation and reporting the results of surgical and percutaneous therapy for peripheral arterial disease. JVIR 2:169–174
55. Schmidtke I, Zeitler E, Schoop W (1975) Langzeitergebnisse der perkutanen Katheterbehandlung (Dotter-Technik) bei femoro-poplitealen Arterienverschlüssen im Stadium II. Vasa 4:210–226

56. Schneider E (1986) Percutaneous extraction of thrombi and emboli. In: Maurer PC, Becker HM et al. (eds) What is new in Angiology? Zuckschwerdt, München
57. Schneider E, Grüntzig A, Bollinger A (1982) Langzeitergebnisse nach perkutaner transluminaler Angioplastie (PTA) bei 882 konsekutiven Patienten mit iliakalen und femoropoplitealen Obstruktionen. Vasa 11:322–326
58. Schoop W, Martin M, Zeitler E (1968) Beseitigung alter Arterienverschlüsse durch intravenöse Streptokinase-Infusion. Dtsch Med Wochenschr 93:2321–2324
59. Seldinger SJ (1953) Catheter replacement of the needle in percutaneous arteriography. A new technique. Acta Radiol 39:368–376
60. Serbinenko FA (1974) Balloon catheterization and occlusion of major cerebral vessels. J Neurosurg 41:125–145
61. Seyferth W, Jecht E, Zeitler E (1981) Percutaneous sclerotherapy of varicocele. Radiology 139:335–340
62. Sigwart U, Puel J, Mirkovitch V, Joffre F, Kappenberger L (1987) Intravascular stents to prevent occlusion and restenosis after transluminal angioplasty. N Engl J Med 316:312
63. Simpson JB, Johnson DE, Thapliyal HV, Marks DS, Braden LJ (1985) Transluminal atherectomy: a new approach to the treatment of atherosclerotic vascular disease. Circulation 72 (Suppl 2):III–146
64. Sonnenberg E van, WingVW, Pollard JW, Casola G (1984) Life-threatening vagal reactions associated with percutaneous cholecystostomy. Radiology 151:377–380
65. Sos TA (1985) Influence of recent advances in equipment and techniques on indications and results of angioplasty of the popliteal artery and its branches. Intervention 1:2–12
66. Sos Ta, Pickering TG, Phil D et al. (1983) Percutaneous transluminal renal angioplasty in renovascular hypertension due to atheroma or fibromuscular dysplasia. N Engl J Med 309:274–279
67. Starck EJ, McDermott A, Crummy A et al. (1985) Percutaneous aspiration thromboembolectomy. Radiology 156:61–66
68. Strecker EP, Schneider B, Wolf HRD, Zeitler E et al. (1989) Flexible, percutaneously insertable, balloon-expandable arterial prosthesis. In: Zeitler E, Seyferth W (eds) Pros and cons in PTA and auxiliary methods. Springer, Berlin Heidelberg New York Tokyo, pp 179–187
69. Tegtmeyer CJ (1988) Guide wire angioplasty balloon catheter: preliminary report. Radiology 169:253–254
70. Wallace S, Humberto Carrasco C, Charnsangavej C, Richli WR, Lawrence D, Wright K, Gianturco C (1990) Metallic stents for cancer patients. Acta Radiol Portug II:77–79
71. White RI, Kaufman SL, Barth KH, DeCaprio V, Strandbert JD (1979) Embolotherapy with detachable balloons. Radiology 131:619–627
72. Zeitler E (1995) Geschichte der interventionellen Radiologie. Radiologe 35:325–336
73. Zeitler E, Müller R (1969) Erste Ergebnisse mit der Katheter-Rekanalisation nach Dotter bei arterieller Verschlußkrankheit. Fortschr Röntgenstr 11:345–352

74. Zeitler E, Schoop W, Zahnow W (1971) The treatment of occlusive arterial disease by transluminal catheter angioplasty. Radiology 99:19–26
75. Zeitler E, Reichold J, Schoop W, Loew D (1973) Einfluß von Acetylsalicylsäure auf das Frühergebniss nach perkutaner Rekanalisation arterieller Obliterationen nach Dotter. Dtsch Med Wochenschr 98:1285–1288
76. Zollikofer CL, Largiader I, Bruhlmann WF, Uhlmschmid GK, Marty AH (1988) Endovascular stenting of veins and grafts: preliminary clinical experience. Radiology 167:707–712
77. Zorn-Bopp E, Ingrisch H, Mietaschk A, Frey PW (1981) Transluminale Gefäßdilatation der distalen Bauchaorta, der Arteria iliaca communis and externa. Fortschr Röntgenstr 134:471–475

KARL ZUM WINKEL

Kommentare zur Radiologie und Folgerungen

Das Friedrich Heuck gewidmete Thema „Radiologie – Träger des Fortschritts" regt an, sowohl grundsätzlich wie kritisch über unsere Disziplin nachzudenken und einige Folgerungen zu formulieren. Als Radiologe vom Scheitel bis zur Sohle wird der Jubilar hoffentlich Nachsicht üben.

Was ist Radiologie?

Vor 100 Jahren entdeckte W. C. Röntgen die später nach ihm benannten Strahlen. 1896 entdeckte H. Becquerel die Radioaktivität von Uran durch den Nachweis der Schwärzung einer photographischen Emulsion. 1898 haben P. und M. Curie das Radium nachgewiesen. M. Stenbeck und T. Sjögren stellten 1899 erfolgreich mit Strahlen behandelte Patienten mit Basalzellen- bzw. Plattenepithelkarzinom im Gesichtsbereich vor, und 1903 berichtete N. Senn über die guten Effekte der Strahlentherapie bei der Leukämie, d. h. bei tiefliegenden Tumoren. G. von Hevesy führte 1923 die Tracertechnik als biologische Untersuchungsmethode ein, und 1927 berichteten H. L. Blumgart und S. Weiss über Kreislaufstudien mit Radium. J. Lawrence hat 1940 die P-32-Therapie der Leukämie und Polyzythämie und S. Hertz zusammen mit A. Roberts 1942 die Radiojodbehandlung der Hyperthyreose veröffentlicht.

Diese historischen Daten über die Entwicklung der Röntgendiagnostik, der Strahlentherapie und der Nuklearmedizin lassen den Schluß zu:

Radiologie ist die *Anwendung* von ionisierenden Strahlen zu diagnostischen und therapeutischen Zwecken an Patienten und zur Erforschung von Krankheiten. Zur Anwendung gehört die *Aufklärung* über die zu erwartenden biologischen Effekte.

An einige Eigenschaften Wilhelm Conrad Röntgens soll sich der Radiologe erinnern:

- Röntgen war ein typischer Einzelforscher,
- nahm den 1901 erstmalig verliehenen Nobelpreis für Physik an,
- übergab testamentarisch die 50 000 Kronen des Preises seiner Universität Würzburg,
- lehnte das von der bayerischen Krone verliehene Adelsprädikat ab und
- erklärte, er bleibe „bei der guten Tradition deutscher Professoren, daß Erfindungen und Entdeckungen der Allgemeinheit gehören" (T. Heuss).

Für Röntgen gab es keinen finanziellen Gewinn, keine Patentsicherung aus seiner höchst folgenreichen Entdeckung.

Wie verlief die Entwicklung der Grundlagen?

Physiker und Techniker haben mit großartigen Erfindungen und Erfolgen die Basis der *Diagnostik* geschaffen: Durchleuchtungs- und Aufnahmetechnik, Schichtaufnahmen, Apparaturen mit Verringerung der Strahlenbelastung. Radiologen konnten darauf aufbauend die Verfahren der Lungen-, Herz- und Gefäß- samt Lymphdiagnostik, der Gastroenterologie, der Gynäkologie und Pädiatrie, der Osteologie und Neurologie entwickeln. Die *Röntgentherapie* wurde apparativ und im Bereich der Dosimetrie verbessert. Die *Nuklearmedizin* basierte auf der Entwicklung von Radiopharmaka und abbildenden Verfahren.

Die Radiologie besetzt einen wichtigen, unersetzlichen Platz in der Diagnostik und Therapie.

Welche modernen Fortschritte waren zu erzielen?

Unerwartet ließen sich in den vergangenen 2 Jahrzehnten weitere, bedeutungsvolle Fortschritte erzielen. In der *Radiodiagnostik* bildete vor allem die von G. N. Hounsfield eingeführte Computertomographie ungeahnte neue Möglichkeiten; wenige Jahre später trat die Magnetresonanztomographie (MRT) in den Vordergrund. Beide Verfahren haben die Diagnostik wesentlich verbessert. Gleiches gilt für die Ultraschallmethoden, die nun auch die Durchblutung von Geweben nachweisen lassen. In der *The-*

rapie brachte die Kobalt-60-Therapie bereits eine verbesserte Tiefendosis und verbesserte Strahlentoleranz, doch bilden die Therapien mit Linearbeschleunigern sowie mit Protonen und Schwerionen den modernen Fortschritt; insbesondere die auf den modernen diagnostischen Verfahren basierende exakte Planung führte zu erheblichen Verbesserungen in der Konzentration der Strahlen auf den Krankheitsherd bei Schonung des umgebenden Gewebes. Die *Nuklearmedizin* konnte mit rechnergestützten Abbildungsverfahren und mit der Entwicklung neuer Radiopharmaka die funktionelle Darstellung bestimmter Bereiche wesentlich ergänzen und neue dynamische Abläufe erschließen.

Die Radiologie erzielte durch neue Methoden in der Diagnostik wie in der Therapie und klinischen Biochemie phänomenale Fortschritte.

Strukturen

Bis vor 3–4 Jahrzehnten war der Röntgenologe praktisch ausschließlich mit Röntgenstrahlen befaßt und dem Direktor der Fachklinik unterstellt. Fast immer lagen die Arbeitsräume im Keller der Klinikgebäude.

Trotz des Widerstandes vieler Ärzte aus anderen Fachgebieten haben die Radiologen - Radiodiagnostiker, Therapeuten und Nuklearmediziner - in den vergangenen 20 Jahren an fast allen Universitäten und Großkliniken radiologische Zentren oder Kliniken schaffen können.

Generell hat allerdings die Radiologie weder ein diagnostisches noch ein therapeutisches Privileg, obgleich die Einarbeitung und der Umgang mit den modernen komplizierten Apparaturen und Techniken dies opportun erscheinen lassen.

Die wachsenden Aufgaben, Leistungen und Patientenzahlen, die Erweiterung der ärztlichen Erfahrungen und der technischen Qualität und schließlich der Bedarf an optimaler Krankenversorgung, anpassungsfähiger Organisation und überschaubaren Verwaltungsbereichen führten im vergangenen Jahrzehnt zur Aufgliederung des Faches in

- Radiodiagnostik,
- Radiotherapie und Onkologie sowie
- Nuklearmedizin.

In den Weiterbildungsordnungen sind die 3 Fachgebiete anerkannt.

Die Verselbständigung der 3 Fachdisziplinen wirft die Frage auf, ob die übergreifende „klinische Radiologie" noch Existenzberechtigung hat und welche Aufgaben ihr zufallen. Aus kooperativen, administrativen und ökonomischen Gründen muß meiner Ansicht nach die Institution der radiologischen Klinik bzw. des radiologischen Instituts erhalten bleiben und ein geschäftsführender Direktor aus dem Kreise der Abteilungsdirektoren gewählt oder bestellt werden.

Aufgaben der Radiologie als umfassende Institution sind

- Integration in der klinischen Arbeit und Forschung,
- Erarbeitung gemeinsamer Schwerpunkte,
- Koordination von Strategien in Diagnostik und Therapie,
- Koordination der Weiterbildung von Assistenten,
- Abstimmung des radiologischen Unterrichts,
- Absprache in Haushaltsfragen,
- Nutzung von Großgeräten und
- effektive Repräsentation der Radiologie in der Öffentlichkeit wie gegenüber dem Krankenhausträger.

Bereits 1898 wurde die „Röntgen-Vereinigung zu Berlin" gegründet. 1905 fand der 1. Deutsche Röntgenkongreß in Berlin statt mit 512 Teilnehmern, davon 142 aus dem Ausland (H. Goerke). 1962 erhielt die „Deutsche Röntgengesellschaft" den Zusatztitel „Gesellschaft für medizinische Radiologie, Strahlenbiologie und Nuklearmedizin".

Zukünftige Tendenzen

Trotz der neuen radiologischen Apparaturen erscheinen die radiologischen Fortschritte ausschließlich im Anwendungsbereich der ionisierenden Strahlen unzureichend, wo sie neu überlegt und definiert werden müssen. Denn

- in der *Radiodiagnostik* nehmen Ultraschall und Magnetresonanztomographie ohne Strahlenbelastung ständig zu;
- in der *Strahlentherapie* wird der Zusatz „und Onkologie" verwendet, Berührungsflächen ergeben sich mit der Chirurgie bei der intraoperativen Radiotherapie und mit der inneren Medizin in der folgerichtigen Kombination mit der Chemotherapie;
- in der „Nuklearmedizin" ist für die Positronenemissionstomographie die Kooperation mit Neurologie, Biochemie und Physik unerläßlich, das In-vivo-Studium von Funktionen und Prozessen im Zentralnervensystem eröffnet große Möglichkeiten.

Die neuen Methoden müssen mit den Resultaten der herkömmlichen Verfahren verglichen werden, Güteparameter sind Sensibilität und Spezifität. Für diagnostische Verfahren hat die Bestimmung der Auswirkung („efficacy") auf die endgültige Diagnose, die vorgesehene Behandlung und den Heilerfolg ausschlaggebende Bedeutung.

Auch nach der Aufgliederung muß die Radiologie kritisch bedenken, ob die Begrenzung auf die ionisierenden Strahlen noch sinnvoll ist.

Die Radiologie hat sich sowohl in der Apparatetechnik wie auch in der medizinischen Anwendung extrem entwickelt, das Fach ist darüber hinaus in das diagnostische wie therapeutische Umfeld vorgedrungen und überschreitet somit den ursprünglichen Bereich:

- Muß nun „Radiodiagnostik" geändert werden in „Imaging" oder deutsch in „bildgebende Verfahren"?
- Bedeutet „Strahlentherapie und Onkologie" eine Einschränkung im Vergleich zur immunologischen, Hormon- und Gentherapie?
- Wird in der „Nuklearmedizin" die Positronendiagnostik weitgehend in die Neurologie verlagert?

Nur profunde Kenntnisse und umfangreiche Erfahrungen lassen das Spezialgebiet definieren und praktizieren.

Überlegungen zur Methodik

Jeder Radiologe hat erfahren müssen, daß die Beschaffung von Großgeräten enorme Bedeutung besitzt und daß leider in den meisten Zulassungskommissionen Radiologen fehlen, „weil Radiologen selbst betroffen sind und damit nicht neutral entscheiden können". So bedauerlich diese Meinung ist, an der medizinischen Relevanz der neuen Geräte ändert die Einstellung von Politikern und Behörden nichts.

In der Vergangenheit mußten nun die neuen Apparaturen und Systeme eingehend überprüft und in die Klinik eingeordnet werden. Doch erfordern die allseitigen Kosteneinsparungen strenge Indikationsstellungen. Gewissermaßen „im Vergleich" mehrere Verfahren nacheinander anzuwenden, um ein Optimum an Informationen zu erzielen, ist nicht mehr zu bezahlen.

Die Entwicklung der zur Zeit benutzten radiologischen Verfahren stand aber während des letzten Dezenniums ungewöhnlich stark im Vordergrund des Interesses, so daß gelegentlich der Eindruck entstehen konnte, das Fach sei ausschließlich mit methodischen Problemen beschäftigt, statt sich auf die fundamentale Dienstleistung in der Krankenversorgung zu besinnen.

Meditation in die Verfahrenstechnik kann zur Folge haben, daß andere medizinische Disziplinen den Radiologen als „Erfüllungsgehilfen" ansehen und ihn strukturell „wieder in den Keller" verbannen und nicht mehr als Angehörigen einer eigenen Fachrichtung achten. Für einige Mediziner, die sich als „Radiologen" bezeichnen, mag eine Tätigkeit als „Dienstleistung" desavourierend klingen, doch wird mit diesem Begriff ein wichtiger Inhalt der ärztlichen Arbeit charakterisiert.

Der Radiologe darf nicht bestimmte Methoden als Kern seiner Arbeit ansehen, der optimale Dienst am Kranken ist das Ziel.

Wissenschaft und Lehre

Von Anfang an suchte die Radiologie eine enge Zusammenarbeit mit Naturwissenschaft und Technik, obgleich unterschiedliche Prinzipien existieren. Nach H. B. G. Casimir sind Charakteristika der Physik

- die beliebig häufige Wiederholbarkeit eines Versuches,
- die Möglichkeit, den Gegenstand der Untersuchung so genau zu definieren, daß verschiedene Exemplare hinsichtlich ihrer physikalischen Eigenschaften einander völlig gleichen,
- die Möglichkeit, ein System von seiner Umgebung zu isolieren.

Die methodischen Voraussetzungen der Physik haben aber für die Medizin nur in beschränktem Umfange Gültigkeit, denn

- Versuche lassen sich in der Medizin nicht beliebig wiederholen, jedenfalls nicht am gleichen Objekt,
- zwei Menschen gleichen einander nie völlig – weder bezüglich der genetischen Determination noch bezüglich der Umwelteinflüsse – und
- isolieren kann man den Menschen nur vorübergehend; der Einfluß der Umwelt läßt sich nicht ausschalten und das Untersuchungsobjekt nicht beliebig vereinfachen.

Der Mediziner beobachtet stets ein komplexes Ganzes. Im Prinzip ist das Beobachtungsgut immer einmalig, gerade deshalb ist die Medizin nicht nur angewandte Wissenschaft.

Ethikkommissionen prüfen jetzt die Voraussetzungen für klinische Untersuchungen und Behandlungen. Auf diese Weise wird eine gewisse Beständigkeit und einheitliche Form erreicht.

Die *Universität* ist wie die Wissenschaft eine Schule des Zweifels mit den in der Forschung wie in der klinischen Arbeit unveränderlichen Grundsätzen der schonungslosen Beurteilung eigener Ergebnisse und Ansichten, der Toleranz gegenüber anderen Resultaten und Konzeptionen und des ständigen Umlernens und Hinzulernens, was die Radiologie recht deutlich in den letzten 20 Jahren erfahren hat.

Als hervorragendes Axiom der Wissenschaft muß gelten das *Suchen*

- nach neuen Ergebnissen,
- nach Verbesserungen,
- nach neuen Erkenntnissen, mit anderen Worten: das Suchen nach *Wahrheit.*

Neugier und Offenheit, Tatkraft und Begeisterung, Beobachtungsgabe und Intellekt werden benötigt. Doch soll man sich auch an K. Popper erinnern: „Nicht der Besitz von Wissen, von unumstößlichen Wahrheiten macht den Wissenschaftler, sondern das rücksichtslos kritische, das unabhängige Suchen nach Wahrheit." A. Gide sagt: „Glaube denen, die die Wahrheit suchen, und zweifle an denen, die sie finden."

Das Gewicht und das Image des *Unterrichts* werden oft unterschätzt. Unter Berücksichtigung der Aufnahmefähigkeit der Zuhörer müssen sowohl studentische Vorlesungen wie auch Fortbildungsveranstaltungen gestaltet werden. Bedauerlich sind Vorträge, die besonders die Kenntnisse des Vortragenden über sein eigenes Forschungsgebiet wiedergeben. Der Zuhörer verlangt Kritik und Stellungnahme, auch den eigenen Anschauungen des Dozenten gegenüber; er verlangt klare Rhetorik, deutliche Aussprache und Achtung des Publikums. Radiologen dürfen sich nicht auf Fakten beschränken, die in jedem Fachbuch nachzulesen sind, sondern sie müssen übergreifend die Auswirkungen darstellen, die die Ergebnisse auf andere Disziplinen und die Medizin überhaupt haben.

Wissenschaft bedeutet Fortschritt, Lehre ist Aufklärung. Beide bringen Mühe, aber auch Gewinn, Bestätigung und Befriedigung.

Integration

Die Radiologie kann nach Entwicklung und Ergebnissen als ein für die Zusammenarbeit mit anderen medizinischen und naturwissenschaftlichen Disziplinen vorzüglich geeignetes Fach gelten. Täglich ist der klinisch und in der Praxis tätige Radiologe auf die Zuweisung von Patienten durch andere Ärzte angewiesen. Er darf diese Integration nicht leichtfertig aufs Spiel setzen, muß nach Erstellung eines Befundes umgehend das Resultat mitteilen, muß nach der Behandlung ohne Verzögerung einen

Bericht senden. Die Zusammenarbeit öffnet auch das Verständnis für das andere Fachgebiet, für dessen Problematik und Fragestellungen.

Gleiches gilt für die unverzichtbare Kooperation mit Naturwissenschaftlern und Technikern, die den apparativen und technischen Fortschritt vorantreiben können. Etliche Zusammenkünfte haben ebenso wie die Verhandlungen über die ärztliche Gebührenordnung gezeigt, daß der Radiologe nicht selten allein steht, daß er bei der Vertretung seiner Belange keine Fürsprecher hat und daß ihm Unverständnis oder Opposition entgegengebracht werden.

Kollegialität und Freundschaft müssen gepflegt, Verständnis für die Interessen anderer Fachgebiete gezeigt werden. Vice versa sind die Ärzte anderer Disziplinen über die Belange der Radiologie zu unterrichten. Kommunikation und Kooperation sind nötig, Trends zur Isolierung wertlos.

Die Integration bildet sowohl die unbedingte Voraussetzung für die tägliche Arbeit wie für die Fortentwicklung unseres Faches.

Radiologie ohne Integration ist ein Herold im Verlies.

Humanitäre Aufgaben

Naturwissenschaft und Technik, medizinische Beurteilung von Ergebnissen und therapeutische Strategie bilden nur einen Horizont des Januskopfes der Medizin. Das andere Gesicht reflektiert den mitfühlenden, verständnisbereiten Umgang mit dem Patienten unter Berücksichtigung seiner Individualität, seiner seelisch-körperlichen Einheit und seiner Würde.

Wenn der Radiologe diese Janusseite immer beherzigt, wird er einmal den Satz der „Entmenschlichung der Medizin durch Naturwissenschaft und Technik, durch Apparatemedizin" verhindern und ins Törichte wenden und darüber hinaus ganz wichtige Partner für die Bewältigung der künftigen Schwierigkeiten bei der Mittelzuweisung und Abrechnung gewinnen.

Für die humanitäre Seite des Januskopfes ist die ärztliche Persönlichkeit zu fordern, die dem Kranken medizinische Maßnahmen, aber auch menschliche Fürsorge, Hoffnung und Lebenskraft verschafft. Entgegen vielen Vorstellungen meint D. Rössler: „Gesundheit ist nicht die Abwesenheit von Störungen. Gesundheit ist die Kraft, mit ihnen zu leben."

Nach A. Einstein wird übrigens „die Persönlichkeit nicht durch schöne Reden geformt, sondern durch Arbeit und eigene Leistung".

Ärztliche Zuwendung ist oft mit beträchtlichem Aufwand verbunden, doch agiert dann der Radiologe unter Kollegen und wird vom Patienten anerkannt.

Ausblick

Die Radiologie als Träger des Fortschrittes wird in Zukunft viele Aufgaben zu bewältigen haben. Gemessen an den vergangenen zwei Jahrzehnten stehen etliche technisch-apparative Aufgaben im Vordergrund, die es zu lösen gilt. Gemessen auch an den Fortschritten dieser Zeit ist der Radiologe geneigt, ähnliche Entwicklungen zu erwarten.

Erfolgreich wird der Radiologe in der Erhaltung des eigenen Fachgebietes und in der Achtung bei Patienten und Ärzten allerdings nur sein, wenn er nicht sui generis auf sich selbst blickt, sondern Integration, Zusammenarbeit, Toleranz gegenüber Kollegen und Naturwissenschaftlern zeigt. Rückbesinnung auf das ärztliche Gewissen und patientennahes Wirken gehören dazu.

Alle Einsichten und Lehren aus der Vergangenheit lassen das zukünftige Geschehen kaum prognostizieren, doch fordert die Zukunft eine klare positive Einstellung gegenüber der gegenwärtig herrschenden Ideologie von einer moralisch verkommenen Welt voller Habsucht, Geldgier, Haß und Neid. Auch für die Medizin ist deshalb trotz Standesinteressen und -differenzen, trotz wirtschaftlicher Erfordernisse, trotz wissenschaftlicher Fortschritte die humanitäre Zuwendung das oberste Gebot. Ungeachtet aller kritischen Kommentare bleibt schließlich in Anlehnung an Popper festzustellen: Optimismus ist Pflicht, um die Zukunft besser bestehen zu können.

Literatur

Becquerel AH (1896) On various properties of the uranium rays. Compt Rend Acad Sci 123:855

Blumgart HL, Weiss S (1927) Studies on the velocity of blood flow. J Clin Invest 4:1

Casimir HBG (1974) Physik und Arzt. Festvortrag Eröffng Jahreskongr Deutsch Röntgenges

Curie P, Sklodowska-Curie M (1898) Compt Rend Acad Sci 127:175

Goerke H (1980) Fünfundsiebzig Jahre Deutsche Röntgengesellschaft. Thieme, Stuttgart
Hertz S, Roberts A (1942) Application of radioactive Iodine in therapy of Graves' disease. J Clin Invest 21:31
Heuss T (1951) Wilhelm Konrad Röntgen. Wunderlich, Tübingen
Hevesy G von (1923) Biochem J 17:439
Hounsfield GN (1973) Computerized transverse axial scanning (tomography): part I, description of system. Bit J Radiol 46:1016
Lawrence JH (1940) Nuclear physics and therapy; preliminary report on a new method of treatment of leukemia and polycythemia. Radiology 35:41
Popper KR (1995) Alles Leben ist Problemlösen. Über Erkenntnis, Geschichte und Politik, 5. Aufl. Piper, München
Röntgen W (1895) Über eine neue Art von Strahlen. Würzburg Stzgs Ber Physk-Med Ges 132
Rössler D, zit. nach Wachsmuth W (1980) Vortr Polytechn Ges, Frankfurt
Senn N (1903) Therapeutic value of the Roentgen ray in the treatment of pseudoleukemia. N Y Med J 77
Stenbeck M, Sjögren T (1899) Strahlenbehandlung von Patienten mit Basalzellencarcinom und Plattenepithelcarcinom der Wange. Sitzg Ges Schwed Ärzte 19:12
zum Winkel K (1981) Naturwissenschaft und Technik in der Medizin aus radiologischer Sicht. Heidelb Jahrb 25:109–121
zum Winkel K (1989) Zur Problemgeschichte der Klinischen Radiologie. Sitzgs Ber Heidelb Akad Wissensch, math-naturw Klasse, 1. Abh

Grußworte
ernste und heitere Betrachtungen

VOLKER BARTH

Friedrich Heuck und die Mammographie

Sternstunden beruflicher Karrieren

Jeder Mensch erhält während seines Erdendaseins einen winzigen Moment lang die einmalige Chance, seinem Leben eine entscheidende Wende zu geben. Ob es sich dabei um Schicksal, Glück, Berechnung, Einflüsse von außen oder Manipulation handelt, ist nebensächlich. Stefan Zweig zeigt in seinem Buch *Sternstunden der Menschheit* diese winzigen gottgewollten Augenblicke, die zu geschichtsträchtigen Ereignissen führten.

Und dann gibt es Menschen, besondere Glückspilze, die bekommen sogar mehrere Sternstunden im Leben geboten - und ergreifen sie. Es gibt Pechvögel, die verpassen immer und immer wieder ihre Sternstunden, und es gibt wenige Menschen, die mit solcher Wucht ins Glück geschubst werden, daß sie gar nicht anders können, als ihre Sternstunde wahrzunehmen und das Beste daraus zu machen.

Volker Barth, der „Mamma-Barth", erfährt diesen Schlag im wahrsten Sinne des Wortes durch einen Tritt vor das Schienbein, den er bis heute nicht vergessen hat. Den schicksalhaften Schlag erhält er an einem grauen Novembertag 1969 von seinem Lehrer Friedrich Heuck, dem „Knochen-Heuck", als sich dieser inmitten seiner Assistenz- und Oberärzte vor dem an einem Schaukasten befestigten Mammogramm einer Patientin laut darüber beklagt, daß keiner seiner Herren in der Lage sei, ein derart lächerliches Röntgenbild eines in keiner Weise lächerlichen Organs korrekt zu beurteilen.

Die Mammographie ist zu diesem Zeitpunkt eine neue Disziplin, und in der Tat herrscht in dieser Stunde große Spannung im Raum, wegen der nicht unerheblichen Diskrepanz in der Beurteilung eines Rundherdes in der Brust der damals 50jährigen Patientin. Denn die diagnostische Palette der anwesenden Experten reicht von einem harmlosen Fettknoten (Lipom) über eine ebenso harmlose Zyste bis hin zum Karzinom, was für Friedrich Heuck, sonst gewohnt, am Knochen auf den ersten Blick stets die richtige Diagnose zu stellen, höchst unbefriedigend ist.

Heuck erscheint zu dieser Zeit nicht oft länger an einem Stück in seinem Institut, aber wenn er Kongreßverpflichtungen, Handbuchauflagen, Lehr- und Forschungsvorhaben hinter- bzw. neben sich gebracht hat, organisiert er seinen Betrieb kurz und heftig. Der Effekt dieser Eingriffe ist zwar nicht immer besonders nachhaltig gewesen, aber doch wenigstens kurzfristig. Auf alle Fälle hinterlassen diese organisatorischen Aktivitäten bei den vermeintlich „Mißverstandenen" regelmäßig heftige Tränen.

Nun steht Volker Barth an diesem trüben Novembertag des Jahres 1969 unmittelbar hinter dem Meister, als dieser - auf dem Höhepunkt seiner Emotionen über die Insuffizienz von Diagnostik und Mitarbeitern - auf den Hacken kehrt macht, um sich einen eindrucksvollen Abgang aus der Szene zu verschaffen. Während er mit seinem gewichtigen Korpus eine halbe Pirouette dreht und verkündet, es müsse jetzt endlich jemand der Anwesenden zu einem Freund Scheerer nach Essen gehen, um die Mammadiagnostik zu komplettieren (Essen ist mit Jürgen Seifert die damalige „Mammahochburg" in Deutschland), rennt er den „Mamma-Barth in spe" über den Haufen und zeigt sofort auf sein Unfallopfer, das er - sozusagen als Entschuldigung für seinen „Fehltritt" - mit dieser Mission beauftragen möchte.

Volker Barth ist damals erst 3 Monate im Institut und noch zum bloßen „Zuschauen" verdonnert, verfügt zwar über pathologisch-anatomisches Grundwissen, nicht aber über röntgendiagnostische, geschweige denn mammologische Kenntnisse. Auf dem Höhepunkt des Heuckschen Temperamentsausbruches wagt aber keiner der Anwesenden, hiergegen etwas einzuwenden. Man ist im Gegenteil froh, daß er seine Chefarztsuite wieder ansteuert und mault allenfalls noch, für ihn unhörbar, warum denn gerade das letzte „Greenhorn" in die Mammographie einsteigen solle. Aber dies sind halt die Sternstunden. Sie fördern den einen und benachteiligen andere.

So macht sich denn Volker Barth - nicht ahnend, daß es sich um seine Sternstunde handeln sollte - bereits nach wenigen Tagen per Nachtzug auf nach Essen zu Freund Scheerer, der ihn an seinen mammadiagnostisch versierten Oberarzt Seifert weiterreicht. Dieser hat sich seit Jahren intensiv mit der weiblichen Brust beschäftigt, hat die Befundschreibung systematisiert und seine Erkenntnisse - noch lange vor den deutschen „Mammapäpsten" Hoeffken, Lanyi, Hüppe und Frischbier - in seinem Buch *Das Mammogramm und seine Deutung*" (Steinkopff, 1971) zusammengefaßt. Während Barth von Heuck nach Essen geschickt wird, teilt Scheerer seinem Oberarzt Seifert mit, daß er ihn mit dem Mammathema - trotz hervorragender Leistungen - nicht habilitieren werde; und während Barth sich in Essen aus dem Liegewagen direkt in das senologische Abenteuer stürzt, indem er am Bahnhofskiosk noch eine Flasche Whisky für Seifert als Dankesgeschenk für das zu erwartende Intensivtraining erwirbt, fällt Seifert ob der morgendlichen Ankündigung seines Chefs in eine Mischung aus Wut und Depression und macht sich just in dem Augenblick aus dem Hause, in dem der Neuling aus Stuttgart sein Zimmer betritt. Er ist an diesem Morgen verständlicherweise nicht gerade entzückt über diesen Besuch, bewahrt aber die Fassung, nimmt dankend den Whisky an sich und schickt den Ankömmling in das Bildarchiv. Dort solle er sich alle Mammogramme der letzten 10 Jahre ansehen und sie mit seinen schriftlichen Befunden vergleichen. Das würde für den Anfang als Einführung in die schwierige Materie schon genügen.

Wie recht er doch behalten sollte, zeigt sich in den nächsten vier Tagen. Drei davon verbringt Barth im Archiv, im Keller der Universitätsklinik Essen, und als er am vierten Tag per Nachtzug wieder Stuttgart und das Katharinenhospital erreicht, wird er dort als Mammaspezialist gefeiert und behält diesen Titel fortan bei. So einfach ist dies mit beruflichen Karrieren, wenn man einem gewichtigen Mann während eines emotionalen Kicks im Wege steht und rasch handelt.

November 1969, die mammologische Sternstunde von Barth – und die wohl traurigste in Seiferts Leben.

Und wie ging's weiter mit Heucks Schüler?

- 1970/71 Gründung einer mammadiagnostischen „Spezialabteilung" in freien Räumen der Bäderabteilung im Keller des Katharinenhospitals.
- 1972 intensive vergleichende radiologische und anatomische Studien in Zusammenarbeit mit der Pathologie des Katharinenhospitals. Prof. Cain, damaliger Direktor des Pathologischen Instituts, beäugt äußerst kritisch den in seinem Institut lamellierenden Radiologen.
- 1972 Deutscher Röntgenkongreß, organisiert von Friedrich Heuck in Stuttgart. Wissenschaftliche Ausstellung zu „vergleichenden radiologisch-anatomischen Befunden an der Brustdrüse". 1. Preis dieser Ausstellung für Volker Barth.
- 1977 entsteht aus den vergleichenden Arbeiten des Röntgenkongresses der *Atlas der Brustdrüsenerkrankung* (Enke); es folgen die spanische, italienische und englische Ausgabe.
- 1977 Habilitation über mikroradiographische Studien der Mamma an der Universität Tübingen, intensiv gefördert von Friedrich Heuck, nachhaltig unterstützt von Prof. Walter Frommhold.

- 1980 Chefarzt des Radiologischen Zentralinstitutes der Städtischen Kliniken Esslingen.
- 1987 Ausrichtung des 7. Deutschen Senologen-Kongresses in Esslingen.
- 1991 Zweite Auflage des *Atlas der Brustdrüse und ihre Erkrankungen;* dazu auch Auflagen in englisch und spanisch.
- 1991 in den Fußstapfen seines Lehrers Friedrich Heuck: Präsident des 72. Deutschen Röntgenkongresses in Wiesbaden.
- 1994 *Mammographie-Atlas und Intensivkurs für Fortgeschrittene.* Vergleichende Röntgenbild-Analysen zum Intensiv-Training von Radiologen im Rahmen des geplanten Mammascreenings.

Eine steile Karriere, unterstützt von einem Mann, dessen ungebrochene Vitalität ihn in diesen Tagen seinen 75. Geburtstag feiern läßt. Er hatte stets einen „Riecher" für die menschlichen und fachlichen Qualitäten seiner Mitarbeiter und besonders seiner Ärzte und Oberärzte. Ein Mann, der viele Arbeiten anfing, um sie nach seiner Pensionierung fertigzustellen, einer, für den das 65. Lebensjahr allenfalls das Ende seiner Chefarztlaufbahn, eines Lebensabschnittes also darstellt, nicht aber das Ende der wissenschaftlichen Tätigkeit, sehr zum Leidwesen seiner lieben Frau. Ein Mann, der nach wie vor durch die Welt eilt, von Springer zu Thieme, von Europa nach USA und dessen 75. Geburtstag sicherlich nur eines unter noch folgenden Jubiläen darstellen wird.

Die besten Wünsche für Gesundheit und Glück Friedrich Heuck und seiner lieben Frau von einem, der auszog, die Radiologie kennenzulernen und der dies, dank eines dynamischen Lehrers, mit ständiger „väterlicher" Unterstützung und der Forderung nach „Mehr", auch schaffte.

AKBAR BONAKDARPOUR

Presentation of the ISS Founder's Gold Medal for 1995 to Professor Dr. med. Friedrich H.W. Heuck

I am pleased and honored to introduce the recipient of the International Skeletal Society's Founder's Gold Medal for 1995. Friedrich Heuck is a great radiologist, superb scientist, excellent teacher, effective leader and, above all, a true humanitarian.

I had the pleasure of being the Secretary/Treasurer of the Society when Friedrich Heuck was President. I am sure you all agree with me that he is very serious, sincere, and effective in any responsibility that he accepts. Under his leadership, the Society made great advances in every direction. Additionally, he personally donated the President's Chain and the President's Bell to our Society. He also compiled the International Skeletal Society's Book of Members, published by Springer-Verlag in 1989.

Friedrich Heuck was born on January 20, 1921, in Glogau, Schlesien, Germany. After graduating as a doctor of medicine from the Medical Academy of Danzig in 1944, he received his Board Certification for Radiology and Nuclear Medicine from the University of Kiel in 1951. He became Professor of Radiology at the Christian-Albrecht University of Kiel in 1963, and then moved to the city of Stuttgart to chair the well-known Radiology Department at Katharinen Hospital. In 1970, he became an honorary professor of the University of Stuttgart and in 1971, Professor of Radiology at the Eberhard-Karl University, Tübingen.

After 23 years of service and establishing a truly great academic radiology department in Stuttgart, he retired in 1986 at the age of 65. However, Friedrich has remained very active during his retirement and the most important of his many activities are writing scientific papers and books.

He has published or edited 15 books and about 328 papers and has given more than 300 lectures at various institutions throughout the world. Friedrich received the Albers-Schönberg Medal from the German Roentgen Society in 1984, the Carl Wegelius Medal from the Finnish

Radiological Society in 1986, and the Boris Rajewsky Medal of the European Association of Radiology in 1993. He gave the well-known Olle Olsson Lecture at the University of Lund, Sweden in 1987.

Friedrich is an honorary member of the Roentgen Societies of Germany, Austria, Czechoslovakia, Hungary, Belgium, Bulgaria and several other countries. He has been on the editorial boards of the *Encyclopedia of Medical Radiology, – Diagnostic Imaging and Radiation Oncology* (continuation of *Handbuch der medizinischen Radiologie*), *Frontiers in European Radiology, Klinische Radiologie,* and several journals.

Friedrich Heuck and the late Professor Martin Donner established a biannual meeting called Radiology Today, held in Salzburg, Austria, in order to teach the latest developments in radiology and bring together the greatest American and European teachers of radiology. This started in 1980 and still is going on annually.

He became a member of the International Skeletal Society in 1974, President-Elect in 1982, President in 1984 and Honorary Member in 1992. He is a honorary member of the German Radiological Society and was the President of the 53rd Annual Meeting of that Society in 1972. He has served as president of several other major radiological societies.

I cannot elaborate on all of the societies over which Friedrich Heuck has presided. In brief, I can tell you that Friedrich Heuck is not only a top German radiologist, but an internationally known figure, who has brought honor and prestige to skeletal radiology.

Friedrich is a sincere friend with whom we all became acquainted in 1974 in London. We have been blessed with his friendship in the last 21 years and I hope that we will be blessed for many more years to come. It was during Friedrich Heuck's presidency and through his leadership and influence that the medals of the International Skeletal Society were established.

He has distinguished himself not only through outstandig dedication to our Society, but he has also distinguished himself internationally by excellence in the field of skeletal radiology.

This is a well-deserved honor that Professor Dr. Friedrich H. W. Heuck is receiving from the International Skeletal Society.

ALFRED BREIT

Friedrich Heuck zum 75. Geburtstag

Friedrich Heuck kenne ich näher aus meiner Zeit als Kongreßpräsident 1973, denn er war mein Vorgänger im Jahre 1972. Ich konnte von ihm für die Kongreßdurchführung, die außerordentlich professionell war, sehr viel lernen. Sofort beeindruckend für mich waren sein unbändiger Fleiß, seine Führungsqualitäten in einem großen Institut sowie, neben der Routine, die für ein außeruniversitäres Klinikum hochrangige experimentelle Wissenschaft. Daneben hielt er als Professor an der Universität Tübingen für die Studenten außerordentlich interessante und gut besuchte Vorlesungen.

Friedrich Heuck beschäftigte sich - und dies zeichnet ihn besonders aus - mit Entwicklungen, die auch rasch Bedeutung für die Praxis gewannen. Sein besonderes Arbeitsgebiet war der Knochen und dabei der Einsatz neuer bildgebender Systeme für die radiologische Diagnostik. Sein organisatorisches Geschick erlaubte es ihm, ein Team um sich zu versammeln aus klinischen Radiologen sowie vor allem aus Mitarbeitern von Instituten der Universität Stuttgart, mit denen ihn eine enge Zusammenarbeit verband.

Besonders befruchtend war die Zusammenarbeit in unserem *Handbuch für medizinische Radiologie* sowie in der Buchreihe *Klinische Radiologie*, die er als Herausgeber betreut. Hier zeigte sich seine Begabung für die Publizistik. Er kümmerte sich auch um Kleinigkeiten, hatte wohlwollende Ratschläge zu den einzelnen Beiträgen und war insgesamt ein Herausgeber, dem Erfolg beschieden gewesen ist. Hier lernte ich auch seine fast visionäre Begabung kennen für Weiterentwicklungen in der Radiologie. Seine Voraussagen für die Bedeutung aller heute etablierten Methoden trafen prompt ein.

Besonders gilt es seine Urteilskraft herauszuheben sowie sein Verhandlungsgeschick in der Standespolitik zu nennen. Leider wird die Bedeutung der Standesvertretung gerade in der heutigen Zeit - also eine Zusammenfassung aller Kräfte unseres Faches Radiologie - in keiner

Weise genügend erkannt. Universitäten und Krankenhausradiologie, freie Praxis und Berufsverband stehen dann auf verlorenem Posten, wenn sie nicht konzentriert zusammenarbeiten. Hier war Friedrich Heuck immer ein mahnender Rufer, leider manchmal in der Wüste.

Gerade die Universitätsradiologie sowie große klinische Krankenhausabteilungen wie die im Katharinenhospital in Stuttgart sind mehr und mehr aufgerufen, auch auf praktische Dinge wie etwa Wirtschaftlichkeit zu achten. Bezahlung auf der einen Seite und Leistung auf der anderen Seite müssen sich ergänzen. Eine große Rolle spielt das immer deutlicher werdende Einkommensgefälle zwischen den beiden Ärztegruppen, also der klinisch tätigen Gruppe und Ärzten in der freien Praxis.

Die Beurteilung des notwendigen Einsatzes einer Methode kann nicht aus der Sicht der Krankenkassen und der Politik auf rein wirtschaftlicher Basis geschehen. Vielmehr ist der Wert für den Patienten zu beachten. Die MR-Tomographie und deren Entwicklung ist hierfür ein gutes Beispiel.

Das sind Gesichtspunkte, die Friedrich Heuck immer vertreten hat. Hervorzuheben sind auch seine Einwirkungen auf die Ausbildung junger Radiologen. Nach seinen Worten sollten wir uns heute in der Radiologie an das Röntgenbild erinnern und seine Weiterentwicklung betreiben. Besonders zu betonen ist seine Arbeit nach der Pensionierung, sowohl publizistisch als auch auf Kongressen.

Wir können uns nur wünschen, daß Friedrich Heuck uns noch lange erhalten bleibt.

LJUBOMIR DIANKOV

Gedanken zum 75. Geburtstag Friedrich H.W. Heucks

Friedrich Heuck hat in meinem Leben eine sehr wichtige Rolle gespielt. Als prominenter und weltbekannter Meister in der Radiologie, als Lehrer und Persönlichkeit, als Gesprächspartner und Berater hat er wesentliche Meilensteine meines beruflichen Weges gesetzt.

Auch heute, viele Jahre nach unserer ersten Begegnung, erinnere ich mich an Einzelheiten, die mit meinem Aufenthalt in Stuttgart verbunden sind.

Wie kam es eigentlich dazu? Mein damaliger Chef, Prof. Ivan Pentchev, Gründer der bulgarischen Endokrinologie, hat die Entwicklung unserer Röntgenabteilung aufmerksam verfolgt und dafür gesorgt, daß apparative, technische, methodische, Ausbildungs- und Forschungsprobleme gelöst wurden. Als prominenter Internist hat er den Wert der Röntgenologie erkannt und mit viel staatlichem Einfluß die neu gestaltete Röntgenabteilung unterstützt. Seine Stellvertreter, Prof. P. Kolarev und Prof. E. Bosadjieva, standen diesen Problemen ebenfalls sehr aufgeschlossen gegenüber.

Kurz nach meiner Wahl zum Leiter der Abteilung stellte die Leitung der Klinik einen Antrag auf Gewährung eines Fortbildungsstipendiums der deutschen Stiftung Carl Duisberg Gesellschaft Köln mit dem Thema „Röntgendiagnostik endokriner Osteopathien". Da die von Heuck veröffentlichten wissenschaftlichen Arbeiten große Beachtung gefunden haben und seine Leistungen auf dem Gebiet der Osteologie international anerkannt waren, äußerte ich den Wunsch, mich im Zentralen Röntgeninstitut des Katharinenhospitals der Stadt Stuttgart zu spezialisieren. Bald danach erhielt ich ein nettes Schreiben von Friedrich Heuck mit der erwünschten Genehmigung. Das war meine große Chance. Durch das Verständnis und die Toleranz der fortschrittlich denkenden Professoren Pentchev, Kolarev und Bosadejieva bekam ich die Erlaubnis für die Reise nach Deutschland, und so begann am 01. 06. 1975 meine Tätigkeit als Gastarzt in dem berühmten Institut.

Während meines Aufenthaltes habe ich an Röntgenuntersuchungen mitgewirkt und an Filmbesprechungen teilgenommen. Im wissenschaftlichen Laboratorium des Instituts konnte ich die Methoden der vergleichenden mikroradiographisch-histologischen Untersuchungen des Knochengewebes, der Knochendensitometrie und anderer Verfahren kennenlernen.

Das Fortbildungsprogramm hätte nicht besser gestaltet werden können und bildete einen guten Ausgangspunkt für weitere Projekte. Es gab mir Gelegenheit, mich über den neuesten Stand einiger wichtiger Arbeitseinrichtungen der Radiologie zu informieren. Das Institut bot durch seine Größe und Ausstattung sowie vor allem die Hilfe Friedrich Heucks die Möglichkeit zur Verwirklichung meiner Wünsche. Heuck war ein verständnisvoller und toleranter Chef, und ich war beeindruckt von seiner Intelligenz, seinem enzyklopädischen Wissen, seinem Organisationstalent und von seiner großen und starken Persönlichkeit.

In dieser Zeit, aber auch während meines zweiten Aufenthaltes im Institut als Stipendiat des Deutschen Akademischen Austauschdienstes (1982–1983) habe ich mich mit dem neuesten Stand der Computertomographie bei Knochen- und Gelenkerkrankungen, Krankheiten der Nebenniere und des Ovars bekannt gemacht. Ich habe diagnostische Schwierigkeiten der Hypophysentumoren, insbesondere bei Mikroadenomen, studiert. Die Arbeiten über diabetische Osteopathie (begonnen 1975) konnten weitergeführt werden.

Neben dieser Tätigkeit hatte ich Gelegenheit, einige Universitätskliniken und Abteilungen in München (Prof. Lissner), Heidelberg (Prof. Oeser) und Kassel (Prof. Krokowski) zu besuchen und an verschiedenen wissenschaftlichen Fortbildungsveranstaltungen teilzunehmen. Alle diese Aktivitäten, Kontakte und Freundschaften mit Radiologen aus verschiedenen Ländern brachten neue Impulse für meine wissenschaftliche Arbeit. Die Kollegen waren mir gegenüber sehr aufgeschlossen und herzlich, und ich habe die netten Abende im Kreise ihrer Familien in bester Erinnerung. Meine „Stuttgarter Zeit“ war nun zu Ende.

Nach Beendigung der Spezialisierung sollte ich in meinen Leben eine Reihe von Problemen lösen. Es kamen Jahre zunehmender Bemühungen um die Weiterentwicklung unserer Abteilung. Die Spezialisierung war wirklich ein guter Start, und vielfältige Anregungen sollten zu Resultaten führen. Meilensteine auf diesem Wege waren die Erarbeitung einer optimalen Untersuchungsstrategie, die Einführung neuer Untersuchungsmethoden, die Vorbereitung eines Projektes für Fortbildung in der endokrinologischen Röntgendiagnostik, das Publizieren der Ergebnisse unserer

Untersuchungen und die Herausgabe des Buches *Röntgendiagnostik endokriner Erkrankungen.*

Auch einige Hand- und Lehrbuchartikel und die Aktivierung der Arbeit in der bulgarischen Gesellschaft für Radiologie sowie in der European Association of Radiology (EAR) gehörten dazu.

Um Patienten mit endokrinologischen Erkrankungen richtig behandeln zu können, wollten wir unsere Strategie verbessern und aktualisieren. Wir haben uns vor allem um die speziellen Verfahren für Knochenstrukturanalyse, die mammographische Technik bei Knochenuntersuchungen, die Densitometrie, die Knochenmineralsalzbestimmung gekümmert.

Eine sehr enge Zusammenarbeit mit Endokrinologen und anderen Kollegen bildete die Grundlage für die Einführung neuer und die Verbesserung der Qualität klassischer Verfahren (z. B. die Anwendung der CT bei Patienten mit einer diabetischen Osteoarthropathie und CT bei Tumoren der Nebennieren sowie bei Insulinomen usw.). Unsere Abteilung wurde bald als Zentralkonsultationsstätte für endokrinologische Patienten aus ganz Bulgarien anerkannt.

Inzwischen gelang es auch, die Lehrtätigkeit deutlich zu verbessern. Vorbild waren auch hier für mich Vorlesungen und Vorträge von Friedrich Heuck, seine brillanten Diapositive, die simultane Demonstration und Analyse pathologisch-anatomischer Präparate und radiologischer Bilder, die dynamische Verfolgung bestimmter Läsionen vor und nach der Behandlung usw. Mit dem neuen Programm haben wir Arbeit, Lehre und Forschung besser koordinieren können. In den folgenden Jahren fand eine Reihe von Fortbildungsveranstaltungen für Radiologen und Endokrinologen statt, die von den Teilnehmern sehr geschätzt wurden.

Bevorzugte wissenschaftliche Gebiete in dieser Zeit waren für uns die Radiologie der Knochen- und Gelenkerkrankungen, der endokrinen, metabolischen und gynäkologischen Krankheiten. Unsere Studien konzentrierten sich auf die hormonelle Osteopathie, die Skelettveränderungen bei Diabetes, Akromegalie, M. Cushing, die renale Osteopathie und bei Patienten mit chronischer Niereninsuffizienz unter Langzeithämodialyse die Osteoporose. Ein Teil der Ergebnisse der gemeinsamen Arbeit mit Friedrich Heuck wurde unter dem Titel „Radiologische Strukturanalyse des Knochens bei diabetischer Osteoarthropathie“ am 5. Internationalen Donau-Symposium über Diabetes mellitus (Russe, 1977) vorgetragen. In dieser Arbeit wurden die Resultate mikroradiographisch-histologischer Untersuchungen verschiedener Bezirke aus kompakten und spongiosen Knochenarealen bzw. Analyse von Makro- und Mikrostruktur bei Patienten mit diabetischer Osteoarthropathie verglichen und die Dynamik des Knochenprozesses erläutert.

Aus der praktischen Arbeit heraus entstanden die Themen „Vergleichende röntgenologische und szintigraphische Untersuchungen beim Diabetes", „Bestimmung des Knochenmineralgehaltes bei Diabetikern", „Die Wertigkeit des CT zur Diagnostik der diabetischen Osteoarthrographie" und „Die Rolle der mechanischen Faktoren in der Pathogenese der Diabetischen Osteo-Arthropathie DOAP". Erstmalig wurde ein Phänomen beschrieben, nämlich die Entwicklung einer DOAP der Metatarsophalangealgelenke der II., III. und/oder IV. Zehe nach Amputation der Großzehe. Von 1980–1990 entstanden Arbeiten über die Röntgenmorphologie in der Osteologie, über die ischämischen Knochennekrosen bei M. Cushing, akromegale Arthropathien, Osteoporose, Knochenalterbestimmung u. a. m. Dazu kamen mehrere Kongreßvorträge und drei Handbuchartikel. Ein sichtbares Ergebnis der intensiven Arbeit auf dem Gebiet der endokrinologischen Radiologie stellt das Buch *Röntgendiagnostik endokriner Erkrankungen* (1990) dar. Es entstand in Zusammenarbeit mit Kollegen unserer Abteilung (L. Diankov, O. Stojanov), dem Lehrstuhl für Röntgenologie der Medizinischen Fakultät (L. Velitchkov, D. Petkov) und der Militär-Medizinischen Akademie (Z. Tonchev). Damit leisteten wir einen Beitrag zur bildgebenden Diagnostik endokriner Erkrankungen, der große Resonanz fand.

Im Jahre 1978 erhielt ich den wissenschaftlichen Grad Dr. Sc., mit der Dissertation „Diagnostik und klinische Bedeutung der Knochen- und Weichteilveränderungen beim Diabetes mellitus". Diese Dissertation beinhaltet einige Ergebnisse der Untersuchungen, die im Katharinenhospital unter der Leitung von Friedrich Heuck durchgeführt worden waren. 1978 habilitierte ich mich für das Fachgebiet Radiologie an der medizinischen Fakultät Sofia und wurde 1984 zum ordentlichen Professor für Radiologie ernannt.

Wesentlich bei unserer Arbeit war die Teilnahme an verschiedenen Aktivitäten der bulgarischen Gesellschaft für Radiologie, gegründet 1937, die während der letzten Jahre an Ansehen gewonnen hat. Der 8. Bulgarische Radiologenkongreß (Varna, 06.–08. 10. 1995) zu Ehren des 100jährigen Jubiläums der Röntgenstrahlen war ein großes Ereignis in unserem Land. Eine andere, sehr wichtige Aufgabe der Gesellschaft ist die Pflege und Entwicklung der internationalen Beziehungen. In dieser Richtung ist eine Reihe von Schritten unternommen worden, denn im Rahmen der Mitgliedschaft in der EAR haben wir einen Beitrag zur Erweiterung der Aktivitäten von verschiedenen Kommissionen und Gruppen der Association - European College for Radiological Education (EUCORE), Education Comitee, European Seminars for Diagnostik and Interventional Radiology (ESDIR), Halley Project for Continuing Education in Eastern Europe usw. geleistet.

1990 wurde ich von der BGR zum Chefredakteur gewählt und mit der Herausgabe der Zeitschrift, die noch interessanter und anregender gestaltet werden sollte, beauftragt. Das Niveau der Publikationen sollte hoch sein, und die Zeitschrift sollte das Leben der Gesellschaft und der EAR darlegen. Tagungsberichte, Kongreßankündigungen, Buchbesprechungen, Ehrungen, Würdigungen und Informationen für Aktivitäten der jungen Radiologen sollten sachlich sein. In diesem Zusammenhang waren die Tips von Friedrich Heuck, Mitglied des wissenschaftlichen Rates der Zeitschrift, zu Aufmachung und Inhalt besonders hilfreich.

In den zurückliegenden Jahren habe ich Friedrich Heuck mehrmals als Teilnehmer an Kongressen und Symposien getroffen, 1985 nahmen Prof. Barth und Dr. Bosnjaković-Büscher an unserem Radiologenkongreß teil und 1990 in Smoljan wieder Prof. Heuck, Dr. Bosnjakovic-Büscher und Frau Bast. Dieses hohe Referentenniveau aus Stuttgart, Esslingen und Sindelfingen fand großen Dank und Anerkennung.

1986 hatte ich Gelegenheit, an der wissenschaflichen Veranstaltung anläßlich des 65. Geburtstages von Friedrich Heuck teilzunehmen. Dies war ein einmaliges Erlebnis, denn es waren viele ehemalige Schüler, Mitarbeiter und Freunde anwesend. Selbstbewußtsein und Stolz war das Ergebnis seiner Arbeit, und doch hatte ihn sein Humor nicht verlassen.

Inzwischen sind noch einmal 10 Jahre vergangen. Während dieser Zeit hat Friedrich Heuck noch viele bedeutende Auszeichnungen bekommen. Wir, die bulgarischen Radiologen, sind stolz, daß eine der zahlreichen Anerkennungen seines großen wissenschaftlichen Werkes und seiner Verdienste für die europäische Radiologie die Verleihung der Ehrenmitgliedschaft der bulgarischen Gesellschaft für Radiologie ist (1990).

Soweit einige Aspekte aus meiner Arbeit nach 1983, vermischt mit Gedanken über die Rolle des großen Meisters der Radiologie, Friedrich Heuck. Ich möchte abschließend meinen herzlichen Dank für seine Unterstützung, sein Verständnis und sein Vertrauen aussprechen. Im Namen der bulgarischen Radiologen wünsche ich ihm anläßlich seines Jubiläums viel Kraft und Gesundheit, viel Glück in der Familie und die Erfüllung seiner Projekte, die immer von besonderer Bedeutung für die Entwicklung der Radiologen sind.

Literatur

1. Diankov L (1979) X-ray diagnosis of bone, joint and soft tissue lesions in diabetes mellitus (These for the degree Sc.D.) Medical Academy, Sofia
2. Diankov L (1980) Some current problems of diagnosis of diabetic osteoarthropathy. Terap Arch (Moskow) 52, 2:99–102
3. Diankov L (1982) Endocrine bone diseases. In: Hadjidekov G (ed) Roentgen diagnosis of bones. Medicina, Sofia
4. Diankov L (1982) Bone changes in diabetes. In: Bosadjieva E (ed) Clinical Endocrinology. Medicina, Sofia
5. Diankov L (1984) Diagnostic imaging of endocrine diseases. In: Nikollov I (ed) Textbook of radiology. Medicina, Sofia
6. Diankov L (1986) Röntgendiagnostik thyreogener Osteopathien. Berichte der Universität Jena I:34–38
7. Diankov L (1986) The role of some mechanical factors in the pathogenesis of the diabetic osteoarthropathy. 13th Congress of the Soc. of Hungarian Radiol. Budapest, p 11
8. Diankov L (1987) Die diabetische Osteoarthropathie im Röntgenbild und CT. Festschrift zum 65. Geburtstag von Prof. F. Heuck. Vogler, Konstanz, S 38–43
9. Diankov L (ed) (1990) X-ray diagnosis of endocrine diseases. Medicina, Sofia
10. Diankov L (1990) Radiological diagnosis of endocrine diseases. In: Koev D (ed) Diagnostics of endocrine diseases. Medicina, Sofia
11. Diankov L (1994) Die Radiologie der diabetischen Osteoarthropathie. In: Reiser M, Heuck A, Mänzenberg KJ, Kummer B (Hrsg) Osteologie aktuell VI-II. Springer, Berlin Heidelberg New York Tokyo
12. Diankov L (1995) Bones and joints in diabetes mellitus. In: Syllabus 4th Refresher Course 1995 on Musculoskeletal Radiology. Bracco Internat, Lugano, pp 45–51
13. Diankov L, Sarkaniatz A (1976) Die Wertigkeit der BV-Photographie für die Diagnostik gynäkologischer Erkrankungen. Fortschr Röntgenstr 124:268–270
14. Diankov L, Heuck F (1977) Radiologische Strukturanalyse des Knochens bei diabetischer Osteopathie. V. Internat. Donau-Symposium über Diabetes mellitus. Russe, 1977, S 37
15. Diankov L, Velitschkov I, Petkov D, Nedelkov G, Pampoulov L (1983) Die Wertigkeit der CT zur Diagnostik der diabetischen Osteoarthropathie. Radiologe 23:560–566
16. Diankov L, Tonchev Z, Todorov K, Stojanov O (1988) Ungewöhnliche tumoröse Weichteilverkalkungen bei Dialysepatienten im Röntgenbild und CT. 25. Radiologenkongreß der Gesellschaft für Mediz. Radiologie, Berlin 1988, S 7–8
17. Diankov L, Tonchev Z, Stojanov O, Todorov K, Mitov L (1989) Imagerie des pseudotumours des parties molles chez les hémodialysés. 17e Internat. Congress de Radiologie. Paris 1989, p 436
18. Diankov L, Stojanov O, Tonchev Z, Petkov D (1990) Radiologische und Computertomographische Aspekte der akromegalen Osteoarthropathie. 5. Jahrestagung der Deutschen Gesellschaft f. Osteologie, Frankfurt a.M. 1990, S 23
19. Ignatov A, Diankov L, Pampoulov L, Gavrailev M, Andreev D (1978) Bone scanning with (99m) Tc-Pyrophosphate in Diabetes. Diabetologia 15:242

HELLMUTH H. ELLEGAST

Ein Grußwort aus Österreich

In der Reihe von Grußbotschaften, Laudationes und dem Jubilar gewidmeten Arbeiten sei es dem Kollegen und Freund, der eine nicht unbedeutende Strecke des Lebensweges gemeinsam mit Friedrich Heuck gegangen ist, erlaubt, einen Gruß aus Österreich - auch im Namen der Österreichischen Röntgengesellschaft - an ihn zu adressieren. Denn das Bild von Heucks Persönlichkeit und seinem Werk wäre sicherlich nicht vollständig, würde man nicht auf die Leistungen des Jubilars in Zusammenhang mit dem kleinen Nachbarland an der südöstlichen Grenze Deutschlands, das dennoch eine große Röntgengeschichte hat, eingehen. Andererseits ist der 75. Geburtstag Friedrich Heucks für so manchen österreichischen Kollegen, dem der Jubilar geholfen hat, Anlaß, dessen Stellung zu Österreich und zur Österreichischen Röntgengesellschaft zu überdenken.

Warum der Norddeutsche, den es aus Kiel nach Stuttgart verschlagen hat, oftmals Verbindungen zu Österreich suchte, ist zu erklären, wenn man das Wort Georg Wilhelm Friedrich Hegels berücksichtigt, demzufolge das, was wir sind, immer geschichtlich geworden ist. Wie wir alle wissen, ist Friedrich Heuck gebürtiger Schlesier; möglicherweise erklärt sich seine Vorliebe für Österreich dadurch, daß seine Vorfahren mütterlicherseits im Schlesien Karls VI. und Maria Theresias ungestörter und unangefochtener lebten als später unter dem strengen Regime Friedrichs des Großen und dessen Nachfahren.

Ich lernte Friedrich Heuck auf der Pépinière in Berlin kennen, wo wir das Medizinstudium begonnen hatten und später auch beendeten. Wir Achtzehnjährige hatten uns bald angefreundet und miteinander auch Sport betrieben. In den freien Semestern zog es Friedrich Heuck in den Süden nach Innsbruck und Wien, Universitäten, die damals auch ich besucht hatte. In Innsbruck am grünen Inn waren es die prachtvollen Berge der Umgebung, die uns fesselten, und die blendende Rhetorik des faszinierenden Chirurgen Burkhard Breitner ebenso wie die Liebenswürdigkeit des Radiologen Ruckensteiner. In Wien waren es die Schönheit der Innenstadt, das trotz des Krieges hohe Kulturangebot und der hohe Stand der Vorlesungen in den alten zentral gelegenen Kliniken, was uns anzog.

Wieder nach Berlin zurückgekehrt und schon um einiges medizinische Wissen bereichert, legten wir zeitgerecht das Staatsexamen und das Doktorat ab. Friedrich Heuck wurde gegen Kriegsende in Berlin noch ein zweites Mal schwer verwundet, kam jedoch nur kurz in russische Kriegsgefangenschaft; mich verschlug es 2½ Jahre lang in russische Gefangenschaft. Für etwa 10 Jahre verloren wir uns aus den Augen.

Über die medizinische Literatur und 1955 einen Besuch in Kiel konnte unsere Freundschaft wieder rasch erneuert werden, zumal wir uns beide der Radiologie und da dem Spezialfach der Knochenradiologie zugewandt hatten. Inniger wurde unser Kontakt, als Friedrich Heuck ab dem 1. 1. 1964 zum ärztlichen Direktor des Zentralröntgeninstitutes des Katharinen-Hospitals in Stuttgart gewählt wurde und ich am 1. 7. 1968 Primararzt des Röntgendiagnostischen Zentralinstitutes an den Landeskrankenanstalten in Salzburg wurde.

Seit den 60er Jahren gab es kaum einen österreichischen Röntgenkongreß, an dem Friedrich Heuck nicht teilgenommen hätte; zumeist hielt er dabei bemerkenswerte Vorträge. Von den älteren österreichischen Professoren imponierte ihm besonders Konrad Weiss, der Grandseigneur des medizinisch-akademischen Nachkriegswien, ebenfalls ein Fachmann auf dem Gebiete der Skelettradiologie; andererseits gewann Konrad Weiss Gefallen an dem jungen Heuck, der sich mit den Grundsatzfragen der Knochenradiologie auseinandersetzte. In bester Erinnerung ist mir jener Kongreßtag in Wien, an dem Konrad Weiss, Hans Jesserer und Friedrich Heuck mit drei ausgezeichneten Referaten über Knochenerkrankungen ein Vormittagsprogramm bestritten; Heuck – in dem Triumvirat weitaus der Jüngste – ging besonders auf die Knochenfeinstruktur, die Densitometrie und die Mikroradiographie von Knochenschliffen ein. Er vergaß in seinen Ausführungen nie, die Leistungen der österreichischen Röntgenpioniere zu erwähnen, und half so manchem jungen Kollegen mit Rat und Tat. Die Österreichische Röntgengesellschaft lohnte es ihm durch die Wahl zum korrespondierenden Mitglied und später – 1982 – durch die Ernennung zum Ehrenmitglied.

Eine ganz hervorragende Idee war die Schaffung der multinationalen Fortbildungstagungen „Radiology Today", bei der die Radiologen der USA und Europas einander näher gebracht werden sollten. Es war die erste solcher multinationalen Tagungen, die später Epigonen fand. Der leider zu früh verstorbene Martin Donner aus Baltimore übernahm die Organisation des amerikanischen Sektors, und es war nicht schwer, Heuck dafür zu gewinnen, daß die Tagungen im schönen Salzburg stattfinden sollten. Viermal trafen wir uns in 2jährigen Abständen in der Salzachstadt, und seit 1990 führen Claus Claussen (Tübingen) und Hansjörg Schmoller (Salzburg) die Tradition weiter, jetzt in jährlichen Abständen.

Als 1982 die Leitung der Van-Swieten-Tagung erstmals einem Radiologen übertragen wurde und das Thema „Hüftgelenk" als Programmpunkt aufschien, hielten Susanne Bosnjaković-Büscher und Friedrich Heuck einen vielbeachteten Vortrag mit herrlichem Bildmaterial über „Die Radiologie der sogenannten Aseptischen Hüftkopfnekrosen" .

Bald nach der Gründung der International Skeletal Society stieß Heuck zu dieser elitären Gesellschaft; er war deren Präsident in Vancouver und kämpfte in den USA dafür, Salzburg als Tagungsort zu wählen, was 1990 auch geschah. Diese Tagung war ein großer Erfolg; sie wies die bis dahin höchste Teilnehmerzahl auf. Auf großes Interesse stieß auch der auf Anregung von Friedrich Heuck angesetzte Vortrag von Strasser und Ellegast „Der Beitrag österreichischer Ärzte zu den Skeletterkrankungen".

Daß Friedrich Heuck ein regelmäßiger Besucher der Tagungen der EAR war, besonders als diese zweimal in Wien stattfanden, war wohl selbstverständlich.

Dieser kurze Abriß sollte die Aktivitäten zeigen, die Friedrich Heuck in Österreich gezeigt hat. Durch seine Tätigkeit ist der Kontakt zwischen der Deutschen und der Österreichischen Röntgengesellschaft wesentlich enger geworden, was dem internationalen Ansehen beider Gesellschaften genutzt hat. Der Ruhestand Heucks hinterläßt auch in der ÖRG eine Lükke, die schwer zu schließen ist. Es wäre wünschenswert, wenn sich bald ein deutscher Radiologe fände, der Friedrich Heucks Rolle übernehmen könnte; dazu gehört allerdings ein gewisses Quäntchen Idealismus und „Österreich-Verständnis". Heuck ist jedenfalls in Österreich gern gesehen.

Möge seine Aktivität anhalten: Ad multos felices et prosperos annos!

BERND HERRMANN

Ein kleiner Siegeszug der Mikroradiographie

Einem verbreiteten Bonmot zufolge ist die Dissertation im Regelfall die letzte Arbeit im Leben eines Wissenschaftlers, in der er noch umsichtig und sich nach allen Seiten hin absichernd sein Thema mit Kompetenz und Überblick bearbeitet. Daß dies in meinem Falle auch noch für die eine oder andere spätere Arbeit zugetroffen haben könnte (sit venia verbo!), hätte dann unter anderem an zwei Radiologen gelegen, die mich während meiner Promotionszeit aktiv unterstützten. Beiden verdankte ich entscheidende Anstöße für meine spätere Arbeit. Der eine, Roelf-Diedrich Meyer, weihte mich in die Geheimnisse des konventionellen Röntgenbildes der Knochenstruktur jenseits der Konventionen ein, der andere, Friedrich Heuck, eröffnete mir die Möglichkeiten der Mikroradiographie.

Vor fast 25 Jahren war ich in meinem Promotionsvorhaben mit der Identifizierung und Wiederherstellung zweier bekannter Fundstücke der menschlichen Stammesgeschichte befaßt, deren postkraniale Skelette durch Kriegseinwirkung nahezu zerstört schienen. Es handelte sich um einen der frühesten Vertreter des anatomisch modernen Menschen in Europa, den Fund von Combe Capelle (ca. 30 000 Jahre), und einen jüngeren Neanderthaler von Le Moustier (ca. 45 000 Jahre). Infolge Brandeinwirkung war das normale Gefüge der subfossilen bzw. fossilisierten Knochen so verändert, daß keinerlei Aussicht auf eine erfolgreiche Knochenhistologie bestand. Ein Ausweg schien sich mit der Mikroradiographie anzubieten, bei der die Konzentrationsunterschiede im Mineralgehalt der Strukturen vorrangige Bedeutung für die Bildgebung haben und nicht die in der Lichtmikroskopie so wesentlichen optischen Eigenschaften der Strukturen. Trotz einer weitgehenden Isotopisierung des Querschnittsbildes nach Wärmeeinfluß kann am thermisch exponierten Knochen über die Mikroradiographie eine diagnostisch verwertbare Darstellung der Knochenbinnenstrukturen erfolgen, was zu dieser Zeit allerdings bestenfalls theoretisch bekannt war.

Hierauf ruhten also meine Hoffnungen, als ich – mit dem Selbstbewußtsein eines frisch diplomierten FU-Assistenten – meine Bitte an den bekannten Radiologen Heuck richtete, Mikroradiographien dieser Stücke herzustellen. Nun ist, auch das weiß jeder, das Verhältnis zwischen Medizinern und den übrigen Disziplinen gelegentlich interessant, und die Verbindungsschnüre zwischen Großmeistern und dem Nachwuchs jüngsten Dienstgrades sind oft dünne, dafür aber spannungsreiche Drähte. Allen Klischees zum Trotz erhielt ich prompte und unkomplizierte Antwort; die Stücke wechselten die Orte und wurden in Stuttgart auf das sorgfältigste präpariert und mikroradiographiert. (Hier ist daran zu erinnern, daß dies die Tage vor der Innenlochsäge waren. Ein Knochendünnschnitt war also eine wirkliche Affäre, die viel Zeit beanspruchte, und so muß hier auch ein Wort des Dankes an Frau Bast, die damals zuständige technische Mitarbeiterin in Stuttgart, gehen). Die wohlwollende bis herzlich zu nennende Unterstützung wurde zu einem bleibenden Eindruck, den ich bei einem Laborbesuch in Stuttgart aus dieser Zeit mitnahm.

Die zweite „Lieferung“ der Stuttgarter Resultate erhielt ich in Berlin, ganz praktisch in der Vorhalle eines Hotels, in dem Friedrich Heuck für einige Tage wohnte. Auch hier war der Eindruck des unprätentiösen väterlichen Kollegen, der die Dinge direkt und pragmatisch angeht, vorherrschend. Es war also ganz naheliegend, ihm, der zu einem bestimmten Geschäft auf dem Kurfürstendamm wollte, die Mitfahrt in meinem Auto anzubieten. Wir stellen uns vor: Friedrich Heuck in einem R4. Mir, damalige Konfektionsgröße 46, war die Kühnheit meines Vorschlages gar nicht bewußt. Es nahm es humorvoll („Unser Dieter hat auch so einen…“) und an.

Die Mikroradiographie von Le Moustier, die ich an jenem Tag erhielt, zeigte Strukturen, die wir erst heute annähernd verstehen. Wir interpretieren sie als „lines of arrested growth“, als Linien, die bei oder infolge Stillstandes des Dickenwachstums am Femurquerschnitt auftreten. Sie können bei historischen Bevölkerungen saisonal, rhythmisch, aber auch spontan und unregelmäßig auftreten. Unlängst konnten wir mit PIXE-Analysen in diesen Linien eine erhöhte Zn/Mn-Konzentration messen, wie dies bei erhöhtem Gehalt an alkalischer Phosphatase erwartet werden kann.

Seit damals war mir die Bedeutung der Mikroradiographie für historische und prähistorische Skelettfunde so anhaltend vermittelt worden, daß wir Wege suchten, diese dann auch in die Routinearbeit an unserem Fundgut einzuführen. Als dann Jahre später für unser Göttinger Institut eine Beteiligung am Schwerpunkt Archäometrie der VW-Stiftung anstand, waren für uns Bemühungen zur Etablierung der mikroradiographischen Methode für die historische Anthropologie naheliegend und selbstverständlich. Die zahlreichen Vorteile dieser Darstellung, jedenfalls für die Bearbeitung unseres Fundgutes, schien nicht jedem Gutachter vertraut oder gar einsichtig. Wie ich später erfuhr, hörte die Stiftung schließlich glücklicherweise auf Friedrich Heuck, dessen Dictum jedenfalls so ausfiel, daß wir seit Anfang der 80er Jahre mit einer eigenen Mikroradiographieanlage tausende von prähistorischen Fundstücken bearbeiten konnten. Diese Arbeiten wurden die Grundlage zur heute auch anderenorts selbstverständlich durchgeführten Histologie zur Altersdiagnose an Leichenbränden, die mehrere tausend Jahre lang die vorherrschende Bestattungsart in Europa und darüber hinaus waren. Hier ermöglicht die Mikroradiographie die histologische Altersdiagnose an Fundstücken, bei denen mit anderen Verfahren oft keine differenzierten Aussagen möglich sind. Unnötig zu erwähnen, daß solche Arbeiten z. B. auch in forensischen Identifikationsfällen bzw. bei Massenkatastrophen hohe praktische Bedeutung haben.

Unser anhaltendes Interesse an histologischen Fragestellungen bei der Untersuchung historischer und prähistorischer Skelettfunde führte dann Ende der 80er Jahre zu einem Workshop in Göttingen über die Histologie bodengelagerter Skelettelemente. Es war selbstverständlich, daß Friedrich Heuck hier zu einem Vortrag über die Mikroradiographie eingeladen wurde. Bei der Begrüßung der Teilnehmer wurde er von einem jüngeren deutschsprachigen Kollegen, der für sein schnöseliges Auftreten bekannt ist, ziemlich flapsig angegangen, wer er denn eigentlich sei. Friedrich Heuck hat dies souverän gekontert: „Heuck, Fritze, Stuttgart, 69 Jahre, Schuhgröße 44, weitere Einzelheiten nur auf schriftliche Anfrage". (Er möge mir verzeihen, wenn ich mich an die Schuhgröße nicht genau erinnere).

Über die Jahre hat Friedrich Heuck unsere Arbeit mit wechselnder Intensität beobachtet. So ganz mißfallen wird es ihm nicht haben, was wir auf diesem Sektor produzierten. Jedenfalls war es für uns eine Anerkennung und Auszeichnung, daß wir bei seinem Ausscheiden aus dem Katharinenhospital seinen Mikroradiographiearbeitsplatz einschließlich der mikroskopischen Ausrüstung übernehmen durften. Besonders stolz sind wir auf die Mikroradiographieanlage, als Arbeitsmittel wie als Exponat ein Schmuckstück.

Die zahlreichen großartigen Sammlungspräparate, die mit nach Göttingen übersiedelten, beflügelten unsere Phantasie, und der gemeinsame

DFG-Antrag wurde geschrieben. Die schließliche Ablehnung des Antrages war ärgerlich und ist mir bis heute unverständlich geblieben. Die Gutachter hatten u. a. geschrieben „... es handelt sich um ein peripheres Problem der Anthropologie", als ob der Fortschritt in der ruhenden Mitte eines Faches stattfindet und nicht eben an der Peripherie. Er nahm es sehr gelassen, mit der Zen-Haltung der altersweisen Großmeister, denen bekannt ist, daß wissenschaftlicher Fortschritt nicht nur eine Frage des Ideenreichtums ist, sondern auch von der Toleranzbereitschaft einer Gutachtergemeinschaft abhängt, der eine fragliche Idee nicht zur Antragsreife gelungen ist.

So sind wir zu Beginn der 90er Jahre um ein gemeinsames Projekt gebracht worden, aber die Vision und die Hoffnungen hat man uns gelassen. Friedrich Heucks Gelassenheit, seine pragmatische Direktheit und unkomplizierte überzeugende Darstellungskraft sind wohl jene Eigenschaften, die mich an ihm am meisten beeindruckt haben. Ich freue mich, daß er 75 Jahre alt geworden ist und hoffe und wünsche ihm von Herzen, mit Frische und Energie älter werden zu dürfen.

ELMAR KECK

Geburtstagsgrüße für Friedrich H.W. Heuck

Lieber Herr Heuck,

eigentlich haben wir uns nur ganz zufällig kennengelernt. Als sich Herr Kuhlencordt, Herr Kruse und ich in den frühen 80er Jahren überlegten, wen wir ansprechen könnten, um eine osteologische Arbeitsgruppe ins Leben zu rufen, fiel Herrn Kuhlencordt ganz spontan Ihr Name ein. Das Problem, das sich uns damals stellte, war, daß wir eine Gruppe völlig unterschiedlicher Menschen mit ebenso unterschiedlichen Ansichten an einen Tisch bringen mußten, um sie für ein gemeinsames Ziel zu begeistern. Da ich nun in der Zwischenzeit in Erfahrung bringen konnte, daß die meisten der Angesprochenen, aber besonders auch Sie, lieber Herr Heuck, den guten Dingen des Lebens nicht abgeneigt gegenüberstehen, fand sich dieser Tisch dann im Breidenbacher Hof in Düsseldorf. Wie gut diese Wahl war, zeigte sich in der Folgezeit; denn wir tagten mit wachsendem Vergnügen über 2 Jahre, bis wir dann 1984 die Deutsche Gesellschaft für Osteologie gemeinsam gründeten. Daß diese Gründung zustande kam, lag aber nicht nur an dem schönen Ambiente des Hotels, sondern auch besonders an Ihrem Engagement für die gemeinsame Sache, an Ihrem nicht ermüdenden Einsatz, an Ihrer zupackenden Art und an Ihrem Willen, ein gesetztes Ziel auch zu erreichen.

Seit der Gründung der Deutschen Gesellschaft für Osteologie waren Sie dann in deren Vorstand tätig und haben die Gesellschaft durch Ihre Umsichtigkeit und auch Ihr Verständnis für menschliche Unzulänglichkeiten mit nicht zu erschütternder Souveränität durch die ersten rauhen Seen und um die ersten Klippen gesteuert.

Der Dank der Gesellschaft drückte sich dann in Ihrer Wahl zum Präsidenten aus, die Sie trotz Ihrer zahlreichen anderen Verpflichtungen und zum Leidwesen Ihrer lieben Frau annahmen, der auch hier noch einmal Dank gesagt werden soll. Ein Höhepunkt in der Entwicklung der Gesellschaft war der unter Ihrer Präsidentschaft durchgeführte Kongreß in

Stuttgart 1987, nicht nur von der wissenschaftlichen Seite her, die sich in dem gemeinsam herausgegebenen Band *Fortschritte der Osteologie in Diagnostik und Therapie* ausdrückte, sondern auch von dem gesellschaftlichen Rahmenprogramm. Auf Ihr Betreiben hin wurde dann die Gesellschaft Mitglied der Arbeitsgemeinschaft der Wissenschaftlichen Medizinischen Fachgesellschaften.

In Würdigung Ihrer hervorragenden wissenschaftlichen Arbeiten auf den Gebieten der Radiologie und Osteologie sowie insbesondere Ihrer großen Verdienste als Präsident der Gesellschaft wurde Ihnen dann am 26.03.1992 die Ehrenmitgliedschaft der Deutschen Gesellschaft für Osteologie verliehen.

Lieber Herr Heuck, lassen Sie mich zum Schluß noch sagen, daß ich dankbar bin, daß ich Sie als hervorragenden Menschen und, was mir besonders wichtig ist, als guten Freund kennenlernen durfte.

Mit ganz herzlichen Glückwünschen zu Ihrem 75. Geburtstag verbleibe ich Prof. Dr. Dr. med. E. Keck

JAROMIR KOLAR

Dank an Friedrich H.W. Heuck

Seine fachliche und psychologische Unterstützung der Radiologie hinter dem „Eisernen Vorhang"

Nach dem Beginn des Wiederaufbaus und der Konsolidierung der westlichen Seite des zerstörten Europas nach dem 2. Weltkrieg gingen die Verhältnisse in manchen Oststaaten einen ganz unterschiedlichen Weg. Unter wachsendem politischem Druck der kommunistischen Gewalt wurden aus ideologischen Gründen von dort aus schrittweise jegliche menschlichen und auch wissenschaftlichen Kontakte mit dem Westen gedrosselt. Hunderttausende von Menschen, die in Osteuropa blieben und nicht geflüchtet sind, wurden vom Gedankenaustausch mit westlichen Kollegen und Freunden ferngehalten und konnten nur lückenhaft die Ergebnisse der Wissenschaft im Westen verfolgen.

Diese Informationsblockade wurde ungewollt durch allgemeines Mißtrauen gegen alles, was aus dem Osten kam, verstärkt. Alle Gebiete der menschlichen Gesellschaft wurden dadurch empfindlich getroffen, auch jene, die der Menschheit helfen sollten. Die medizinische Radiologie selbst hat vielleicht mehr als andere Gebiete gelitten. Nicht allein, daß dauernder Geldmangel die Ausstattung der Abteilungen mit moderner Technik, die im Osten gar nicht erzeugt wurde, verhinderte; es wurden besonders auch computergesteuerte Anlagen auf Embargolisten gesetzt. Man litt ständig unter Mangel an Literatur und Fachzeitschriften - und nicht zuletzt an einem Gefühl der Ablehnung, dem zunächst fast alle aus den Oststaaten kommenden Fachleute ausgesetzt waren, die man in einen gemeinsamen Topf geworfen hatte. In diesem psychischen Notzustand wurde jedes positive Zeichen mit Dankbarkeit wahrgenommen.

Zu dieser Zeit profilierte sich in Europa, beiderseits des eisernen Vorhanges, eine neue Generation von Wissenschaftlern und Gelehrten, die das Schicksal der Radiologie übernahmen und sie weiterentwickeln wollten. Die deutschen Radiologen standen uns traditionell besonders nahe. Seit der Jahrhundertwende hat man deutsche Institute und Universitäten besucht, mit deutscher Literatur studiert und mit den Kollegen dort einen regen Gedankenaustausch gepflegt.

Unter den gegebenen Umständen gab es allerdings nicht viele, die die Problematik richtig und mit genügend Übersicht verstanden haben und sich bereit fanden zu helfen. Friedrich Heuck gehörte dieser kleinen Gruppe an. Sein Name tauchte in mehreren Publikationen auf und wurde langsam bei uns bekannt. In den 50er und 60er Jahren waren es besonders die bahnbrechenden Studien auf dem Gebiet des Knochenmineralsalzgehaltes und seiner Bestimmung. Heucks Fachruf war im Osten bald mit der osteologischen Radiologie eng verbunden.

Langsam konnten wir ihn danach bei unseren seltenen Teilnahmen an Symposien und Kongressen als lebhaften und sachlichen Diskutanten mit seinen tiefen Kenntnissen kennenlernen. Ein kontaktbereiter, entschlossener Mann mit überzeugenden Argumenten - das war unser Eindruck. Seine Kenntnisse und zusammenfassenden Beiträge konnten in wachsendem Maß auch bei uns bekannt gemacht und verbreitet werden mit den damaligen beschränkten Mitteln, die uns zur Verfügung standen. Wir konnten uns jedenfalls bei eigenen Studien voll auf seine Ergebnisse stützen.

Aus diesen damals noch überwiegend indirekten Beziehungen entwikkelten sich langsam individuelle Kontakte und „Freundschaftsbrücken" zwischen Friedrich Heuck und jenen Radiologen aus dem Osten, die er als ehrlich und fachlich tüchtig schätzte, um ihnen seine Hilfe angedeihen zu lassen. Damals galt Friedrich Heuck bereits als eine weltbekannte und anerkannte Autorität, und seine Arbeiten erweckten allgemeine Anerkennung. Seine Mitarbeit an zahlreichen grundlegenden Publikationen in der Radiologie, wie z. B. am *Handbuch der medizinischen Radiologie*, an der *Radiology Today*, seine gezielte Propagierung europäischer Beiträge zur Radiologie in der Flut der angloamerikanischen Literatur haben seine Position international insoweit gefestigt, daß bereits seine Empfehlung von östlichen Fachleuten eine überzeugende Garantie für den Erfolg war. Die in seinen Publikationen erwähnten Beiträge der östlichen Radiologen, die sonst unbemerkt geblieben wären, kamen so zur Geltung. Für ihre Autoren war es ein Anlaß zu neuer Schwungkraft.

Es blieb nicht nur dabei; Friedrich Heuck hat mit seinem wachsenden Einfluß in internationalen Kreisen und Gesellschaften dafür gesorgt, daß manche fähigen Ostradiologen im Westen empfangen wurden und auch als Mitglieder von Fachgesellschaften aufgenommen wurden, die sonst nicht zugänglich gewesen wären. An erster Stelle sei hier seine Aktivität in der International Skeletal Society erwähnt. Manche weiteren positiven Ergebnisse seiner Unterstützung in einzelnen Ostländern sind mir erst später zur Kenntnis gelangt. Er hat mehr als andere erkannt, daß die ökonomischen Hindernisse der Weiterbildung der Radiologie im Wege stehen und daß, auch nach der Wende, bei politisch offenen Grenzen aus finanziellen Gründen eine Barriere bestehen blieb. Die Zusendung von Rezensionsexemplaren wichtiger Bücher, Sonderdrucken der Arbeiten aus Fachzeitschriften und Empfänge junger Kollegen zum Studienaufenthalt in seinem Institut - das sind nur einzelne Bausteine einer wunderbaren und unermüdlichen Tätigkeit, die er stets für uns leistete. All dies beweist seine seltene Begabung, sich in die Lage anderer versetzen zu können.

Seine Fähigkeit, die erfolgversprechenden und seriösen Fachleute aus der grauen Masse aufzuspüren, verdient als außergewöhnliche Gabe unsere hohe Wertschätzung.

Friedrich Heuck hat sich als meisterhafter und opferwilliger Mensch, der weit in die Zukunft hineinblickt, erwiesen. Seine der breiteren Öffentlichkeit oft wenig bekannten Verdienste in dieser Hinsicht brachten und bringen noch ständig ihre Früchte. Er war einer von wenigen, der die Grenzen eines beschränkten Kreises überwunden hatte, sowohl in seinem Vaterland als auch in Europa. Er war und ist ein echter Europäer, ein stolzer Sohn dieses Kontinents. Mit wirklicher Genugtuung und einem Gefühl großer Anerkennung haben wir wahrgenommen, daß ihm die EAR die Boris-Rajewski-Medaille „in recognition of exceptional contributions to the European radiological community“ verliehen hat. Möge er diese voll verdiente Ehrung und allgemeine Wertschätzung ebenso wie auch unsere Dankbarkeit noch viele Jahre in voller Gesundheit genießen!

ULRICH REISER

Mit Schraubenzieher und Stromprüfer

Erlebnisse eines Ingenieurs in der Radiologie

Es war einmal ein Student. Nennen wir ihn Otto. Otto studierte Elektrotechnik an der Universität Stuttgart. Schon immer verspürte er - neben der Faszination für alles Technische - einen Hang zur Biologie und Medizin. So war es nicht weiter verwunderlich, daß er mit zwei Kommilitonen zu den ersten Studenten gehörte, die eine Vorlesung „Physiologie für Ingenieure“ in Stuttgart hörten. Extra aus Ulm kam einmal in der Woche ein Professor angereist, für den der Umgang mit Ingenieuren (oder solchen, die es werden wollten) Neuland war. Doch den Beteiligten machte es sichtlich Spaß, und der Kampf der Studenten, dieses Fach von den Gewaltigen der Stuttgarter Elektrotechnischen Fakultät anerkannt zu sehen, war bald vergessen.

Just zur selben Zeit war der große Chef des Radiologischen Instituts einer bekannten Stuttgarter Klinik Gründungsmitglied des „Instituts für Biomedizinische Technik an der Universität Stuttgart“.

Für Otto war es klar, daß er dort seine Diplomarbeit machen wollte. Räumlich war die Biomedizin sehr beengt, und so schuf die Radiologie in der Klinik Platz für einige Assistenten und Diplomanden. Die Begeisterung der Ingenieure ob dieses großzügigen Angebots wurde jedoch arg gedämpft, als sich herausstellte, daß man sie im alten Operationsbunker des Hospitals einquartierte. So recht trauten die Mediziner den Ingenieuren wohl nicht und sie dachten vielleicht, daß die Techniker hinter meterdicken Betonwänden wohl kein besonderes Unheil anrichten könnten.

Nun, die Assistenten und auch Otto richteten sich im Bunker ein und begannen eifrig zu forschen. Oft sahen sie wochenlang keine Sonne, besonders im Winter - am Morgen war es noch dunkel und am Abend schon wieder, und so konnten sie in der Kantine an ihrer blassen Gesichtsfarbe leicht identifiziert werden.

Unverdrossen vermaß Otto stapelweise Röntgenbilder und rollenweise mit einer Hochgeschwindigkeitskamera aufgenommene Filme und wertete sie densitometrisch aus. Er untersuchte und maß die Geschwindigkeit, mit der durch Kontrastmittel markiertes Blut durch Aorta, Gehirn und Nieren schießt, strömt und sickert. Natürlich wollte Otto auch sehen, wie diese Aufnahmen entstanden, und durfte dazu den Radiologen über die Schulter schauen – was ihm nicht schwerfiel, war er doch groß gewachsen.

So recht ernst nahm man ihn und seinesgleichen und viele ihrer Ideen zunächst wenig. Unterschiedliche Denkmuster und unterschiedliche Fachsprachen bildeten eine Barriere, die zu überwinden beiden Seiten nicht immer leicht fiel – Ingenieure, Physiker und medizinisches Personal mußten sich erst kennenlernen. Doch der Chef der Radiologie hielt seine Hand schützend über die Physiker und Ingenieure und gestattete ihnen, mit seinen chromblitzenden Apparaten zu spielen.

Er sah sehr wohl, daß all die bildgebenden, computergestützten Verfahren der Radiologie nur in Zusammenarbeit entwickelt und mit kurzen Wegen zwischen Medizinern, Physikern und Ingenieuren verbessert werden konnten. Auch war es für ihn angenehm, „Techniker" vor Ort zu haben: Funktionierte ein Gerät während einer Untersuchung nicht so, wie es sollte, oder verweigerte ein Apparat die Arbeit gar total, dann erschallte der Ruf nach einem Ingenieur. So ging Otto mit Stromprüfer, Schraubenzieher und Zange bewaffnet los – oft dankbar für den Anruf, verschaffte er ihm doch die Möglichkeit, auf dem Weg vom Bunker zur Radiologie zwei Minuten die Sonne zu sehen. Neben dem Löten von Kabeln, dem Justieren von Monitoren und Wechseln von durchgebrannten Sicherungen wurde auch das eine oder andere Bügeleisen vor dem Verschrotten gerettet. Diese Nebentätigkeiten verbesserten die bilateralen Beziehungen, die in der Folge bei so manchem Fest vertieft wurden. Bei einem dieser Feste endete ein mitternächtliches Wettrennen zwischen Medizinern und Technikern mit Rollstühlen durch die Gänge der Strahlenklinik unter dem Applaus von Strahlenpatienten unentschieden.

Otto machte die Arbeit im Krankenhaus mehr und mehr Spaß und das Erforschen von unbekannten Effekten war spannend. Er ersann einen Apparat zur definierten Injektion von Kontrastmittel. Nachdem das neue Gerät alle Tests im Labor mit Bravour bestanden hatte, sollte es in der radiologischen Routine getestet werden. MTAs und Mediziner deckten jedoch Schwachstellen gnadenlos schnell auf, und leider überstand das schöne Maschinchen die rauhe radiologische Wirklichkeit nur wenige Wochen.

Für Otto war es ein Lehrstück. Er erkannte mehr und mehr die absolute Notwendigkeit der offenen, fächerübergreifenden Zusammenarbeit – nicht nur zwischen Medizinern, Physikern und Technikern, sondern zwischen allen Gesellschaftsgruppen in einer heterogenen Welt.

Nachbemerkung: Trotz des Mißerfolgs mit seinem Maschinchen bestand Otto sein Diplom und begab sich auf eine ausgedehnte Reise nach Südamerika. Danach arbeitete er auf dem Gebiet der quantitativen Knochenmineralgehaltsanalyse mittels der CT weitere vier Jahre in der Radiologie in Stuttgart und drei Jahre an der University of California San Francisco. Heute ist Otto Professor an der Hochschule für Druck und Medien in Stuttgart. Er hat von dem großen Chef der Radiologie viel gelernt und ist ihm sehr dankbar.

JOHN MAX VOGEL

A Tribute to Professor Dr. med. Friedrich H.W. Heuck

In the mid 1960s the United States was involved in the promotion of a space program destined to result in lunar exploration. There was concern that long periods of weightlessness would result in significant loss of bone mineral with the resultant risk of fracture upon return to the gravitational forces on earth. This was based upon the observations of bone loss during periods of bed rest.

Beginning in 1965 various investigators began to develop methods designed to accurately measure bone mass. During the meeting held in Bethesda, Maryland, sponsored by the National Institute of Arthritis and Metabolic Diseases, February 15–17, 1968, Dr. Friedrich Heuck presented his extensive research findings relating to the proper calibration of bone mass measurements to ensure accurate results. He pointed out the problems related to differences in absorption coefficients when using substances that simulate bone but which could contribute to errors in accuracy if actual hydroxyapatite materials were not used. He had been working since 1954 developing such a material engineered into the form of a step wedge. It is this wedge material which my colleagues and I have been using since the time of our first meeting in 1968, a period of 27 years. It has served as a constant calibration standard during the evolution of a series of different bone mineral scanners, first using isotopic sources and currently the single energy X-ray absorptiometric technique. It also has allowed us to test the efficacy of various X-ray energy sources leading to the current monoenergetic beam that simulates that of ^{125}I. Furthermore, it provided the important function of assuring that the studies on the Apollo and Skylab astronauts could be appropriately compared since measurements were performed in Houston, Cape Kennedy, and aboard the recovery vessels. By using this calibration technique, all current studies, both research and clinical, are assured comparability with previous studies.

During all of these years Professor Heuck has worked to improve the reference system and has been supportive and generous in his help toward our efforts in the field of bone quantitation. He has not only been a valuable colleague but has become a close friend. I view him as a pioneer in the field of bone metabolism and in particular bone mass and architecture evaluation. I, therefore, wish to honor him by reproducing a review of the current status of single energy X-ray absorptiometry of the calcaneus, a bone examined by him in his research, and which my colleagues and I have used, along with all other available systems, in the development of a screening strategy for the evaluation of risk for fracture at all clinically susceptible sites. This paper was presented with the help of my colleagues, Drs. Wasnich, Ross and Davis of the Honolulu Osteoporosis Center at the First International Symposium on Osteoporosis and Metabolic Bone Diseases May 9, 1992, in Beijing, China.

EBERHARD WILLICH

Förderung – Forderung – Begegnung

Aus der Sicht eines Kinderradiologen

In den Jahrzehnten des Berufslebens denkt man gelegentlich an den Ruhestand, aber keiner weiß, ob er ihn erreicht, wie lange er einem beschieden ist und ob es wirklich ein solcher wird.

Friedrich Heuck darf sich der Gunst rühmen, nun bald ein Jahrzehnt die Früchte zu ernten, die er im Radiologenberuf gesät hat. Aber in ihm ist weder „Ruhe" noch „Stand". „Freund, so du etwas bist, so bleib doch ja nicht stehn, man soll von einem Licht hin in das andre gehn" ist seine Devise.

Ein Rückblick auf seine über sein Fach hinausgehende Handlungskompetenz weist ihn während seiner Zeit am Stuttgarter Katharinenhospital als Initiator in regionalen Fragen der Berufsprobleme der Kinderradiologen aus: 1970 war das Stuttgarter Kinderkrankenhaus in der Türlenstraße als letztes der deutschen Kinderkliniken noch ohne einen Kinderradiologen. Heucks Initiative in den Gremien der Stuttgarter Stadtverwaltung war die Berufung von R. D. Schulz, bis dahin in Düsseldorf, als hauptamtlicher Leiter der Röntgenabteilung des Städtischen Kinderkrankenhauses zu verdanken. In der Folge jahrelanger Zusammenarbeit erwies sich die Röntgenabteilung des Katharinenhospitals als verlängerter Arm für invasive Untersuchungen wie Angiographien etc. an Kindern.

Als Präsident des Deutschen Röntgenkongresses in Stuttgart 1972 brachte Friedrich Heuck zum zweiten Male auf einem Röntgenkongreß (nach Nürnberg 1965) die Kinderradiologie in die Hauptthematik ein. Als echter Förderer der noch kleinen Gruppe hauptamtlich tätiger Kinderradiologen regte er bereits 1971 in einem Brief an den ein Jahr später zum 1. Vorsitzenden gewählten Verfasser dieser Zeilen an, die inzwischen als „e.V." etablierte Gesellschaft als „Teilgebiet Kinderradiologie" der Allgemeinen Radiologie zu beantragen, eine Idee, die zwar sofort zündete und jahrelange Initiativen, aber auch Grabenkämpfe mit den Pädiatern nach sich zog, und erst 1987 zum Erfolg führen sollte. Dies sollte bei dieser Gelegenheit einmal in Erinnerung gerufen und dokumentiert werden.

Dem Jubilar sei dafür öffentlich Dank abgestattet! (Seitdem gehört er als einer der wenigen Vertreter der allgemeinen Radiologie der „Gesellschaft für Pädiatrische Radiologie" an.)

Die persönlichen Beziehungen zwischen Friedrich Heuck und dem Verfasser dieser Zeilen gründen sich auf einen gemeinsamen Ursprung: Wenn auch verschiedenen Jahrgängen zugehörig, so entsprangen doch bei der Berliner Pépinière, jener vor 200 Jahren von König Friedrich Wilhelm II. gegründeten Akademie für Militärärzte, die ihr Jubiläum gerade festlich in dem 1910 unter Kaiser Wilhelm II. neu erbauten und im letzten Krieg unversehrt gebliebenen Gebäude feiern durfte. Vielleicht rührt daher ein unterschwelliges elitäres Bewußtsein.

Friedrich Heuck wußte meisterhaft wie ein Organist Register zu ziehen, das Register der Personen, der radiologischen Spezialfächer, der Sprachen, der (Tagungs- und Symposiums-)Orte und der Organisation. Sein Arm reichte weit über Europa hinaus über den Ozean, seine Beziehungen erstreckten sich auf in- und ausländische Firmen und Verlage. So kam es zu regelmäßigen Begegnungen unter uns, im Emerituszimmer der Heidelberger Kinderklinik, im Springer-Verlag, auf einer Parkbank am Neckar, in seinem Stuttgarter Heim oder am Telefon. Sprühend von Ideen und Plänen initiierte er Handbücher und Buchreihen. Das Flaggschiff „Fridericus Silesius" zog zahlreiche schwer- und halbschwergewichtige Kähne in seinem Fahrwasser, so auch den Verfasser dieser Zeilen. Die meisten gelangten ans Ziel. Schiffbrüche sollen nicht verschwiegen werden, die Grenzen wurden durch Erkrankung, Ortsänderung oder andere widrige Umstände gesetzt. Wer trägt das Risiko? Der Autor wohl zuerst (als Opfer?) oder auch der Verlag (als Zuschauer?) oder der Herausgeber (als Mitverantwortlicher?). Ein weiser Verleger unterband von vornherein die Numerierung der Serien. So blieben Lücken und wissenschaftliche Verluste im Nebel des Vergessens.

Aber das Skelett bildete, auch in übertragener Hinsicht, den Hauptinhalt des Lebenswerkes Heucks: es ist die Stütze, das stabilste Gerüst unseres Körpers, histologisch, radiologisch, mechanisch und im „Überleben" des Menschen, nämlich nach seinem Tode. Nun aber geht es langsam anderen Ufern zu. Die „alte" Radiologie wird von einer neuen überholt. Langsamer wird geplant, vorsichtiger ans Werk gegangen. Geblieben sind der Kern der Gedanken und der Kontakte, das geistige Band der Freunde und ein Lebenswerk.

Dies alles ist keine Laudatio, eher die „Radiatio", eine Bestrahlung eines Mannes, dem die deutsche Radiologie viel zu verdanken hat und der weit über die Grenzen strahlte und sich nie auf seinen Lorbeeren ausruhte. Als Weggenossen bleiben wir verbündet wie zur Zeit der „Blüte“ unseres Wirkens im Beruf. Und in Dankbarkeit seien ihm noch „multi anni“ gewünscht!

Lebenslauf und wissenschaftliches Werk

JÜRGEN BUCK

Lebenslauf von Friedrich H.W. Heuck

Am 20.01.1996 begeht der Professor für Radiologie an der Universität Tübingen und Honorarprofessor der Universität Stuttgart Dr. med. Friedrich H. W. Heuck, ehemaliger Ärztlicher Direktor des Radiologischen Instituts im Zentrum Radiologie des Katharinenhospitals der Stadt Stuttgart, seinen 75. Geburtstag.

Friedrich Heuck wurde in Glogau (Schlesien) geboren. Er studierte an den Universitäten Berlin, Danzig, Innsbruck und Wien und legte 1945 an der Universität Berlin sein Staatsexamen ab. Die Promotion erfolgte im gleichen Jahr an der Medizinischen Akademie Danzig. Nach Kriegseinsatz, Verwundung und Gefangenschaft setzte er eine im Oskar-Helene-Heim Berlin begonnene orthopädisch-chirurgische Weiterbildung in Kiel fort.

Durch eine im Krieg erlittene Unterarm- und Handverletzung ergaben sich Behinderungen bei Operationen, so daß er 1947 an die Röntgen- und Strahlenabteilung der chirurgischen Universitätsklinik Kiel zu Diethelm überwechselte. Nach seiner Anerkennung als Facharzt für Röntgenologie und Strahlenheilkunde 1951 hat er die Leitung der Röntgenstationen der Medizinischen Universitätsklinik Kiel unter Helmut Reinwein übernommen.

1957 erfolgte die Habilitation an der Universität Kiel, 1963 wurde er zum apl. Professor ernannt und 1964 zum Ärztlichen Direktor des Zentralen Röntgeninstituts am Katharinenhospital der Stadt Stuttgart gewählt. Einen Ruf auf den Lehrstuhl für Radiologie an der Universität Hamburg lehnte er 1969 aus hochschulpolitischen Gründen ab.

Entscheidend wirkte er 1970/71 bei der Gründung des Instituts für Biomedizinische Technik an der Universität Stuttgart mit. Seit 1970 hat er über 20 Jahre das Amt des Vorsitzenden des Ausschusses für Standesangelegenheiten der Deutschen Röntgengesellschaft inne und zeigt hierbei ein großes Engagement.

Sein wissenschaftliches Interesse galt vornehmlich der Osteologie wie der Pathomorphologie, Mikroradiographie und Radiologie der Skeletterkrankungen, insbesondere generalisierter Osteopathien, der qualitativen und quantitativen Analyse des Knochens, ferner den klinisch-radiologischen Studien der Kreislaufdynamik mit densitometrischen Verfahren sowie der Radiologie der Lunge, des Pankreas und der Gallenwege. Über 300 wissenschaftliche Veröffentlichungen in verschiedenen, vorwiegend radiologischen Zeitschriften stammen aus der Feder von Friedrich Heuck; darüber hinaus hat er zahlreiche Referate, Vorträge und Fortbildungen auf nationalen und internationalen Tagungen erarbeitet.

Heuck ist Autor von Monographien und Buchbeiträgen, Herausgeber und Mitherausgeber von Hand- und Lehrbüchern, ferner der Zeitschriften *Biomedizinische Technik* (seit 1970), *Der Radiologe* (seit 1973) sowie der *Skeletal Radiology* (seit 1976).

Sehr früh (1974) wurde er Mitglied der International Skeletal Society und gehörte 12 weiteren nationalen und internationalen wissenschaftlichen Gesellschaften an. Er war Mitglied des Präsidiums und stellvertretender Präsident der Arbeitsgemeinschaft wissenschaftlicher medizinischer Fachgesellschaften (1986–1990), Präsident des Deutschen Röntgenkongresses 1972, der Vereinigung Südwestdeutscher Radiologen und Nuklearmediziner 1968, der Deutschen Gesellschaft für Osteologie 1986–1988 und Präsident der International Skeletal Society (1984–1986). In den Jahren 1975–1983 war er Fachgutachter der Deutschen Forschungsgemeinschaft für klinische Strahlenkunde, und 1980 wurde er in den Sachverständigenbeirat des Ministeriums für Arbeit und Sozialordnung berufen.

Friedrich Heuck ist Ehrenmitglied der Radiologischen Gesellschaft von Österreich, der ehemaligen Tschechoslowakei, Ungarn und Belgien, der Vereinigung Südwestdeutscher Radiologen und Nuklearmediziner, der Deutschen Röntgengesellschaft, der Bulgarischen Radiologischen Gesellschaft und der Deutschen Gesellschaft für Biomedizinische Technik, der International Skeletal Society und der Deutschen Gesellschaft für Osteologie, ferner korrespondierendes Mitglied der Finnischen Radiologengesellschaft.

Anerkennung und Wertschätzung seiner Arbeit sind durch Verleihung der Albers-Schönberg-Medaille der Deutschen Röntgengesellschaft (1984), der ersten Carl-Wegelius-Medaille der Finnischen Radiologischen Gesellschaft (1986), der Boris-Rajewsky-Medaille der European Association of Radiology (1993), der Founders-Gold-Medal der International Skeletal Society (1995) sowie durch die Verleihung des Bundesverdienstkreuzes der Bundesrepublik Deutschland zum Ausdruck gekommen.

Fünf Habilitanten unterstützte er bei der Verwirklichung ihres schwierigen Vorhabens als Externe an der Universität Tübingen, und 15 Doktoranden leitete er wissenschaftlich an.

Nach seiner aktiven beruflichen Tätigkeit ist Friedrich Heuck als Buchherausgeber, insbesondere der dem *Handbuch der medizinischen Radiologie* folgenden Reihe *Medical Radiology-Diagnostic Imaging and Radiation Oncology*, der *Frontiers in European Radiology* und der Lehrbuchreihe *Klinische Radiologie* hervorgetreten, in der alle modernen Methoden der bildgebenden Diagnostik und der ergänzenden interventionellen Therapie Berücksichtigung finden.

Diese wohl nicht vollständige Aufzählung seiner Aktivitäten demonstriert, welch große Schaffenskraft und Dynamik in der Persönlichkeit von Friedrich Heuck stecken.

Es ist zu erwarten, daß auch nach Vollendung des 75. Lebensjahres seine Aktivitäten für die Radiologie nicht zum Erliegen kommen werden. Immer noch harren viele Gedanken und Vorstellungen der Verwirklichung, denen er sich mit Energie und Schwung widmen will.

Seine Schüler, ehemaligen Mitarbeiter und Freunde möchten Friedrich Heuck zu seinem Geburtstag auf das herzlichste gratulieren und wünschen ihm noch viele Jahre der Schaffenskraft auf seinem selbst gewählten Arbeitsfeld, aber auch etwas Muße, um neben einer preußischen Pflichterfüllung seinen persönlichen Lebensstil pflegen zu können, der neidlos leben läßt, aber auch zu leben versteht.

*Publikationen und Vorträge**

Das Verzeichnis der Bücher, Buchbeiträge, wissenschaftlichen Arbeiten und Vorträge von Friedrich Heuck wurde in zeitlicher Reihenfolge geordnet zusammengestellt. Ungeachtet intensiver Bemühungen und sorgfältiger Arbeit kann die Auflistung keinen Anspruch auf Vollständigkeit erheben.

BÜCHER

Die Streifenatelektasen der Lunge
Friedrich H. W. Heuck
Zwanglose Abhandlungen aus dem Gebiet der normalen und pathologischen Anatomie – Heft 7. W. Bargmann, W. Doerr (Hrsg.) Thieme-Verlag, Stuttgart 1959

70 Jahre Radiologie am Katharinen-Hospital der Stadt Stuttgart
Friedrich H. W. Heuck
Stadtarchiv Stuttgart 1969

Skelett – Allgemeiner Teil III/1
Spezieller Teil – Weichteile – Gefäße III/2
Friedrich H. W. Heuck
Klinische Röntgendiagnostik innerer Krankheiten. R. Haubrich (Hrsg.)
Springer-Verlag, Berlin Heidelberg New York 1972

International Skeletal Society. Book of Members
Friedrich H. W. Heuck
Compiled on Behalf of the Society. With a contribution by H.G. Jacobson.
Foreword by H. Götze, F. H. W. Heuck.
Springer-Verlag, Berlin Heidelberg New York 1988

Radiologische Skizzen und Tabellen – Peripheres Skelett
Friedrich H. W. Heuck, Brigitte R.G. Bast
Thieme-Verlag, Stuttgart New York 1994

---

* Zusammengestellt von Brigitte Bast, Katharinen-Hospital, Stuttgart.

Radiologische Skizzen und Tabellen – Peripheres Skelett
Friedrich H. W. Heuck, Brigitte R.G. Bast
Thieme-Verlag, Stuttgart New York 1994

HERAUSGEBER- UND MITHERAUSGEBERSCHAFT VON BÜCHERN UND BUCHREIHEN

Handbuch der Medizinischen Radiologie
(Encyclopedia of Medical Radiology)
Springer-Verlag, Berlin Heidelberg New York seit 1971

- Röntgendiagnostik der Leber und der Gallenwege XII/1
  F. Heuck (Hrsg) 1976
- Röntgendiagnostik der oberen Speise- und Atemwege, der Atemorgane und des Mediastinums
  F. Strnad und F. Heuck, Band IX/5a 1978
- Röntgendiagnostik des Urogenitalsystems.
  Weibliches Genitale XIII/2
  F. Heuck und A. Breit (Hrsg.) 1980
- Osteopathien. V/5
  L. Diethelm und F. Heuck (Hrsg.) 1983
- Strahlengefährdung und Strahlenschutz. Band XX
  F. Heuck und E. Scherer (Hrsg.) 1985
- Röntgendiagnostik der oberen Speise- und Atemwege, der Atemorgane und des Mediastinums.
  F. Heuck, Band IX/5c 1988
- Röntgendiagnostik der oberen Speise- und Atemwege, der Atemorgane und des Mediastinums
  F. Heuck, Band IX/5b 1989

Medical Radiology
Diagnostic Imaging and Radiation Oncology. (Contunuation of „Handbuch der Medizinischen Radiologie – Encyclopedia of Medical Radiology")
Luther W. Brady, Martin W. Donner, Hans-Peter Heilmann and Friedrich H. W. Heuck (Hrsg.)
Springer-Verlag, Berlin Heidelberg New York London Paris Tokyo Hongkong Barcelona Budapest 1985 – up to now 25 Volumes

Radiology Today 1–4
Proceedings of a multinational postgraduate Course, Salzburg 1980, 1982, 1984, 1986
Martin W. Donner, Friedrich H. W. Heuck (Hrsg.)
Springer-Verlag, Berlin Heidelberg New York 1981, 1983, 1985, 1987

Frontiers in European Radiology Bd. 1–9
Albert L. Baert, Erik Boijsen, Walter A. Fuchs, Friedrich H. W. Heuck (Eds.)
Springer-Verlag, Berlin Heidelberg New York 1982–1993. 9 Volumes

Klinische Radiologie (Diagnostik mit bildgebenden Verfahren)
Friedrich H. W. Heuck, Gesamt-Herausgeber, 1986
Springer-Verlag, Berlin Heidelberg New York Barcelona Budapest Hongkong London Mailand Paris Santa Clara Singapur Tokio.
Bisher 6 Bände, 2 Bände in Vorbereitung

Einzelwerke

- Densitometrie in der Radiologie.
  Friedrich H. W. Heuck (Hrsg.)
  Thieme-Verlag, Stuttgart 1973
- Radiological Functional Analysis of the Vascular System (Contrast Media-Methods-Results)
  Friedrich H. W. Heuck (Ed.)
  Springer-Verlag, Berlin Heidelberg New York Tokyo 1983
- Forschung mit Röntgenstrahlen
  (Bilanz eines Jahrhunderts 1895–1995)
  Friedrich H. W. Heuck und Eckard Macherauch (Hrsg.)
  Springer-Verlag, Berlin Heidelberg New York 1995

WISSENSCHAFTLICHE ARBEITEN

Über den Volvulus des Dünn- und Dickdarmes
Heinz Griessmann, Friedrich Heuck
Der Chrirurg 20, 486–490 (1949)

Die Pyelo-Ureteritis cystica im Röntgenbild
Friedrich Heuck
Fortschr. Röntgenstr. 71, 960–969 (1949)

Über die röntgenologische Darstellung der kongenitalen lateralen Halsfistel
Friedrich Heuck
Fortschr. Röntgenstr. 72, 88–93 (1949)

Ungewöhnliche Ausbreitung eines Senkungsabszesses
Friedrich Heuck
Z. Orthopädie u. Grenzgebiete 78, 575–580 (1949)

Zur Frage der klinischen Bedeutung von Anomalien der 1. Rippe
Friedrich Heuck
Z. Orthopädie u. Grenzgebiete 81, 451–454 (1951)

Chronaxiemessungen bei chirurgischen Erkrankungen
Heinz Griessmann, Friedrich Heuck
Bruns' Beiträge Klin. Chirurgie 182, 332–346 (1951)

Zur Frage der Bedeutung der Staphylokokken bei der Erysipel-Genese
Friedrich Heuck
Bruns' Beiträge Klin. Chirurgie 183, 59–70 (1951)

Osteochondropathie der Spina iliaca inferior unter Berücksichtigung der Ossifikationsvorgänge der Apophyse des lateralen Pfannenrandes
Ernst de Cuveland, Friedrich Heuck
Fortschr. Röntgenstr. 75, 430–445 (1951)

Experimentelle anaphylaktoide Enteritis beim Kaninchen
K. Kloos, Lothar Diethelm, Friedrich Heuck
Zbl. Allgem. Pathologie u. pathol. Anatomie 87, 354–359 (1951)

Die Ascaridiasis und ihre Bedeutung für schwere hämorrhagische Darmveränderungen
Lothar Diethelm, Friedrich Heuck, K. Kloos
Klinische Wochenschrift 30, 510-511 (1952)

Die Ascaridiasis und ihre pathogenetische Bedeutung für schwere hämorrhagische Darmveränderungen
Lothar Diethelm, Friedrich Heuck, K. Kloos
Langenbecks Archiv u. Dtsch. Z. Chirurgie 274, 24–61 (1952)

Beitrag zur Darstellung und Behandlung von Fisteln
Friedrich Heuck, Günther Mollowitz
Die Medizinische 39, 1224–1227 (1952)

Ein Beitrag zur Kenntnis des arterio-venösen Aneurysmas der Lunge und ähnlicher Fehlbildungen
Ulrich Wetzel, Friedrich Heuck
Fortschr. Röntgenstr. 77, 335–343 (1952)

Klinischer und experimenteller Beitrag zur Frage der „cutaneo-pulmonalen Segmentreaktion“ der Lunge
Andreas Flach, Friedrich Heuck
Zbl. Chirurgie 77, 1529–1533 (1952)

Tierexperimentelle und klinische Studie zur Entstehung von plattenförmigen Lungenatelektasen
Friedrich Heuck, Andreas Flach
Z. ges. experimentelle Medizin 121, 76–83 (1953)

Die Osteochondropathia ischiopubica
H. Junge, Friedrich Heuck
Fortschr. Röntgenstr. 78, 656–668 (1953)

Der Wert des röntgenologischen Ascarisnachweises für die Diagnostik allergischer Darmerkrankungen
Lothar Diethelm, Friedrich Heuck
Medizinische Klinik 48, 559–561 + 566 (1953)

Dünndarmveränderungen bei Askaridiasis als Ausdruck einer enteralen Allergie
Friedrich Heuck
Fortschr. Röntgenstr. 79, 318–322 (1953)

Klinischer und experimenteller Beitrag zur Darmallergie bei Ascarideninfektionen
Friedrich Heuck, Heinrich Küsel
Ärztliche Wochenschrift 8, 1237–1238 (1953)

Über den Einfluß der Grenzstrangresektion auf die Skelettmuskulatur
Heinrich Griessmann, Friedrich Heuck
Bruns' Beiträge Klin. Chirurgie 187, 108–121 (1953)

Zur Bedeutung der Schichtuntersuchung für die Frühdiagnostik der Kehlkopftuberkulose
Friedrich Heuck
Beiträge Klinik Tuberkulose 110, 321–328 (1953)

Osteochondropathie eines akzessorischen Knochenkernes am Malleolus tibiae (des sog. Os tibiale)
Ernst de Cuveland, Friedrich Heuck
Fortschr. Röntgenstr. 79, 728–732 (1953)

Kniegelenksdeformierungen als Folge von partiellen Epiphysenstörungen
Gustav Hauberg, Friedrich Heuck
Medizinische Klinik 48, 332–336 (1953)

Persistierende Apophyse der Tuberositas tibiae
Friedrich Heuck
Fortschr. Röntgenstr. 79, 781–782 (1953)

Über akzessorische Knochenkerne an der unteren Fibulaepiphyse und Os subfibulare ant. und post.
Ernst de Cuveland, Friedrich Heuck
Z. Orthopädie u. Grenzgebiete 85, 421–429 (1954)

Röntgenologische und tierexperiementelle Untersuchungen der Lunge nach Bronchographie
Friedrich Heuck
Verh. Dtsch. Ges. inn. Medizuin 60, Bermann-Verlag, München (1954), S. 640–643

Ein weiterer Beitrag zur normalen und gestörten Ossifikation der Spina iliaca anterior inferior (Tuberculum ilicum)
Ernst de Cuveland, Friedrich Heuck
Fortschr. Röntgenstr. 80, 622–627 (1954)

Über ein experimentell durch Staphylokokken erzeugtes Erysipel
Friedrich Heuck, Hans Knothe
Ärztliche Wochenschrift 9, 686–688 (1954)

Besonderheiten im Krankheitsverlauf der Leukämie beim Kinde
Ulrich Wetzel, H. Frank, Friedrich Heuck
Ärztliche Wochenschrift 9, 859–862 (1954)

Über progrediente Knochenveränderungen bei kindlicher Leukämie mit Retikulose
Ulrich Wetzel, Friedrich Heuck
Fortschr. Röntgenstr. 81, 788–796 (1954)

Zur Diagnostik des subphrenischen Abszesses
Friedrich Heuck, Klaus Ranniger
Medizinische Klinik 49, 2027–2029 (1954)

Bronchographische und gasanalytische Untersuchungen bei Lungenzysten
Friedrich Heuck, Johannes Seusing
Fortschr. Röntgenstr. 82, 315–321 (1955)

Zur Röntgenologie der Perikardverschwielungen unter besonderer Berücksichtigung der Zwerchfellbewegungen
Friedrich Heuck, Erich Fischer
Fortschr. Röntgenstr. 82, 767–775 (1955)

Untersuchungen über die Anwendung der neuen Gallenkontrastmittel bei Gesunden und Kranken
Friedrich Leupold, Friedrich Heuck
Fortschr. Röntgenstr. 83, 464–469 (1955)

Beobachtungen an den Gallenwegen nach Cholezystektomie
Friedrich Heuck, Friedrich Leupold
Fortschr. Röntgenstr. 83, 784–792 (1955)

Feststellungen zur röntgenologischen Differentialdiagnostik von Veränderungen im Bereich der Scham-Sitzbein-Fuge
Friedrich Heuck, R. Ottenjann
Fortschr. Röntgenstr. 83, 855–857 (1955)

Pyelitis und Ureteritis cystica bei Nephrolithiasis
Friedrich Heuck
Zeitschrift Urologie 48, 759–762 (1955)

Untersuchungen der Lunge nach Bronchographie im Tierversuch
Friedrich Heuck, W. Dontenwill
Zeitschrift ges. experimentelle Medizin 127, 121–132 (1956)

Zur Osteoporose bei Diabetes mellitus
Friedrich Heuck, Eberhard Schmidt
Verhandlungen Deutsche Ges. inn. Medizin 62, 464–467 (1956)

Zur Röntgenologie der Perikardverschwielungen
Friedrich Heuck, Erich Fischer
Fortschr. Röntgenstr. 86, 653–655 (1957)

Untersuchungen über die Ausscheidung des Gallekontrastmittels „Biligrafin“ bei Gesunden und Kranken
Friedrich Leupold, Friedrich Heuck
Fortschr. Röntgenstr. 87, 443–451 (1957)

Die cystische Fehlbildung von Lungensegmenten
Friedrich Heuck
Ärztliche Wochenschrift 13, 305–308 (1958)

Kreislaufuntersuchungen am Menschen mit der Serienangiographie
(Eine Methode zur Messung der Blutströmungsgeschwindigkeit)
Felix Anschütz, Friedrich Heuck
Fortschr. Röntgenstr. 91, 512–517 (1959)

Erfahrungen mit dem Philips-Mikroradiographen bei Untersuchungen des Knochens
Friedrich Heuck, Eberhard Schmidt
Acta Histochemica 9, 229–230 (1960)

Über die durch Aortensklerose verursachten Veränderungen der arteriellen Blutströmung
Felix Anschütz, Friedrich Heuck
Zeitschrift Kreislaufforschung 49, 120–128 (1960)

Die Sklerodermie des Intestinaltraktes
Friedrich Heuck, Christian Drube
Der Internist 1, 217–221 (1960)

Konzentration und Verteilung der Kalksalze in der Knochenmatrix bei Osteopathien
Friedrich Heuck, Eberhard Schmidt
Verhandlungen Deutsche Orthop. Gesellschaft 48, 201–209 (1960)

Die quantitative Bestimmung des Mineralgehaltes der Knochen aus dem Röntgenbild
Friedrich Heuck, Eberhard Schmidt
Fortschr. Röntgenstr. 93, 523–554 (1960)

Die praktische Anwendung einer Methode zur quantitativen Bestimmung des Kalksalzgehaltes gesunder und kranker Knochen
Friedrich Heuck, Eberhard Schmidt
Fortschr. Röntgenstr. 93, 761–783 (1960)

Familiäres Auftreten der Sarkoidose (Morbus Besnier-Boeck-Schaumann)
Gerhard Jörgensen, Friedrich Heuck
Zeitschrift menschl. Vererbungs- u. Konstitutionslehre 36, 74–92 (1961)

Die Sklerodermie des Intestinaltraktes
Friedrich Heuck
Tijdschrift voor Gastro-Enterologie 4, 339–362 (1961)

Über die Möglichkeiten und Grenzen der Röntgendiagnostik der Bauchspeicheldrüse
Friedrich Heuck
Der Internist 2, 380–390 (1961)

Schleimhauthyperplasie des Antrum und transpylorischer Schleimhautprolaps
Egon Grabener, Friedrich Heuck
Fortschr. Röntgenstr. 95, 602–610 (1961)

Zur Frage der Randatelektasen und Marginalschatten des Thorax bei schwerer Rachitis
Hans-Georg Hansen, Friedrich Heuck
Fortschr. Röntgenstr. 95, 634–640 (1961)

Wert der Serienangiographie bei Minderdurchblutung der unteren Extremität
Friedrich Heuck, Felix Anschütz
Radiologia diagnostica 3, 111–117 (1962)

Röntgenologische Methoden zur direkten Messung der arteriellen Durchblutung
Friedrich Heuck
Radiologia diagnostica 3, 569–573 (1962)

Zur Topographie des mobilen Kalzium im Knochen
Friedrich Heuck
Acta Histochemica Suppl. III, 57–62 (1962)

Röntgenkinematographische Untersuchungen nach Operationen an den Gallenwegen
Günther Mollowitz, Friedrich Heuck
Langenbeck's Archiv Deutsche Zeitschrift Chirurgie 301, 337–341 (1962)

Über den Einfluß operativer Eingriffe auf die Funktionen des Magen-Darmkanals
Hans Christian Drube, Friedrich Heuck
Langenbeck's Archiv Deutsche Zeitschrift Chirurgie 301, 479–481 (1962)

Untersuchungen zur Frage der Gefahren einer kurzfristigen O^2-Atmung und zum Problem der Atemhilfe bei Ateminsuffizienz
Johannes Seusing, Friedrich Heuck, Hans Christian Drube
Langenbeck's Archiv Deutsche Zeitschrift Chirurgie 301, 538–542 (1962)

Der röntgenologische Nachweis generalisierter Osteopathien
Friedrich Heuck
Der Internist 3, 252–267 (1962)

Die Klinik und Differentialdiagnose des Alveolarzellkarzinoms
Gerhard Walther, Friedrich Heuck
Der Internist 3, 378–386 (1962)

New methods of cinefluorography
Friedrich Heuck
Odelca Mirror 6, 2–3 (1962)

Veränderungen der Blutströmung bei Arteriosklerose
Felix Anschütz, Friedrich H. W. Heuck
In: Metabolismus Parietis Vasorum. Comp. Rend. IV. Congr. Internat. Angiol. Prag 1962, S. 713–719

Röntgenologische, historadiographische und chemisch-analytische Untersuchungen der Konzentration und Verteilung der Kalksalze im gesunden und kranken Knochen
Radiologica Austriaca 14, 29–56 (1963)

Ein röntgenkinematographisches Verfahren zur quantitativen Bestimmung des Blutstromvolumens
Friedrich Heuck, Felix Anschütz, Hans-Joachim Schwarzkopf
Fortschr. Röntgenstr. 98, 428–438 (1963)

Eine Methode zur Messung des Blutstromvolumens in den Arterien des nicht narkotisierten Menschen
Felix Anschütz, Friedrich Heuck, Hans-Joachim Schwarzkopf
Pflügers Archiv 277, 242–250 (1963)

Intravitalmikroskopische Untersuchungen der Lunge bei Hypoxie.
Friedrich Heuck, Johannes Seusing
Verhandlungen Deutsche Ges. inn. Medizin 69, 680–682 (1963)

Ergebnisse chemisch-analytischer und historadiographischer Untersuchungen der Knochenkalksalze bei Osteopathien
Friedrich Heuck
Verhandlungen Deutsche Ges. Pathologie 47, 182–186 (1963)

Über die Auswirkung anatomischer Wandveränderungen bei Aortensklerose auf Volumen, Dehnbarkeit und Hämodynamik
Felix Anschütz, Friedrich Heuck, Renate Nestmann
Klinische Wochenschrift 41, 1196–1199 (1963)

Möglichkeiten und Grenzen der Strahlenbehandlung der Leukämie
Friedrich Heuck
Deutscher Röntgen-Kongreß 1963, Teil 8, S. 105–110.
Urban & Schwarzenberg-Verlag, München Berlin 1964

Beurteilung des Kalksalzgehaltes der Knochen bei Osteopathien
Friedrich Heuck
In: „Wirkung und Anwendung anaboler Steroide“ Kolloquium Berlin 1963, S. 113–121. Medicus-Verlag, Berlin 1964

Theoretische Untersuchungen über eine Meßmethode zur quantitativen Bestimmung des Wasser-Luft-Verhältnisses des Lungengewebes
Kurt Vanselow, Friedrich Heuck
Fortschr. Röntgenstr. 100, 441–453 (1964)

Die Bedeutung mikroradiographischer Untersuchungen für die Knochenpathologie
Friedrich Heuck
Tagungsbericht der gemeinsamen Tagung von Deutscher Gesellschaft Biophysik e.V., Österreichischer Gesellschaft reine und angewandte Biophysik, Schweizerischer Gesellschaft Strahlenbiologie, S. 45–49. Metropress, Wien 1964

Intravitalmikroskopische Beobachtungen der Kapillaren und Arteriolen der Lungenperipherie nach verschiedenen Reizungen
Andreas Flach, Friedrich Heuck
Bibl. anat. 7, 101–105 (1965)

Intravitalmikroskopische Beobachtungen zur Pathophysiologie der peripheren Lungendurchblutung beim Kaninchen
Friedrich Heuck, Johannes Seusing
Bibl. anat. 7, 109–115 (1965)

Beitrag der Röntgendiagnostik zur Früherkennung von Pankreastumoren
Friedrich Heuck
Deutscher Röntgenkongreß 45, 160–163 (1964–65). Thieme-Verlag, Stuttgart 1965

Neue Möglichkeiten der Röntgendiagnostik des Pankreaskarzinoms
Friedrich Heuck, Uwe Piepgras
Deutsche Medizinische Wochenschrift 90, 906–911 (1965)

Die Messung des Kalksalzgehaltes im Knochen bei Osteopathien
Friedrich Heuck
Medizinische Klinik 60, 954–959 (1965)

Experimentelle Untersuchungen zur quantitativen Bestimmung des Wasser-Luft-Verhältnisses und des relativen Durchblutungsvolumens des Lungengewebes
Friedrich Heuck, Kurt Vanselow
Fortschr. Röntgenstr. 103, 271–283 (1965)

Was wird bei der „densimetrischen" Lungenfunktionsprüfung mit Röntgenstrahlen gemessen?
Kurt Vanselow, Friedrich Heuck
Fortschr. Röntgenstr. 103, 550–552 (1965)

Neue Ergebnisse der Mikroradiographie bei Systemerkrankungen des Skeletts
Friedrich Heuck
Verhandlungen Deutsche Gesellschaft innere Medizin 71, 597–607 (1965)

Die Bauchspeicheldrüse
Friedrich Heuck
In: Lehrbuch der Röntgendiagnostik Bd. V. Thieme-Verlag, Stuttgart 1965, 6. Auflage

„Gelenkkapsel, Knorpel und Knochen"
Friedrich Heuck
In: Symposium über „Binde- und Stützgewebe – Morphologische und Biochemische Informationen" 1965 Bad Bramstedt. Steinkopff-Verlag, Darmstadt 1966

Ergebnisse der Mikroradiographie des gesunden und kranken Knochens
Friedrich Heuck
XI. International Congress of Radiology, Roma 1965. In: Progress in Radiology Vol. I, p. 682–689. Excerpta Medica Foundation, Amsterdam 1966

The osteolytic action of the osteocytes in disordes of bone metabolism
Friedrich Heuck
IV. European Symposium on „Calcified Tissues“ 1966, Leiden. Excerpta Medica International Congress Series 120, 38 (1966)

Röntgenkinematographische Funktionsanalysen am Ösophagus
Friedrich Heuck, Uwe Jacobsen
Revue médicale de photographie, cinéma et télévision 5, 106–115 (1966)

Die radiologische Ausbildung als Faktor der Strahlenbelastung
Friedrich Heuck
Strahlenschutz in Forschung und Praxis 7, 49–60 (1967)

Die morphologischen Lungenveränderungen der „Cer-Pneumokoniose“ im Röntgenbild (Eine bisher unbekannte Berufskrankheit durch Bogenlampenrauch)
Friedrich Heuck, Rudolf Hoschek
Fortschr. Röntgenstr. 106, 489–502 (1967)

Radiologische Aspekte der Osteoporose
Friedrich Heuck
Deutsche Medizinische Wochenschrift 92, 2272–2277 (1967)

Die densitometrische Bestimmung der Hirndurchblutung
Uwe Piepgras, Friedrich Heuck, Kurt Vanselow
48. Deutscher Röntgenkongreß (1967) Thieme-Verlag, Stuttgart 1968, S. 197–200

Veränderungen von Mineralgehalt und Struktur des Femur nach gynäkologischer Strahlentherapie
Friedrich Heuck, Christian Lauritzen
Deutscher Röntgenkongreß 1967, Teil B. Sonderband Strahlentherapie 66, S. 87–92. Urban & Schwarzenberg-Verlag, München Berlin Wien 1967

Der Knochen bei gastrointestinalen Erkrankungen. Röntgendiagnostik
Friedrich Heuck
In: Bartelheimer, H. und Heisig, N. (Hrsg.) Aktuelle Gastroenterologie, S. 174–190. Thieme-Verlag, Stuttgart 1968

Der Wert der simultanen Angiotomographie für die Diagnostik von Hirngefäßaneurysmen
Uwe Piepgras, Friedrich Pampus, Friedrich Heuck
Fortschr. Röntgenstr. 108, 170–176 (1968)

Theoretische Grundlagen einer Methode zur Messung der Gewebsdurchblutung am nicht narkotisierten Menschen
Kurt Vanselow, Friedrich Heuck, Uwe Piepgras
Fortschr. Röntgenstr. 108, 529–536 (1968)

Sarkome des retroperitonealen Raumes
Friedrich Heuck
Radiologia Austriaca 17, 305–312 (1968)

Vergleichende Untersuchungen zur Isotopen-Diagnostik von Hirntumoren
Klaus-Dieter März, Friedrich Heuck, Tooman Cordan
Radiologie Austriaca 18, 81–84 (1968)

Die Strahlenbehandlung der pulmonalen Form der Lymphogranulomatose
Friedrich Heuck
Radiologie Austrica 18, 211–217 (1968)

Investigations of the mineral content of the osteocyte halos
Friedrich Heuck
Calcified Tissue Research Suppl. 2, 81 (1968)

Elektronenmikroskopische und mikroradiographische Befunde am Knochen der mit Dihydrotachysterin behandelten Ratte
Wolfgang Remagen, Friedrich Heuck, R. Caesar
Virchows Archiv Abt. A, Pathologische Anatomie 345, 245–254 (1968)

Cer-Pneumoconiosis
Friedrich Heuck, Rudolf Hoschek
American Journal of Roentgenology 104, 777–783 (1968)

Radiologische Befunde bei perimären und sekundären Funktionsstörungen der Nebenschilddrüse
Friedrich Heuck
In: 14. Symposium der Deutschen Gesellschaft für Endokrinologie, S. 26–44. Springer-Verlag, Berlin Heidelberg New York 1968

Die Röntgenologie des Dickdarmes
Friedrich Heuck
In: Boecker W. (Hrsg.) Dünndarm – Dickdarm – Fünfte Bad Mergentheimer Stoffwechseltagung 1968. Thieme-Verlag, Stuttgart 1969, S. 123–146

Funktionsstudien an der choledochoduodenalen Verbindung
Friedrich Heuck, K.-J. Bahn
In: Modern Gastroenterology – Verhandlungsbericht des VIII. International Congress of Gastroenterology 1967 in Prag. Schattauer-Verlag, Stuttgart New York 1969, S. 867–868

Über ungewöhnliche Verlaufsformen der Lymphgranulomatose
Friedrich Heuck, Uwe Piepgras
Sonderband 69 zur Strahlentherapie: Becker, J. und Gauwerky, F. (Hrsg.) Maligne Lymphome. Urban & Schwarzenberg-Verlag, München 1969, S. 119–125

Densitometrische Bestimmung der Hirndurchblutung
Friedrich Heuck, Uwe Piepgras
Acta Radiologica 9, 65–71 (1969)

Mikroradigraphische Untersuchungen der Mineralisation des gesunden und kranken Knochengewebes
Friedrich Heuck
Radiologe 9, 142–154 (1969)

Der Einfluß von aberrierenden Gefäßen auf das Isotopennephrogramm
Heinz-Konstantin Deininger, Friedrich Heuck
Fortschr. Röntgenstr. 111, 397–406 (1969)

Die szintigraphische Beurteilung der Pankreasfunktion anhand der intestinalen 75-Se-Radioaktivität
Heinz-Konstantin Deininger, Friedrich Heuck
Fortschr. Röntgenstr. 111, 420–426 (1969)

Densitometrische Messungen des Blutstromvolumens der Arteria carotis
Friedrich Heuck, Uwe Piepgras, Kurt Vanselow
Radiologe 9, 443–448 (1969)

Der Informationswert densitometrischer und szintigraphischer Untersuchungen des Hirngewebes bei Mangeldurchblutung
Uwe Piepgras, Friedrich Heuck, Klaus-Dieter März
Radiologe 9, 448–451 (1969)

Planung und Einrichtung des zentralen Radiologischen Instituts im Katharinen-Hospital, Stuttgart
Friedrich Heuck, Helmut Boley
Röntgenstrahlen 20, 7–14 (1969)

Durchblutungsmessungen am Menschen mit radiologischen Methoden
Friedrich Heuck
Röntgenstrahlen 20, 15–19 (1969)

Quantitative measurements of bone mineral content by densitometric methods
Friedrich Heuck
In: Progress in Methods of Bone Mineral Measurement, Washington D.C. 1968. U.S. Department of Health, Education, and Welfare, Washington D.C. 1970

Quantitative measurements of mineral content in bone diseases
Friedrich H. W. Heuck
European Association of Radiology, London 1968. In: Symposium Ossium S. 141-147. E. & S. Livingstone, Edingburgh-London 1970

Die Röntgendensitometrie der Herzdurchblutung
Friedrich Heuck
In: Radiologische Untersuchungen bei Erkrankungen des Herzmuskels. Thieme-Verlag, Stuttgart 1970, S. 87–101

Densitometrische Untersuchungen bei Patienten mit Linksherzinsuffizienz
Wolfgang Mahringer, W.J. Hausen, Friedrich Heuck, Kurt Vanselow
In: Radiologische Untersuchungen bei Erkrankungen des Herzmuskels. Thieme-Verlag, Stuttgart 1970, S. 140–150

Die radiologische Erfassung des Mineralgehaltes des Knochens
Friedrich Heuck
In: Handbuch der medizinischen Radiologie Bd. IV/1. Springer-Verlag, Berlin Heidelberg New York 1970

Methodik und Möglichkeiten einer densitometrischen Kreislaufanalyse
Friedrich Heuck, Kurt Vanselow
Fortschr. Röntgenstr. 112, 69–83 (1970)

Ein Universalarbeitsplatz für die Neuroradiologie
Uwe Piepgras, Friedrich Heuck, Friedrich Pampus
Röntgen-Blätter 23, 1–14 (1970)

Kritische Überlegungen zur radiologischen Bestimmung des Mineralgehaltes
Kurt Vanselow, Friedrich Heuck
Fortschr. Röntgenstr. 112, 344–353 (1970)

Allgemeine Morphologie und Biodynamik des Knochens im Röntgenbild
Friedrich Heuck
Fortschr. Röntgenstr. 112, 354–365 (1970)

Comparative investigations of the function of osteocytes in bone resorption
Friedrich Heuck
Calcified Tissues Research 4 Suppl., 148–149 (1970)

Prof. Dr. med. Lothar Diethelm zum 60. Geburtstag
Friedrich Heuck
Radiologe 10, 203–205 (1970)

Röntgenbefunde bei hepatogener Osteopathie
Friedrich Heuck
Radiologe 10, 234–241 (1970)

Mikroradiographische Befunde zur Biodynamik des Knochens
Friedrich Heuck
Röntgen-Blätter 23, 1–12 (1970)

Möglichkeiten und Ergebnisse der Morphometrie des Knochens
Eberhard Manzke, Friedrich Heuck
Röntgen-Blätter 23, 586–592 (1970)

Ergebnisse der Röntgen-Kine-Densitometrie der Organdurchblutung
Friedrich Heuck, Heinz-Konstantin Deininger, Kurt Vanselow
Röntgen-Blätter 23, 593–598 (1970)

Radiological methods for measuring blood circulation in humans
Friedrich Heuck
Medicamundi 15, 97–100 (1970)

Szintigraphische Diagnostik und Laborwerte bei diffusen Leberparenchym-erkrankungen
Heinz-Konstantin Deininger, Friedrich Heuck
Fortschr. Röntgenstr. 114, 108–119 (1971)

Differentialdiagnostische Probleme des Frühkarzinoms im Magen
Friedrich Heuck, Jörg Hascher
Z. Allgemeinmedizin – Der Landarzt 47, 1–6 (1971)

Die radiologische Diagnostik von entzündlichen und tumorösen Pankreaserkrankungen
Friedrich Heuck, Heinz-Konstantin Deininger, Horst von Babo
Z. Allgemeinmedizin - Der Landarzt 47, 7–12 (1971)

Radiologische Befunde bei gastrointestinalen Osteopathien
Friedrich Heuck
Z. Allgemeinmedizin - Der Landarzt 47, 13–16 (1971)

Über röntgenologisch nachweisbare Störungen an elektrischen Herzschrittmachersystemen
Wolfgang Mahringer, E. Windisch, Friedrich Heuck
Fortschr. Röntgenstr. 114, 223–230 (1971)

Die Gefäßdarstellung in der Nierendiagnostik
Horst von Babo, Heinz-Konstantin Deininger, Friedrich Heuck, H. W. L. Müller-Marienburg
Z. Allgemeinmedizin - Der Landarzt 47, 1736–1742 (1971)

Investigations of the high density areas in metabolic bone diseases
Friedrich Heuck
Israel Journal of Medical Sciences 7, 477–480 (1971)

Die radiologisch-densitometrische Analyse der Blutströmung und Gewebsdurchblutung
Friedrich Heuck, Kurt Vanselow
Biomedizinische Technik 16, 51–58 (1971)

Mikroradiographische Untersuchungen bei Knochenfluorose - Ein Beitrag zur Diagnostik der Initialstadien der Fluorose
Volker Freitag, W. Oelschläger, Klaus Loeffler, Friedrich Heuck
Deutsche Zahnärztliche Z. 26, 389–393 (1971)

Radioisotopendiagnostik und Laborwerte bei diffusen Lebererkrankungen
Heinz-Konstantin Deininger, Friedrich Heuck
Röntgen-Blätter 34, 125–132 (1971)

Ergebnisse der Kinedensitometrie der Nierendurchblutung
Heinz-Konstantin Deininger, Friedrich Heuck, Kurt Vanselow
Röntgen-Blätter 24, 361–365 (1971)

Dialysis Bone Disease
Eberhard Ritz, B. Krempien, G. Riedasch, H. Kuhn, H. Hackeng, Friedrich Heuck
In: Proceedings of the European Dialysis and Transplantations Association, Berlin 1971 S. 131–138

Die objektive Erfassung des Mineralgehaltes im kindlichen Skelett
W. Schuster, G. Bonnard, A. Fanconi, H. G. Hansen, Friedrich Heuck, J. Meißner, K. H. Reiß, H. Sack, H. Wagner
Radiologe 11, 280–285 (1971)

Die Bedeutung der Radiologie für die interne Krebsfrühdiagnostik
Heinz-Konstantin Deininger, Friedrich Heuck
Therapie Woche 21, 49–55 (1971)

Szintigraphische Diagnostik von Pankreastumoren
Heinz-Konstantin Deininger, Friedrich Heuck
In: Ergebnisse der klinischen Nuklearmedizin. Schattauer-Verlag, Stuttgart New York 1971, S. 49–54

Korrelation von szintigraphischen und laborchemischen Befunden in der Pankreasdiagnostik
Heinz-Konstantin Deininger, Friedrich Heuck, Volker Kammerer, Klaus Dieter März
In: Ergebnisse der klinischen Nuklearmedizin. Schattauer-Verlag, Stuttgart New York, 1971 S. 55–61

Die Nierenszintigraphie in der urologischen Tumordiagnostik – Eine Auswertung von 2170 Nierenszintigrammen
Heinz-Konstantin Deininger, Friedrich Heuck, Klaus-Dieter März, Volker Kammerer
In: Ergebnisse der klinischen Nuklearmedizin. Schattauer-Verlag, Stuttgart New York 1971, S. 168–172

Cine-Densitometrie und sonstige analytische Verfahren
Friedrich Heuck
In: Angiographie und ihre Fortschritte. Thieme-Verlag, Stuttgart 1972, s. 75–81

Comparative scintigraphic studies in focal and diffuse lesions of the liver with reference to angioscintigraphic findings
Heinz-Konstantin Deininger, Peter Trapp, Friedrich Heuck
In: Radiology – Proceedings of the 2nd Congress of the European. Association of Radiology, Amsterdam 1971, S. 593–599. Excerpta Medica, Amsterdam 1972

Die Röntgen-Densitometrie der Hirnstrombahn
Friedrich Heuck, Uwe Piepgras, Kurt Vanselow
Acta Radiologica 13, 905–918 (1972)

Planung, Bau und Organisation moderner medizinischer Strahleninstitute
Friedrich Heuck
Radiologe 12, 1–3 (1972)

Organisation des überregionalen Zusammenwirkens radiologischer Fachabteilungen in Krankenhäusern verschiedener Größe
Friedrich Heuck
Radiologe 12, 37–39 (1972)

Densitometry in Radiology – developments and trends
Friedrich Heuck
Medicamundi 18, 34–43 (1972)

Radiologische Befunde bei Paraosteoarthropathien
Friedrich H. W. Heuck
In: „Symposium Paraosteoarthropathien (POA)". Schriftenreihe Traumatologie und Wiederertüchtigung Nr. 3. Kommission der Europäischen Gemeinschaften (EGKS), Luxemburg 1972, S. 115–160

The scintigraphy of the pancreas
Heinz-Konstantin Deininger, Friedrich Heuck
In: Diethelm L. (Hrsg.) Angiography/Scintigraphy Symposiumn of the European Association of Radiology 1970. Springer-Verlag, Berlin Heidelberg New York 1972, S. 326–328

Die Röntgenologie der generalisierten Osteopathien
Friedrich Heuck
Z. Rheumaforschung 31, 324–344 (1972)

Osteopathie bei Langzeithämodialyse – Histomorphometrische und mikroradiographische Untersuchungen
Bernhard Krempien, Eberhard Ritz, Friedrich Heuck
Verh. Deutsche Gesellschaft Pathologie 56, 439–442 (1972)

Untersuchungen zur Mineralisierungsdichte im Hartgewebe mit Protein-Polysaccharid bzw. Kollagen als Hauptbestandteil der Matrix
H.J. Höhling, H. Steffens, Friedrich Heuck
Zeitschrift f. Zellforschung 134, 283–296 (1972)

Kasuistischer Beitrag zum radiologisch-anatomischen Aspekt eines Mammakarzinoms neben einer proliferierenden Zyste
Volker Barth, Brigitte Kraus, Friedrich Heuck, K. Ilbagian
Fortschr. Röntgenstr. 117, 604–607 (1972)

Zur Kritik des Informationswertes von Röntgenuntersuchungen des Magen-Darm-Kanals
Friedrich Heuck
Röntgen-Berichte 1, 112–124 (1972), Wachholz-Verlag, Nürnberg

Skelett- und Unfalldiagnostik
Friedrich H. W. Heuck, Manfred Hesse
Kongreßheft, Agfa-Gevaert, Mortsel 1972, S. 33–35

Möglichkeiten und Informationswert der Cinedensitometrie
Friedrich Heuck, Kurt Vanselow
In: Densitometrie in der Radiologie. Thieme-Verlag, Stuttgart 1973, S. 179–196

Die cerebrale Angiodensitometrie
Uwe Piepgras, Kurt Vanselow, Friedrich Heuck
In: Densitometrie in der Radiologie. Thieme-Verlag, Stuttgart 1973, S. 209–217

Theorie und Meßmethode zur quantitativen Bestimmung des Wasser-Luft-Verhältnisses in der Lunge
Kurt Vanselow, Friedrich Heuck
In: Densitometrie in der Radiologie. Thieme-Verlag, Stuttgart 1973, S. 226–234

Informationswert, Meßgenauigkeit und klinischer Einsatz verschiedener Meßverfahren
Friedrich Heuck, Eberhard Manzke, Kurt Vanselow
In: Densitometrie in der Radiologie. Thieme-Verlag, Stuttgart 1973, S. 264–278

Methoden zur quantitativen Auswertung von Mikroradiogrammen des Knochens
Friedrich Heuck, Lutz Saackel
In: Densitometrie in der Radiologie. Thieme-Verlag, Stuttgart 1973, S. 298–303

Strahlenempfindlichkeit der Knochen
Friedrich Heuck, Wolfgang Gössner
In: Strahlenschutz in Forschung und Praxis Bd. XIII. Thieme-Verlag, Stuttgart 1973, S. 153–171

Das Nierenszintigramm und Isotopennephrogramm als Screeningtest in der urologischen Diagnostik
Heinz-Konstantin Deininger, Friedrich Heuck, Volker Kammerer
Radiologe 13, 57–63 (1973)

Ergebnisse der Mikroradiographie bei Osteopathien
Friedrich Heuck
Radiologe 13, 102–110 (1973)

Möglichkeiten der radiologischen Skelettdiagnostik
Friedrich Heuck
Krankenhausarzt 46, 184–189 (1973)

Röntgenologische Zeichen gestörten Calciumstoffwechsels bei Dialysepatienten
Eberhard Ritz, H. M. Kuhn, B. Krempien, Friedrich Heuck, W. Müller, W. Kerlé, C. Aschermann
Fortschr. Röntgenstr. 119, 194–202 (1973)

Nichttuberkulöse Lungenerkrankungen in der täglichen Praxis – Fortschritte in der Diagnostik – Wann und warum Angiographie?
Friedrich Heuck
Monatskurse für die ärztliche Fortbildung 23, 26–31 (1973)

Röntgendiagnostik der Dünndarmtumoren
Friedrich Heuck
In: Erkrankungen des Dünndarms – Klinisch-radiologisches Seminar Bd. 2. W. Frommhold, P. Gerhardt (Hrsg.). Thieme-Verlag, Stuttgart 1973, S. 78–94

Die spezifisch-tuberkulöse Oesophagitis
Friedrich Heuck
Radiologe 13, 377–379 (1973)

Der Röntgenbefund von Oesophagus-Cysten
Friedrich Heuck
Radiologe 13, 380–383 (1973)

Die Röntgenkinedensitometrie des Kreislaufes
Friedrich Heuck, Heinz-Konstantin Deininger, Kurt Vanselow
Radiologia diagnostica 14, 445–452 (1973)

Die Analyse des Organkreislaufes der Niere mit der Angiokinedensitometrie
Heinz-Konstantin Deininger, Friedrich Heuck, Kurt Vanselow, Volker Barth
Radiologia diagnostica 14, 453–461 (1973)

Macro- and microstructure of bone in osteoporosis
Friedrich H. W. Heuck
In: Radiology – Bd. I der Proceedings of the XIII International Congress of Radiology, Madrid 1973. Excerpta Medica, Amsterdam Congress Series No. 338, S. 215–222

Economic aspects of x-ray diagnostic departments
Friedrich Heuck, K. Hipp
In: Planning of Radiological Departments, International Symposium, Dipoli 1972. M. Kormano, F. E. Stieve (Hrsg.). Thieme-Verlag, Stuttgart 1974, S. 307–312

Abgrenzung der Divertikulitis-Stadien aus röntgenologischer Sicht
Friedrich Heuck
In: Kolondivertikulitis – Symposium Aachen 1973. Thieme-Verlag, Stuttgart 1974, S. 7–23

Vergleich angiographischer und szintigraphischer Untersuchungsergebnisse bei verschiedenen Erkrankungen des Pankreas
Heinz-Konstantin Deininger, Volker Barth, Friedrich Heuck
In: Nuklearmedizin – Ergebnisse in Technik, Klinik und Therapie. Schattauer-Verlag, Stuttgart New York 1974, S 267–270

Meß- und Auswerteverfahren der Röntgencinedensitometrie mit einer Datenverarbeitungsanlage
Erich Epple, Dietrich Decker, Friedrich Heuck
Fortschr. Röntgenstr. 120, 345–353 (1974)

Plattenthermographie („Thermographie en plaque“) der Mamma
Rainer Müller, Volker Barth, Friedrich Heuck
Deutsche Medizinische Wochenschrift 99, 72–76 (1974)

Termografia en placa („termographie en plaque“) de la mama
Rainer Müller, Volker Barth, Friedrich Heuck
Medicina Alemana 15, 207–218 (1974)

Das Röntgenbild der Lunge im Spätstadium einer „Cannabiose“
K.-H. Günther Müller, Friedrich Heuck
Deutsche Medizinische Wochenschrift 99, 952–954 (1974)

Röntgenbefunde bei primärem Hyperparathyreoidismus
Friedrich Heuck, Horst von Babo
Radiologe 14, 206–224 (1974)

Hormonal bedingte Knochenveränderungen bei der renalen Osteopathie
Horst von Babo, Friedrich Heuck
Radiologe 14, 225–231 (1974)

Röntgenbefunde einer Paraosteoarthropathie nach Intensivbehandlung infolge Intoxikation
Friedrich Heuck, Michael Euchenhofer
Radiologe 14, 470–477 (1974)

Radiologische Mineralgehaltsbestimmung im Knochen in vivo
Jürgen Rassow, W. Börner, H. H. Eipper, M. Gebhardt, Friedrich Heuck, G. Hüdepohl, E. Moll, H. Zwicker
Fortschr. Röntgenstr. 121, 90–99 (1974)

Bestimmung des Knochenmineralgehaltes aus dem Röntgenbild mit Hilfe der digitalen Bildverarbeitung
M. Nagel, Friedrich Heuck, Erich Epple, Dietrich Decker
Fortschr. Röntgenstr. 121, 604–612 (1974)

Macro- and Microstructure of Bone in Osteoporosis
Friedrich H. W. Heuck
Radiology, Vol. 1 – Excerpta Medica, Amsterdam 1974, S. 215–222

Mikroradiographie (Referat)
Friedrich Heuck
Verhandlungen d. Deutschen Gesellschaft f. Pathologie 58, 114–134 (1974)

Cine-Densitometrie
Friedrich Heuck, Heinz-Konstantin Deininger, Kurt Vanselow
In: Angiographie und ihre neuesten Ergebnisse. W. de Gruyter-Verlag, Berlin New York 1972/1975, S. 191–198

A structural study of ossification and calcification in meningiomas
T. Tzonos, Friedrich Heuck
In: Meningiomas – Multiple Sclerosis – Forensic Problems in Neurosurgery. Springer-Verlag, Berlin Heidelberg New York 1975, S. 215–218

Neue Grundlagen und Theorien zur Verbesserung der Angio-Cine-Densitometrie I. Das physikalische Prinzip der Quotienten-Densitometrie
Kurt Vanselow, Friedrich Heuck
Fortschr. Röntgenstr. 122, 453–456 (1975)

Vergleichende Untersuchungen der physikalisch-technischen Grenzen der Video- und Cine-Densitometrie
Kurt Vanselow, Friedrich Heuck
Biomedizinische Technik 20, 86–91 (1975)

Praktikable Methode zur Volumenbestimmung aus dem Röntgenbild mit einem Kleinstrechner
Lutz R. Saackel, Friedrich Heuck
Biomedizinische Technik 20, 95–98 (1975)

Anwendung des Mehrfachdetektor-Meßverfahrens in der Cine-Densitometrie
Dietrich Decker, Erich Epple, Friedrich H. W. Heuck, M. Nagel, G. Polony
Biomedizinische Technik 20, 265–266 (1975)

Beitrag zur Röntgendiagnostik von Geschwülsten der Nebennieren
Heinz-Konstantin Deininger, Friedrich Heuck, Rainer Hineß
Radiologe 15, 269–277 (1975)

Beitrag zur Röntgendiagnostik primärer, retroperitonealer Sarkome im Erwachsenenalter
Friedrich Heuck, Rainer Hineß
Radiologe 15, 287–296 (1975)

Neue Grundlagen und Theorien zur Verbesserung der Angio-Cine-Densitometrie II. Die Verbesserung des Signal-Rauschverhältnisses durch das Quotientenverfahren in der Cine-Densitometrie
Kurt Vanselow, Friedrich Heuck
Fortschr. Röntgenstr. 123, 268–273 (1975)

Neue Grundlagen und Theorien zur Verbesserung der Angio-Cine-Densitometrie III. Das zeitliche Auflösungsvermögen der Quotienten-Cine-Densitometrie
Kurt Vanselow, Friedrich Heuck
Fortschr. Röntgenstr. 123, 358–363 (1975)

Neue Grundlagen und Theorien zur Verbesserung der Angio-Cine-Densitometrie IV. Der Einfluß einer nicht-kontinuierlichen, pulsierenden Strömung auf das Meßergebnis der Angio-Cine-Densitometrie
Kurt Vanselow, Friedrich Heuck, Heinz-Konstantin Deininger
Fortschr. Röntgenstr. 123, 468–475 (1975)

Morphologische und biochemische Untersuchungen über den normalen Alterungsprozeß der Wirbelsäule
Friedrich Heuck
In: Die Wirbelsäule in Forschung und Praxis Bd. 60. Hippokrates-Verlag, Stuttgart 1973/1976, S. 7–19

Die Divertikulitis im Röntgenbild
Friedrich Heuck
Langenbecks Archiv Chirurgie 342, 421–430 (1976)

Der Wert der Galaktographie zur Früherkennung des Mammakarzinoms
Volker Barth, Friedrich Heuck
Deutsches Ärzteblatt 73, 1929–1938 (1976)

Koronare Flußmessungen mit der Cinedensitometrie. Ergebnisse mit dem Mehrfachdetektor-Meßverfahren: I. Normalwerte der Durchblutung an gesunden und stenosierten Herzkranzgefäßen in körperlicher Ruhe
J. C. Dembski, Dietrich Decker, Erich Epple, Friedrich Heuck, Eberhard Zeitler
Fortschr. Röntgenstr. 124, 59–67 (1976)

Die röntgenologische Darstellung des Spasmus
Susanne Bosnjaković, Friedrich Heuck
In: Der spastische Schmerz, U. Gessler (Hrsg.). Aesopus-Verlag, Lugano München 1976, S. 111–136

Allgemeine Radiologie und Morphologie der Knochenkrankheiten
Friedrich Heuck
In: Handbuch der medizinischen Radiologie Bd. V/1. Springer-Verlag, Berlin Heidelberg New York 1976

Case Report 43 – Giant Cell Tumor of 2nd and 3rd Cervical Vertebrae
Friedrich Heuck
Skeletal Radiology 2, 121–123 (1977)

The determination of the circulation in normal human kidneys by means of angiocinedensitometry
Heinz-Konstantin Deininger, Friedrich Heuck, Kurt Vanselow
Annales of Radiology 21, 365–367 (1978)

Determination of renal circulation by means of angiocinedensitometry
Heinz-Konstantin Deininger, Friedrich Heuck, Kurt Vanselow
Contributions of Nephrology 11, 134–137 (1978)

Koronare Flußmessung mit der Cinedensitometrie. II. Quantitative Bestimmung von Stromgeschwindigkeiten und Durchflußmengen an hochgradigen Koronarstenosen unter Ruhebedingungen
J. C. Dembski, Dietrich Decker, Erich Epple, Friedrich Heuck, E. Scharf-Bornhofen, Eberhard Zeitler
Fortschr. Röntgenstr. 128, 391–396 (1978)

Röntgendiagnostik der Gallenwege und der Gallenblase
Susanne Bosnjaković, Friedrich Heuck
Zeitschrift für Allgemeinmedizin 54, 180–195 (1978)

Die Radiologie: Zentrales Röntgeninstitut – Zentrale Fotoabteilung – Neuroradiologische Abteilung
Friedrich Heuck, Rudolf Bergleiter
In: Katharinen-Hospital Stuttgart 150 Jahre. Archiv der Stadt Stuttgart Bd. 29, 1978

Medizin und Technik – Möglichkeiten und Grenzen
Friedrich Heuck
In: Katharinen-Hospital Stuttgart 150 Jahre. Archiv der Stadt Stuttgart Bd. 29, 1978

Röntgen-Morphologie der sekundären, metastatischen Knochentumoren
Friedrich Heuck
Radiologe 18, 287–301 (1978)

Die Dynamik des morphologischen Röntgenbefundes von Lungen-Herden am Beispiel der Miliar-Tuberlulose
Friedrich Heuck, H. Maurer
Radiologe 18, 349–353 (1978)

Ein exaktes Quotientenverfahren zur Auwertung in der Röntgencinedensitometrie
K. Wolschendorf, J. Müller-Deile, Kurt Vanselow, Friedrich Heuck
Biomedizinische Technik 23, 235–240 (1978)

Einleitung zum Thema „Periostreaktionen"
Friedrich Heuck
Radiologe 19, 289–290 (1979)

Erwin Uehlinger zum 80. Geburtstag am 8. August 1979
Friedrich Heuck
Radiologe 19, 291–292 (1979)

Röntgenmorphologie der Periostregion bei Osteopathien
Susanne Bosnjaković, Friedrich Heuck
Radiologe 19, 307–316 (1979)

Periostale Reaktionen bei Knochentumoren
Friedrich Heuck
Radiologe 19, 329–340 (1979)

Ein Beitrag der Röntgen-Ganzkörper-Computer-Tomographie zur Diagnose und Differentialdiagnose des Ikterus
Jürgen Buck, Susanne Bosnjaković, Friedrich Heuck, R. Schulze
Radiologe 19, 353–360 (1979)

Die kleinfleckigen Formen primärer und sekundärer Lungengeschwülste
Friedrich Heuck, Friedhelm W. Roloff
Radiologe 19, 475–482 (1979)

Quantitative Radiologie
Friedrich Heuck
Verhandlungen der Deutschen Gesellschaft für innere Medizin 85, S. 245–266, J. F. Bergmann-Verlag 1979

Case Report (78). Diagnosis: Massive Osteolysis (Vanishing Bone Disease, Gorham Disease) of Mandible
Friedrich H. W. Heuck
Skeletal Radiology 3, 241–243 (1979)

Radiologische Untersuchungsmethoden bei generalisierten Systemerkrankungen des Skeletts
Susanne Bosnjaković, Friedrich Heuck
Pharmakotherapie 3, 155–163 (1980)

Strukturanalyse des Knochens aus Röntgenbildern
Friedrich H. W. Heuck, Werner H. Bloss, Lutz R, Saackel, Erich R. Reinhardt
Biomedizinische Technik 25, 35–42 (1980)

Hydraulischer Hochdruck-Injektor mit digitalem Injektionsprozessor
Dietrich Decker, Uwe Faust, Friedrich Heuck
Biomedizinische Technik 25, 58–62 (1980)

Der Informationswert der Röntgen-Computer-Tomographie für die Beurteilung von Gallenwegen und Gallenblase
Friedrich Heuck, Jürgen Buck
Radiologe 20, 6–15 (1980)

Die gesunde und kranke Nebenniere im Röntgen-Computer-Tomogramm
Friedrich Heuck, Jürgen Buck, Ulrich Reiser
Radiologe 20, 158–171 (1980)

Radiologische Befunde bei seltenen Lebertumoren
Susanne Bosnjaković, Volker Barth, Friedrich Heuck
Radiologe 20, 355–364 (1980)

Die primäre Varikose der unteren Extremität in Phlebogramm
Susanne Bosnjaković, Friedrich Heuck, Heinrich Fürnrohr
Radiologe 20, 417–425 (1980)

Hämodynamik der arteriovenösen Fistel im Mesenterialbereich und Pfortaderkreislauf
S. Bosnjaković-Büscher, H. Domberg, Friedrich Heuck
V. Internationaler Kongreß für Angiographie und Angiologie. (Baden-Baden 1.–4. April 1976). Kongreßbericht S. 607–610. Deutscher Ärzte-Verlag, Köln 1980

Untersuchungen der Mineraltopographie am menschlichen Wirbelkörper mit der Röntgen-Computer-Tomographie
Ulrich Reiser, Friedrich Heuck, Lutz Lichtenau
Radiologe 20, 554–557 (1980)

Prof. Dr. med. Lothar Diethelm zum 70. Geburtstag
Friedrich Heuck
Fortschr. Röntgenstr. 132, 474–475 (1980)

Einfluß und Quantifizierung der Atemverschieblichkeit von abdominellen Organen bei der Röntgencomputertomographie
Ulrich Reiser, Friedrich Heuck, Manfred Pfeiler
Fortschr. Röntgenstr. 133, 9–17 (1980)

Röntgenologie, Densitometrie, Neutronen- und Protonenaktivierungsanalyse und Ultraschall-Untersuchungen
Friedrich Heuck, Kurt Vanselow
In: Handbuch der inneren Medizin Bd. VI/1A. Knochen - Gelenke - Muskeln. Springer-Verlag, Berlin Heidelberg 1980

Skelettszintigraphie
Friedrich Heuck, Karl zum Winkel
In: Handbuch der inneren Medizin Bd. VI/1A. Knochen - Gelenke - Muskeln. Springer-Verlag, Berlin Heidelberg 1980

Röntgendiagnostik maligner Knochengeschwülste
Friedrich Heuck
In: Knochentumoren. Thieme-Verlag, Stuttgart New York 1980, S. 90–109

Erwin Uehlinger. August 8, 1899-April 18, 1980 (Obituary)
Friedrich Heuck
Skeletal Radiology 6, 83–84 (1981)

Angiographische Untersuchungen mit der Mittelformattechnik
Friedrich Heuck, Wolfgang Reichardt
Röntgenpraxis 34, 382–386 (1981)

Biodynamik der Knochenmetastasen
Friedrich Heuck
In: Klinisch-radiologisches Seminar Bd. 12 - „Das Mammakarzinom“. W. Frommhold, E. P. Gerhardt (hrsg.). Thieme-Verlag, Stuttgart New York 1982, S. 156–162

Radiologische Diagnostik der Knochentumoren
Friedrich H. W. Heuck
Langenbecks Archiv für Chirurgie 358, 369–378 (1982)

Computed tomography of the adrenal glands
Jürgen Buck, Ulrich Reiser, Friedrich Heuck
European Journal of Radiology 2, 52–59 (1982)

Zur Problematik des radiologischen Nachweises versteckter Lungenbefunde
Friedrich Heuck, Dietmar Ulbricht
Radiologe 22, 300–309 (1982)

Informationswert dreidimensionaler Sekundärschnitt-Rekonstruktionen von Skelettbefunden bei der Röntgen-Computer-Tomographie
Friedrich Heuck, Ulrich Reiser, Michael Zieger, Jürgen Buck
Radiologe 22, 512–523 (1982)

Ungewöhnliche Form der Osteoarthropathie bei einer Psoriasis-Erythrodermie
Friedrich Heuck
Radiologe 22, 572–580 (1982)

Advances of the Computerassisted Angio-Densitometry for the Analysis of the Human Circulation
Friedrich H. W. Heuck, Dietrich Decker
Technics and Physics. (Proceedings of the XVth Int. Congress of Radiology Brüssel 1981). A. Wackenheim (Hrsg.). Interimages Luxembourg 1982, S. 303–309

Computer-Tomographie von Wirbelsäule und Extremitäten
Friedrich Heuck
Hefte zur Unfallheilkunde 158, 294–305 (1982)

Entzündliche Pankreaserkrankungen im Computertomogramm
Jürgen Buck, Friedrich Heuck
Therapie Woche 32, 3523–3528 (1982)

Röntgenologische Nativdiagnostik des Schädels
Friedrich H. W. Heuck
IV. Radiologische Woche München, 1980. Schnetztor-Verlag, Konstanz 1982, S. 102–111

Informationswert der Röntgencomputertomographie bei Vorhoftumoren des Herzens
Jürgen Buck, Friedrich Heuck, Anton Both, K. H. Seitz
Fortschr. Röntgenstr. 138, 36–41 (1983)

Diagnostische Möglichkeiten der Röntgencomputertomographie bei Thorotrastspeicherung
Lothar Guhl, Friedrich Heuck
Fortschr. Röntgenstr. 138, 225–230 (1983)

Hormonale Osteopathien im Erwachsenenalter
Susanne Bosnjaković-Büscher, Hellmuth Ellegast, Friedrich Heuck
In: Handbuch der medizinischen Radiologie Bd. V/5 – Osteopathien. Springer-Verlag, Berlin Heidelberg New York Tokyo 1983

Ernährungs- und stoffwechselbedingte Osteopathien bei Erwachsenen
Hellmuth H. Ellegast, Friedrich Heuck
In: Handbuch der medizinischen Radiologie Bd. V/5 – Osteopathien. Springer-Verlag, Berlin Heidelberg New York Tokyo 1983

Paraneoplastische Osteopathie
Friedrich Heuck
In: Handbuch der medizinischen Radiologie Bd. V/6 – Osteopathien. Springer-Verlag, Berlin Heidelberg New York Tokyo 1983

Roentgen Cinedensitometry of Blood Circulation
Friedrich H. W. Heuck
In: Radiological Functional Analysis of the Vascular System. Springer-Verlag, Berlin Heidelberg New York Tokyo 1983

Röntgen-Morphologie von Sportverletzungen der Apophysen des Beckenskelettes
Friedrich Heuck
Radiologe 23, 404–413 (1983)

Paraneoplastic Osteopathy
Friedrich H. W. Heuck
In: Radiology Today 2. F. H. W. Heuck, M. W. Donner (eds.).
Springer-Verlag, Berlin Heidelberg New York Tokyo 1983, S. 174–184

First Experience with a new 57-cm (22-in.) Image Intensifier for Chest Examinations
Gerd Friedmann, K. F. B. Neufang, P. E. Peters, F. H. W. Heuck, F. W. Hofmann
Radiology Today 2. F. H. W. Heuck, M. W. Donner (eds.).
Springer-Verlag, Berlin Heidelberg New York 1983, S. 311–314

Chronogram: A Method for Dynamic Measurements by CT.
Ulrich F. Reiser, Friedrich H. W. Heuck
Radiology Today 2. Friedrich H. W. Heuck, Martin W. Donner (eds.).
Springer-Verlag, Berlin Heidelberg New York 1983, S. 318–323

Die gutartigen Erkrankungen der Weichteile im Röntgen-Computer-Tomogramm
Jürgen Buck, Friedrich H. W. Heuck, Wolfgang Reichardt, Dietmar Ulbricht
Radiologe 23, 485–490 (1983)

Röntgenologische Beurteilung primärer und sekundärer Arthrosen des Hüftgelenkes
Friedrich Heuck, Uwe Holz
In: V. Radiologische Woche München 1982. Schnetztor-Verlag, Konstanz 1983

Bedeutung des neuen Großformat-Bildverstärkers für die Reihenuntersuchung der Thoraxorgane
Friedrich H. W. Heuck, Friedrich W. Hofmann
Radiologe 24, 139–143 (1984)

Angiographische Untersuchungen mit der Mittelformattechnik
Friedrich H. W. Heuck, Wolfgang Reichardt
Röntgenpraxis 34, 382–386 (1984)

Die „Hüftkopfnekrose" bei metabolischen und hormonellen Osteopathien – eine radiologisch-morphologische Analyse
Friedrich H. W. Heuck, Hendrik Treugut
Radiologe 24, 319–337 (1984)

Die „Gangarten" der Osteodystrophie deformans Paget – am Beispiel der Röntgenmorphologie des Schädelskelettes
Friedrich H. W. Heuck
Radiologe 24, 414–421 (1984)

Seltene Lokalisationen der Osteodystrophie deformans Paget am Skelett
Friedrich H. W. Heuck, Jürgen Buck
Radiologe 24, 422–427 (1984)

Computertomographie bei primären und sekundären Tumoren der Nebennieren
Jürgen Buck, Friedrich H. W. Heuck
Deutsche Medizinische Wochenschrift 109, 1494–1499 (1984)

Fortschritte in der Radiologie des Bewegungsapparates (Referat)
Friedrich H. W. Heuck
Ztschr. f. Orthopädie 122, 544–553 (1984)

Progress in quantitative radiology of the skeleton
Uwe Faust, Friedrich H. W. Heuck, Willi A. Kalender
Radiology Today 4. F. H. W. Heuck, M. W. Donner (Eds.).
Springer-Verlag, Berlin Heidelberg New York 1987, S. 125–129

Densitometric Investigations of renal Perfusion by Dynamic x-ray Computed Tomography
Ulrich Reiser, Jürgen Buck, Friedrich H. W. Heuck
In: Frontiers in European Radiology 4. Springer-Verlag, Berlin Heidelberg New York Tokyo 1984, S. 29–45

Nachweis maskierter Frakturen des Beckenskelettes mit der Röntgen-Computer-Tomographie
Friedrich H. W. Heuck, Richard Schneider
Radiologe 25, 114–120 (1985)

Informationswert der Röntgen-Computer-Tomographie für den Nachweis und die Kontrolle der Spondylitis
Friedrich H. W. Heuck, Roman Weiske
Radiologe 25, 307–317 (1985)

Informationswert der Weichstrahl-Immersions-Radiographie (WIR) der Hand bei hormonalen und metabolischen Osteopathien
Friedrich H. W. Heuck, Marco Schilling
Radiologe 25, 573–581 (1985)

Knochen
Wolfgang Gössner, Arne Luz, Friedrich H. W. Heuck
In: Strahlengefährdung und Strahlenschutz. Handbuch der medizinischen Radiologie XX, S. 265–316. Friedrich H. W. Heuck, Eberhard Scherer (Hrsg.).
Springer-Verlag, Berlin Heidelberg New York Tokyo 1985

Informationswert neuer bildgebender Verfahren der Radiologie
Friedrich H. W. Heuck
In: Verh. d. Deutschen Ges. f. Inn. Med. 91. Bergmann-Verlag, München 1985, S. 53–70

Die Röntgen-Computer-Tomometrie der Wirbel-Spongiosa
Friedrich H. W. Heuck, Uwe Faust, Harry Genant, Ulrich Reiser
Aktuelle Ergebnisse der Osteologie (Osteologia 1) P. Dietsch, E. Keck, H.-P. Kruse, F. Kuhlencordt (Hrsg.).
Walter de Gruyter-Verlag, Berlin New York 1986, S. 185–190

Die Meßverfahren zur weiterführenden radiologischen Analyse des Knochens. – Eine Übersicht der quantitativen Radiologie des Skelettes
Friedrich H. W. Heuck
Radiologe 26, 280–289 (1986)

Allgemeine Röntgenmorphologie der generalisierten Osteopathien
Friedrich H. W. Heuck
Radiologie 26, 563–572 (1986)

Spezielle Radiologie der Hand bei renaler Osteopathie
Susanne Bosnjaković-Büscher, Friedrich H. W. Heuck
Radiologe 26, 580–586 (1986)

Pankreas
Heinz-Konstantin Deininger, Friedrich H. W. Heuck
Leber-Gallenwege-Pankreas-Milz. In: Diagnostik mit bildgebenden Verfahren. F. Heuck, G. Kauffmann (Hrsg.). Springer-Verlag, Berlin Heidelberg New York 1986, S. 143–237

Radiological Detection of Osteoporosis
Friedrich H. W. Heuck
In: Generalized Bone Diseases. F. Kuhlencordt, P. Dietsch, E. Keck, H. P. Kruse (eds.). Springer-Verlag, Berlin Heidelberg New York 1987, S. 21–35

Fortschritte in der Diagnostik der Knochenerkrankungen
Friedrich H. W. Heuck
In: Jahrbuch der Radiologie 1986. H.-P. Gockel (Hrsg.). Wissenschaftl. Verlagsges. Regensberg u. Biermann, Münster 1986, S. 99–121

Progress in quantitative Radiology of the Skeleton
Uwe Faust, Friedrich H. W. Heuck, Willi A. Kalender
In: Radiology Today 4. F. H. W. Heuck, M. W. Donner. Springer-Verlag, Berlin Heidelberg New York 1987, S. 125–129

Laudatio: Professor Dr. Erik Boijsen, Lund, zum 65. Geburtstag
Friedrich H. W. Heuck, Holger Pettersson
Radiologe 27, 539–540 (1987)

Abszesse des Bauchraumes im Röntgen-Computer-Tomogramm
Friedrich H. W. Heuck
In: Modern radiológia Kérdései – Fragen der modernen Radiologie. G. Vargha (Hrsg.), Készült Debrecen 1987, S. 259–267

Radiologische Diagnostik generalisierter Osteopathien
(Morphologische und quantitative Radiologie)
Friedrich H. W. Heuck
Internistische Welt 5, 138–153 (1988)

Die Apophysen als Indikator für hormonelle Störungen der Skelettreifung
Friedrich H. W. Heuck
In: Neue Ergebnisse in der Osteologie. H.-G. Willert, F. H. W. Heuck (Hrsg.).
Springer-Verlag, Berlin Heidelberg New York 1989, S. 76–86

Lungenveränderungen bei der Cer-Pneumokoniose
Friedrich H. W. Heuck, Rudolf Hoschek
Röntgendiagnostik der oberen Speise- und Atemwege, der Atemorgane und des Mediastinums. Handbuch der Medizinischen Radiologie IX/5 b.
Springer-Verlag, Berlin Heidelberg New York 1989, S. 201–224

Lungenbefunde nach Bronchographie und Aspiration von Kontrastsubstanzen
Friedrich H. W. Heuck, Dietmar K. Ulbricht
Röntgendiagnostik der oberen Speise- und Atemwege, der Atemorgane und des Mediastinums. Handbuch der Medizinischen Radiologie IX/5 b.
Springer-Verlag, Berlin Heidelberg New York 1989, S. 377–418

Radiologische Diagnostik der Osteoporose
Friedrich H. W. Heuck
Weibliches Genitale – Mamma – Geburtshilfe (Diagnostik mit bildgebenden Verfahren). F. Willgeroth, A. Breit (Hrsg.). Springer-Verlag, Berlin Heidelberg New York 1989, S 257–277

Radiologie des gesunden Skelettes
Friedrich H. W. Heuck
Schinz – Radiologische Diagnostik in Klinik und Praxis 7. Auflage.
W. Frommhold, W. Dihlmann, H.-St. Stender, P. Thurn (Hrsg.). Thieme-Verlag, Stuttgart New York 1989, S. 3–149

Qualitative und quantitative radiologische Analyse des Knochens.
(Knochenstruktur und Knochenmineralgehalt)
Friedrich H. W. Heuck
Schinz – Radiologische Diagnostik in Klinik und Praxis 7. Auflage.
W. Frommhold, W. Dihlmann, H.-St. Stender, P. Thurn (Hrsg.). Thieme-Verlag, Stuttgart New York 1989, S. 151–215

Cer-Pneumokoniose
Friedrich H. W. Heuck, Rudolf Hoschek
Handbuch der Arbeitsmedizin IV-5.2.8. J. Konietzko, H Dupuis (Hrsg.).
Ecomed-Verlag-Ges., Landsberg/Lech 1989–1995

Morphologische Grundlagen der radiologischen Diagnostik
Friedrich H. W. Heuck
Skelettszintigraphie. Knochendiagnostik mit neuen Verfahren. U. Feine, W. Müller-Schauenburg (Hrsg.). Wachholz-Verlag KG, Nürnberg 1989, S. 221–237

Radiologische Diagnostik der Osteoporose
Friedrich H. W. Heuck
Wiener medizinische Wochenschrift 140, 465–470 (1990)

Bone
Arne Luz, Wolfgang Gössner, Friedrich Heuck
In: Radiopathology of Organs and Tissues. E. Scherer, Chr. Streffer, K.-R. Trott (eds.). Springer-Verlag, Berlin Heidelberg New York 1991, S. 67–111

Röntgen-morphologische Beobachtungen zur Dynamik der renalen Osteopathie
Friedrich H. W. Heuck
In: Aktuelle Aspekte der Osteologie. T. H. Ittel, H.-G. Sieberth, H. H. Matthiass (Hrsg.). Springer-Verlag, Berlin Heidelberg New York 1992, S. 124–132

In Memoriam Prof. Dr. Martin W. Donner
Friedrich Heuck
Eur. Radiol. 2, 592 (1992)

Comparative Histological and Microradiographic Investigations of Human Bone
Friedrich H. W. Heuck
In: Histology of Ancient Human Bone: Methods and Diagnosis. G. Grupe, A. N. Garland (Eds.). Springer-Verlag, Berlin Heidelberg 1993, S. 125–136

Skelett
Friedrich H. W. Heuck
In: Radiologie in der medizinischen Diagnostik (Evolution der Röntgenstrahlenanwendung 1895–1995). G. Rosenbusch, M. Oudkerk, E. Ammann (Hrsg.). Blackwell Wissenschafts-Verlag, Berlin 1994, S. 41–71

Die Makro- und Mikrostruktur des Knochens bei Fluorose
Friedrich H. W. Heuck
In: Osteologie Aktuell VIII. M. Reiser, A. Heuck, K. J. Münzenberg, B. Kummer (Hrsg.). Springer-Verlag, Berlin Heidelberg New York 1994, S. 288–298

In Memoriam Wolfgang Frik, 14. August 1918 – 15. März 1994
Friedrich Heuck
Fortschritte Röntgenstrahlen 161, 384–385 (1994)

Skeleton
Friedrich H. W. Heuck
In: Radiology in Medical Diagnostics. Blackwell Science, Oxford London Berlin Wien 1994/95

Stützgerüst und Bewegungsapparat (Radiologische Diagnostik)
Friedrich H. W. Heuck, Peter E. Peters, Eberhard Willich
Forschung mit Röntgenstrahlen. Friedrich H. W. Heuck, Eckard Macherauch (Hrsg.). Springer-Verlag, Berlin Heidelberg 1995, S. 33–89

Herztumoren (Tumoren von Myocard und Pericard)
Jürgen Buck, Friedrich Heuck
In: Herz – Große Gefäße. H. Eichstädt, R. Felix, E. Zeitler (Hrsg.). Springer-Verlag, Berlin Heidelberg New York 1996, S. 359–383

WISSENSCHAFTLICHE VORTRÄGE

Die Spina iliaca anterior inferior und ihre klinische Bedeutung
Ernst De Cuveland, Friedrich Heuck
66. Tagung Vereinigung Nordwest-Deutscher Chirurgen. 8.–9. 12. 1950 in Hamburg

Chronaxiemessungen bei peripheren Durchblutungsstörungen
Friedrich Heuck, Heinrich Grießmann
67. Tagung Vereinigung Nordwest-Deutscher Chirurgen. 29.–30. 6. 1951 in Oldenburg

Zur kausalen Genese allergischer Darmerkrankungen
Friedrich Heuck, Lothar Diethelm, Karl-Heinrich Kloos
67. Tagung Vereinigung Nordwest-Deutscher-Chirurgen. 29.–30. 6. 1951 in Oldenburg

Die Erregbarkeit des Skelettmuskels bei Durchblutungsstörungen
Heinrich Grießmann, Friedrich Heuck
69. Kongreß der Deutschen Gesellschaft für Chirurgie. 16.–19. 4. 1952 in München

Röntgensymptome und Perikardverschwielungen
Friedrich Heuck
59. Sitzung der Medizinischen Gesellschaft der Universität Kiel. 8. 5. 1952 in Kiel

Tierexperimenteller und klinischer Beitrag zur Entstehung plattenförmiger Lungenatelektasen
Friedrich Heuck, Andreas Flach
70. Tagung Vereinigung Nordwest-Deutscher Chirurgen. 4.–6. 12. 1952 in Hamburg

Askaridiasis und Darmallergie
Friedrich Heuck, Heinrich Küsel
40. Tagung Nordwest-Deutsche Gesellschaft für Innere Medizin. 5.–7. 2. 1953 in Hamburg

Lungenveränderungen nach Bronchographie mit verschiedenen Kontrastmitteln
Friedrich Heuck
VII. International Congress of Radiology (D55). 19.–24. 7. 1953 in Kopenhagen/Dänemark - Abstracts 81

Der Wert der Bronchographie für Diagnostik und Differentialdiagnostik der angeborenen Lungenzysten
Friedrich Heuck, Johannes Seusing
42. Tagung Nordwest-Deutsche Gesellschaft für Innere Medizin. 19.–20. 2. 1954 in Hamburg

Röntgenologische und tierexperimentelle Untersuchungen der Lunge nach Bronchographie
Friedrich Heuck
60. Tagung der Deutschen Gesellschaft für Innere Medizin. 25.–29. 4. 1954 in München

Röntgenologische und chemisch-analytische Untersuchungen des pathologisch veränderten Knochens
Friedrich Heuck, Eberhard Schmidt
36. Tagung der Deutschen Röntgen-Gesellschaft. 5.–8. 9. 1954 in Wiesbaden

Untersuchungen mit Biligrafin über die Funktion der Leber und der großen Gallenwege
Friedrich Heuck, Friedrich Leupold
Tagung der Rheinisch-Westfälischen Röntgen-Gesellschaft. 21–22. 5. 1955 in Düsseldorf

Zur Osteoporose bei Diabetes mellitus
Friedrich Heuck, Eberhard Schmidt
62. Tagung der Deutschen Gesellschaft für Innere Medizin. 9.–12. 4. 1956 in Wiesbaden

Untersuchungen zur Reaktionsweise der Lungenperipherie
Friedrich Heuck
IV. Internationaler Kongreß für Erkrankungen der Thoraxorgane. 19.–23. 8. 1956 in Köln

Neue Erkenntnisse über die Zusammensetzung der Knochensalze und ihre direkte Bestimmung in der Volumeneinheit Knochengewebe
Friedrich Heuck, Eberhard Schmidt
38. Tagung der Deutschen Röntgen-Gesellschaft. 30. 9.–4. 10. 1956 in Berlin

Mikroradiographische Untersuchungen bei Osteopathien
Friedrich Heuck, Eberhard Schmidt
39. Tagung der Deutschen Röntgen-Gesellschaft. 20.–24. 10. 1957 in Frankfurt/Main

Retropneumoperitoneum. Röntgendiagnostik am Pankreas
Friedrich Heuck
113. Sitzung der Medizinischen Gesellschaft der Universität Kiel. 19. 6. 1958 in Kiel

Mikroradiographische und chemische Untersuchungen des Knochens bei chronischen Lebererkrankungen
Friedrich Heuck, Eberhard Schmidt
40. Tagung der Deutschen Röntgen-Gesellschaft. 12.–15. 10. 1958 in Bremen

Erfahrungen mit dem Philips-Mikroradiographen bei Untersuchungen des Knochens
Friedrich Heuck, Eberhard Schmidt
Kolloquium über „Physikalisch-optische Methoden in der Histochemie".
30. 1.–1. 2. 1959 in Frankfurt/Main

Die Bestimmung des Kalkgehaltes in der Volumeneinheit Knochengewebe
Friedrich Heuck, Eberhard Schmidt
IX. International Congress of Radiology. 23.–30. 7. 1959 in München

Mikroradiographische Untersuchungen der anorganischen Knochenmatrix bei Entkalkungsosteopathien
Friedrich Heuck, Eberhard Schmidt
IX. International Congress of Radiology. 23.–30. 7. 1959 in München

Die Ausscheidung von Kontrastsubstanz durch die Leber und ihre diagnostische Bedeutung (Referat)
Friedrich Heuck
41. Tagung der Deutschen Röntgen-Gesellschaft. 11.–14. 5. 1960 in Freudenstadt

Schleimhauthyperplasie des Antrums und Schleimhautprolaps
Egon Grabener, Friedrich Heuck
41. Tagung der Deutschen Röntgen-Gesellschaft. 11.–14. 5. 1960 in Freudenstadt

Der Ausscheidungsmodus verschiedener Gallenkontrastmittel und seine Bedeutung für die Leberdiagnostik
Friedrich Heuck
55. Tagung Nordwest-Deutsche Gesellschaft für Innere Medizin.
24.–25. 6. 1960 in Flensburg

Konzentration und Verteilung der Kalksalze in der Knochenmatrix bei Osteopathien
Friedrich Heuck, Eberhard Schmidt
48. Tagung der Deutschen Orthopädischen Gesellschaft. 19.–22. 10. 1960 in Berlin

Die Symptomatologie der Pyeloureteritis cystica
Friedrich Heuck
56. Tagung Nordwest-Deutsche Gesellschaft für Innere Medizin. 27.–28. 1. 1961 in Hamburg

Die Sklerodermie des Intestinaltraktes (Referat)
Friedrich Heuck
Kolloquium über Gastroenterologie. 25. 3. 1961 in Brüssel/Belgien

Röntgenologische, historadiograhische und chemisch-analytische Untersuchungen der Konzentration und Verteilung der Kalksalze im gesunden und kranken Knochen (Referat)
Friedrich Heuck
IX. Tagung der Österreichischen Röntgen-Gesellschaft. 5.–7. 6. 1961 in Wien/Österreich

Untersuchungsergebnisse einer direkten Messung der arteriellen Durchblutung
Friedrich Heuck, Felix Anschütz
I. Ungarischer Radiologen-Kongreß (92). 9.–12. 6. 1961 in Budapest/Ungarn, Vortragszusammenfassung in Magyar Radiologica XIII, 1961, S. 195

Veränderungen der Blutströmung bei Arteriosklerose (mit Filmdemonstration)
Felix Anschütz, Friedrich Heuck
IV. Internationaler Kongreß für Angiologie. 4.–9. 9. 1961 in Prag/CSSR

Röntgenologische Methoden zur direkten Messung der arteriellen Durchblutung
Friedrich Heuck
IV. Kongreß der Gesellschaft für Röntgenologie der DDR. 3.–6. 10. 1961 in Dresden

Zur Topographie des mobilen Calcium im Knochen
Friedrich Heuck
VII. Symposium der Arbeitsgemeinschaft für Histochemie. 19.–21. 10. 1961 in Münster

Röntgenologische Methoden zur Messung des Blutstromvolumens in Arterien
Friedrich Heuck
158. Sitzung der Medizinischen Gesellschaft der Universität Kiel. 16. 11. 1961 in Kiel

Neuere Ergebnisse röntgenologischer und mikroradiographischer Untersuchungen bei Osteopathien
Friedrich Heuck
164. Sitzung der Medizinischen Gesellschaft der Universität Kiel. 22. 2. 1962 in Kiel

Röntgenkinematographische Untersuchungen nach Operation an den Gallenwegen
Günther Mollowitz, Friedrich Heuck
79. Kongreß der Deutschen Gesellschaft für Chirurgie. 25.–28. 4. 1962 in Dresden

Über den Einfluß operativer Eingriffe auf die Funktion des Magen-Darmkanals
Hans Christian Drube, Friedrich Heuck
79. Kongreß der Deutschen Gesellschaft für Chirurgie. 25.–28. 4. 1962 in München

Untersuchungen zur Frage der Gefahren einer kurzfristigen O_2-Atmung und zum Problem der Atemhilfe bei Ateminsuffizienz
Friedrich Heuck, Johannes Seusing, Hans Christian Drube
79. Kongreß der Deutschen Gesellschaft für Chirurgie. 25.–28. 4. 1962 in München

Neue Möglichkeiten der Röntgenkinematographie zum Studium physiologischer Vorgänge beim Menschen
Friedrich Heuck
43. Tagung der Deutschen Röntgen-Gesellschaft. 7.–10. 5. 1962 in Köln

Das Blutstromvolumen in der Femoralarterie des Menschen (Filmdemonstration)
Felix Anschütz, Friedrich Heuck, Hans-Joachim Schwarzkopf
43. Tagung der Deutschen Röntgen-Gesellschaft. 7.–10. 5. 1962 in Köln

Die Funktion der großen Gallenwege nach Cholezystektomie (Filmdemonstration)
Friedrich Heuck, Günther Mollowitz
43. Tagung der Deutschen Röntgen-Gesellschaft. 7.–10. 5. 1962 in Köln

Ursachen und Vermeidbarkeit röntgenologischer Fehldiagnosen (Abdominalorgane)
Friedrich Heuck
59. Tagung Nordwest-Deutsche Gesellschaft für Innere Medizin. 29.–30. 6. 1962 in Kiel

Beurteilung des Kalksalzgehaltes der Knochen bei Osteopathien
2. Kolloquium der Wissenschaftlichen Abteilung der Schering-AG „Wirkung und Anwendung anaboler Steroide"
Friedrich Heuck
4.–6. 4. 1963 in Berlin

Intravitalmikroskopische Untersuchungen der Lunge bei Hyperoxie
Friedrich Heuck, Johannes Seusing
69. Tagung der Deutschen Gesellschaft für Innere Medizin. 21.–25. 4. 1963 in Wiesbaden

Möglichkeiten und Grenzen der Strahlenbehandlung der Leukämie
Friedrich Heuck
44. Tagung der Deutschen Röntgen-Gesellschaft. 24.–28. 4. 1963 in Baden-Baden

Die direkte Messung des Blutstromvolumens in der Femoralarterie des Menschen (Filmdemonstration)
Friedrich Heuck, Hans-Joachim Scharzkopf
2. Symposium Cineradiographicum. 24.–26. 5. 1963 in München

Ergebnisse chemisch-analytischer und historadiographischer Untersuchungen der Knochenkalksalze bei Osteopathien
Friedrich Heuck
47. Tagung der Deutschen Gesellschaft für Pathologie. 4.–8. 6. 1963 in Basel/Schweiz

Röntgenologische und kinematographische Untersuchungen zur Funktion der großen Gallenwege
Friedrich Heuck
184. Sitzung der Medizinischen Gesellschaft der Universität Kiel. 18. 7. 1963 in Kiel

Röntgenologische und mikroradiographische Untersuchungen zum Problem des Knochenumbaus
Friedrich Heuck
190. Sitzung der Medizinischen Gesellschaft der Universität Kiel. 21. 11. 1963 in Kiel

In vivo microscopic observations of the capillaries and arterioles of the periphery of the lung following different stimulations
Andreas Flach, Friedrich Heuck
3rd European Conference on Microcirculation. 15.–19. 3. 1964 in Jerusalem/Israel

Intravitalmicroscopic observations on the pathophysiology of the peripheral blood stream of the lung in rabbits
Friedrich Heuck, Johannes Seusing
3rd European Conference of Microcirculation. 15.–19. 3. 1964 in Jerusalem/Israel

Die Ergebnisse moderner radiologischer Untersuchungen bei Osteopathien
Friedrich Heuck
II. Ungarischer Radiologen-Kongreß. 24.–27. 6. 1964 in Budapest/Ungarn, Zusammenfassung in: Magyar Radiologia XVI (1964), 154

Der Beitrag der Röntgendiagnostik zur Früherkennung von Pankreastumoren
Friedrich Heuck
45. Tagung der Deutschen Röntgen-Gesellschaft. 9.–13. 4. 1964 in Wiesbaden, Beiheft „Fortschritte auf dem Gebiet der Röntgenstrahlen und der Nuklearmedizin". Thieme-Verlag, Stuttgart 1965, S. 160–163

Die Bedeutung mikroradiographischer Untersuchungen für die Knochenpathologie
Friedrich Heuck
Gemeinsame Tagung der Deutschen Gesellschaft für Biophysik, der Österreichischen Gesellschaft für Reine und Angewandte Physik und der Schweizerischen Gesellschaft für Strahlenbiologie. 14.–16. 9. 1964 in Wien/Österreich

Möglichkeiten der vergleichenden mikroradiographischen und histologischen Untersuchung des Knochengewebes bei Osteopathien
Friedrich Heuck
1. Badenweiler Symposium über Osteoporose. 6.–8. 11. 1964 in Badenweiler

Neue Ergebnisse der Mikroradiographie bei Symstemerkrankungen des Skelettes
Friedrich Heuck
71. Tagung der Deutschen Gesellschaft für Innere Medizin. 26.–29. 4. 1965 in Wiesbaden

Diskussionsbeiträge zum Thema „Knochen, Knorpel, Gelenkkapsel"
Friedrich Heuck
1. Bramstedter Symposium über „Binde- und Stützgewebe".
21.–22. 5. 1965 in Bad Bramstedt

Röntgenkinematographische Funktionsanalysen am Ösophagus (Filmdemonstration)
Friedrich Heuck, Uwe Jacobsen
32. Symposium Cineradiographicum. 28.–29. 5. 1965 in Antwerpen/Belgien

Ergebnisse der Mikroradiographie des gesunden und kranken Knochens
Friedrich Heuck
Symposium über Mikroradiographie des XI. International Congress of Radiology. 22.–28. 9. 1965 in Rom/Italien

Röntgenologische Messungen des Luft- und Blutvolumens der gesunden und kranken Lunge
Kurt Vanselow, Friedrich Heuck
XI. International Congress of Radiology. 22.–28. 9. 1965 in Rom/Italien

The osteolytic action of the osteocytes in disorders of bone metabolism
Friedrich Heuck
4th European Symposium on Calcified Tissues. 28. 3.–1. 4. 1966 in Leiden/Noordwijk aan Zee/Holland

Radiologische Analyse der Kreislaufforschung
Friedrich Heuck
1. Diagnostik-Woche Karlsruhe. 6.–10. 6. 1969 in Karlsruhe

Biochemische Untersuchungen zum Alterungsprozeß der Knochen
Friedrich Heuck, Jörn Frercks
7th Internation Congress of Gerontology. 26. 6.–2. 7. 1966 in Wien/Österreich

Die Messung des Wasser-Luft-Verhältnisses im Lungengewebe
Friedrich Heuck, Kurt Vanselow
Tagung der Vereinigung Südwest-Deutscher Radiologen. 23.–25. 9. 1966 in Freiburg/Breisgau

Morphologische Veränderungen des Skelettes bei Psoriasis
Friedrich Heuck
Tagung der Deutschen Gesellschaft für Rheumatologie. 13.–15. 10. 1966 in Bad Nenndorf

Die radiologische Ausbildung als Faktor der Strahlenbelastung
Friedrich Heuck
7. Fortbildungstagung der Vereinigung Deutscher Strahlenschutzärzte e.V. 27.–29. 10. 1966 in Freiburg/Breisgau

Röntgendemonstrationen zu folgenden Themen:
1. Die Dynamik der Schleimhautveränderungen bei Colitis ulcerosa im Röntgenbild
2. Röntgenologische Demonstrationen der Morphologie von Kolonpolypen
3. Die Röntgenologische Differentialdiagnose der kleinen Zökum-Tumoren

Friedrich Heuck
Kurs für praktische Gastroenterologie. 11.–12. 11. 1966 in Erlangen

Die Schwierigkeit der Beurteilung der Kalksalzkonzentration im Knochen
Friedrich Heuck
2. Badenweiler Symposium über Osteoporose. 11. 3. 1967 in Badenweiler

Veränderungen der Makro- und Mikrostruktur des Knochens bei Rachitis
Friedrich Heuck, Christian Atzler
4th Annual Meeting of the European Society of Pediatric Radiology. 13.–15. 4. 1967 in Basel/Schweiz

Veränderungen von Mineralgehalt und Struktur des Femur nach gynäkologischer Strahlentherapie
Friedrich Heuck, Christian Lauritzen
48. Tagung der Deutschen Röntgen-Gesellschaft. 20.–23. 4. 1967 in Baden-Baden

Die densitometrische Bestimmung der Hirndurchblutung
Uwe Piepgras, Friedrich Heuck, Kurt Vanselow
48. Tagung der Deutschen Röntgen-Gesellschaft. 20.–23. 4. 1967 in Baden-Baden

Sarkome des retroperitonealen Raumes
Friedrich Heuck
11. Tagung der Österreichischen Röntgen-Gesellschaft. 25.–27. 5. 1967 in Graz/Österreich

Vergleichende Untersuchungen zur Isotopen-Diagnostik von Hirntumoren
Klaus-Dieter März, Friedrich Heuck, Tooman Cordan
11. Tagung der Österreichischen Röntgen-Gesellschaft. 25.–27. 5. 1967 in Graz/Österreich

Die Strahlenbehandlung der pulmonalen Form der Lymphogranulomatose
Friedrich Heuck
11. Tagung der Österreichischen Röntgen-Gesellschaft. 25.–27. 5. 1967 in Graz/Österreich

Die densitometrische Bestimmung der Hirndurchblutung
Friedrich Heuck, Uwe Piepgras
VIII. Symposium Neuroradiologicum. 25.–30. 9. 1967 in Paris/Frankreich

Der Knochen bei gastrointestinalen Erkrankungen – Röntgendiagnostik –
Friedrich Heuck
24. Tagung der Deutschen Gesellschaft für Verdauungs- und Stoffwechselkrankheiten. 28.–30. 9. 1967 in Hamburg

Allgemeine Morphologie und Biodynamik der Osteoporose im Röntgenbild
Friedrich Heuck
Tagung der Rheinisch-Westfälischen Röntgen-Gesellschaft e.V.
29.–30. 9. 1967 in Bonn

Radiologische Methoden der klinischen Osteologie: Mikroradiographie
Friedrich Heuck
4. Badenweiler Symposium über Osteologie. 27.–28. 10. 1967 in Badenweiler

Rundtischgespräch und Filmdemonstration zum Thema: „Schluckstörungen, Schluckschmerzen und Sodbrennen"
Friedrich Heuck
2. Kurs für praktische Gastroenterologie. 27.–28. 10. 1967 in Erlangen

Radiologische Untersuchungen zur Morphologie und Struktur des kindlichen Skeletts
Friedrich Heuck
2. Gemeinsame Tagung der Hessischen Gesellschaft für medizinische Strahlenkunde und der Vereinigung Südwest-Deutscher Röntgenologen. 18. 11. 1967 in Frankfurt/Main-Höchst

Quantitative measurements of bone mineral content with different densitometric methods (Referat)
Friedrich Heuck
Conference on Progress in Methods of Bone Mineral Measurement.
15.–17. 2. 1968 in Bethesda, Maryland/USA

Radiologische Befunde bei primären und sekundären Funktionsstörungen der Nebenschilddrüse (Referat)
Friedrich Heuck
14. Symposium der Deutschen Gesellschaft für Endokrinologie.
7.–9. 3. 1968 in Heidelberg

Results of quantitative measurements of bone mineral content in generalized osteopathies (Referat)
Friedrich Heuck
Symposium Ossium – 1st Congress of the European Association of Radiology.
4.–6. 4. 1968 in London/England

Die densitometrische Messung der Gewebsdurchblutung
Friedrich Heuck, Kurt Vanselow
5th Annual Meeting of the European Society of Pediatric Radiology.
16.–18. 5. 1968 in Hamburg

Über ungewöhnliche Verlaufsformen der Lymphogranulomatose
Friedrich Heuck, Uwe Piepgras
49. Tagung der Deutschen Röntgen-Gesellschaft. 6.–9. 6. 1968 in Hamburg, Beiheft „Fortschritte auf dem Gebiet der Röntgenstrahlen und der Nuklearmedizin", Thieme-Verlag, Stuttgart 1969, S. 74–75

Möglichkeiten der Strahlenbehandlung einer progressiven Osteolyse bei Hämangiomatose im Kieferbereich
Friedrich Heuck, Volker Freitag, G. Knolle, D. Meyer
49. Tagung der Deutschen Röntgen-Gesellschaft. 6.–9. 6. 1968 in Hamburg, Beiheft „Fortschritte auf dem Gebiet der Röntgenstrahlen und der Nuklearmedizin", Thieme-Verlag, Stuttgart 1969, S. 204–205

Funktionsstudien an der choledocho-duodenalen Verbindung
Friedrich Heuck, K. J. Bahn
8th International Congress of Gastroenterology. 7.–13. 7. 1968 in Prag/CSSR

Investigations of the mineral content of the osteocyte halos
Friedrich Heuck
6th European Sympsium on Calcified Tissues. 21.–24. 8. 1968 in Lund/Schweden

Vergleichende röntgenologische und histologische Untersuchungen der Makro- und Mikrostruktur des Knochens
Friedrich Heuck
Sitzung der Berliner Röntgen-Gesellschaft e.V. 17. 9. 1968 in Berlin

Der diagnostische Wert der Infusions-Pyeloskopie
Friedrich Heuck, K.J. Bahn
Gemeinsame Tagung der Österreichischen Röntgen-Gesellschaft und der Bayrischen Röntgen-Gesellschaft. 4.–6. 10. 1968 in Bad Ischl/Österreich

Die Röntgenologie des Dickdarmes
Friedrich Heuck
5. Bad Mergentheimer Stoffwechsel-Tagung. 19.–20. 10. 1968 in Bad Mergentheim

Densitometrische Messungen des Blutstromvolumens in der Arteria carotis
Uwe Piepgras, Friedrich Heuck, Kurt Vanselow
Tagung der Deutschen Neuroradiologischen Arbeitsgemeinschaft. 25.–26. 4. 1969 in Zürich/Schweiz

Röntgendensitometrie der Herzdurchblutung
Friedrich Heuck
50. Tagung der Deutschen Röntgen-Gesellschaft. 8.–11. 5. 1969 in Stuttgart, Beiheft „Fortschritte auf dem Gebiet der Röntgenstrahlen und der Nuklearmedizin", Thieme-Verlag, Stuttgart 1969, S. 71–72

Densitometrische Untersuchungen bei Patienten mit Linksherzinsuffizienz
Wolfgang Mahringer, W. J. Hausen, Friedrich Heuck, Kurt Vanselow
50. Tagung der Deutschen Röntgen-Gesellschaft. 8.–11. 5. 1969 in Stuttgart, Beiheft „Fortschritte auf dem Gebiet der Röntgenstrahlen und der Nuklearmedizin", Thieme-Verlag, Stuttgart 1969, S. 79–80

Szintigraphische Diagnostik von Pankreastumoren
Heinz-Konstantin Deininger, Friedrich Heuck
7. Jahrestagung der Gesellschaft für Nuklearmedizin. 25.–28. 9. 1969 in Zürich/Schweiz

Korrelation szintigraphischer und laborchemischer Befunde in der Pankreasdiagnostik
Heinz-Konstantin Deininger, Friedrich Heuck, Volker Kammerer, Klaus-Dieter März
7. Jahrestagung der Gesellschaft für Nuklearmedizin. 25.–28. 9. 1969 in Zürich/Schweiz

Die Nierenszintigraphie in der urologischen Tumordiagnostik
Heinz-Konstantin Deininger, Friedrich Heuck, Klaus-Dieter März
7. Jahrestagung der Gesellschaft für Nuklearmedizin. 25.–27. 9. 1969 in Zürich/Schweiz

Die radiologisch-densitometrische Analyse der Blutströmung und Gewebsdurchblutung
Friedrich Heuck
XII. International Congress of Radiology. 6.–11. 10. 1969 in Tokio/Japan

Comparative investigations of the function of osteocytes in bone resorption
Friedrich Heuck
7th European Symposium on Calcified Tissues. 23.–26. 3. 1970 in Montecatini Terme/Italien

Mikroradiographische Befunde zur Biodynamik des Knochens
Friedrich Heuck
12. Tagung der Österreichischen Röntgen-Gesellschaft. 24.–26. 4. 1970 in Innsbruck/Österreich

Möglichkeiten und Ergebnisse der Morphometrie des Knochens
Eberhard Manzke, Friedrich Heuck
12. Tagung der Österreichischen Röntgen-Gesellschaft. 24.–26. 4. 1970 in Innsbruck/Österreich

Ergebnisse der Röntgen-Cine-Densitometrie der Organdurchblutung
Friedrich Heuck, Heinz-Konstantin Deininger, Kurt Vanselow
12. Tagung der Österreichischen Röntgen-Gesellschaft. 24.–26. 4. 1970 in Innsbruck/Österreich

Radioisotopendiagnostik und Laborwerte bei diffusen Leberparenchymerkrankungen
Heinz-Konstantin Deininger, Friedrich Heuck
12. Tagung der Österreichischen Röntgen-Gesellschaft. 24.–26. 4. 1970 in Innsbruck/Österreich

Cine-Densitometrie und sonstige analytische Verfahren
Friedrich Heuck
3. Arbeits- und Fortbildungstagung „Angiographie" 1970. 7.–9. 5. 1970 in Baden-Baden

Möglichkeiten der Cine-Densitometrie des Kreislaufes
Friedrich Heuck, Kurt Vanselow
5. Symposium Cineradiographicum. 8.–9. 5. 1970 in Antwerpen/Belgien

Ergebnisse der Cine-Densitometrie der Nierendurchblutung
Heinz-K. Deininger, Friedrich Heuck, Kurt Vanselow
5. Symposium Cineradiographicum. 8.–9. 5. 1970 in Antwerpen/Belgien

Struktur und Kalkgehalt des Knochens bei rheumatischen Erkrankungen
Friedrich Heuck
51. Tagung der Deutschen Röntgen-Gesellschaft. 22.–24. 5. 1970 in München, Beiheft „Fortschritte auf dem Gebiet der Röntgenstrahlen und der Nuklearmedizin", 1970, S. 68–70

Über Veränderungen der Makro- und Mikrostruktur des Knochens bei der Osteoradionekrose
Friedrich Heuck
51. Tagung der Deutschen Röntgen-Gesellschaft. 22.–24. 5. 1970 in München, Beiheft „Fortschritte auf dem Gebiet der Röntgenstrahlen und der Nuklearmedizin", 1970, S. 146–147

Das Nierenszintigramm und Isotopennephrogramm als Screeningtest in der uroradiologischen Routinediagnostik
Heinz-Konstantin Deininger, Friedrich Heuck, Volker Kammerer
51. Tagung der Deutschen Röntgen-Gesellschaft. 22.–24. 5. 1970 in München, Beiheft „Fortschritte auf dem Gebiet der Röntgenstrahlen und der Nuklearmedizin", 1970, S. 110

Die Röntgen-Densitometrie der Hirnstrombahn
Uwe Piepgras, Friedrich Heuck, Kurt Vanselow
IX. Symposium Neuroradiologicum - Abstracts 185. 24.–29. 8. 1970 in Göteborg/Schweden

Zur Differentialdiagnostik der Osteome des Schädelskeletts
Horst von Babo, Friedrich Heuck
Gemeinsame Tagung der Vereinigung Südwest-Deutscher Röntgenologen und Nuklarmediziner und der Hessischen Gesellschaft für Medizinische Strahlenkunde. 19.–20. 9. 1970 in Heilbronn

Probleme des Früh-Karzinoms im Magen
Jörg Hascher, Friedrich Heuck
Gemeinsame Tagung der Vereinigung Südwest-Deutscher Röntgenologen und Nuklearmediziner und der Hessischen Gesellschaft für Medizinische Strahlenkunde. 19.–20. 9. 1970 in Heilbronn

Die Szintigraphie des Pankreas
Heinz-Konstantin Deininger, Friedrich Heuck
Symposium „Angiographie-Szintigraphie" European Association of Radiology. 1.–3. 10. 1970 in Mainz

Teilnahme an der Podiumdiskussion „Densitometrie"
Friedrich Heuck
5. Jahrestagung der Deutschen Gesellschaft für Medizinische und Biologische Elektronik. 8.–10. 10. 1970 in Aachen

Möglichkeiten physikalischer Meßmethoden in der Röntgendiagnostik
Kurt Vanselow, Friedrich Heuck
8. Jahrestagung der Deutschen Gesellschaft für Biophysik. 15.–16. 10. 1970 in Giessen

Kymographische Befunde bei seltenen Erkrankungen des Myokards und Perikards
Heinz-Konstantin Deininger, Horst von Babo, Friedrich Heuck
Herbst-Tagung der Bayrischen Röntgen-Gesellschaft. 16.–18. 10. 1970 in Würzburg

Die radiologische Diagnostik von entzündlichen und tumorösen Pankreaserkrankungen
Friedrich Heuck, Heinz-Konstantin Deininger, Horst von Babo
Herbst-Tagung der Bayrischen Röntgen-Gesellschaft. 16.–18. 10. 1970 in Würzburg

Die objektive Erfassung des Kalziumgehaltes im Knochen
Friedrich Heuck
VII. Tagung der Arbeitsgemeinschaft für Pädiatrische Radiologie. 21.–22. 11. 1970 in Zürich/Schweiz

Möglichkeiten und Informationswert der Cine-Densitometrie
Friedrich Heuck, Kurt Vanselow
Symposium „Densitometrie in der Radiologie“. 5.–6. 3. 1971 in Stuttgart

Theorie und Meßmethode zur quantitativen Bestimmung des Wasser-Luft-Verhältnisses in der Lunge
Kurt Vanselow, Friedrich Heuck
Symposium „Densitometrie in der Radiologie“. 5.–6. 3. 1971 in Stuttgart

Informationswert, Meßgenauigkeit und klinischer Einsatz verschiedener Meßverfahren
Friedrich Heuck, Eberhard Manzke, Kurt Vanselow
Symposium „Densitometrie in der Radiologie“. 5.–6. 3. 1971 in Stuttgart

Die cerebrale Angiodensitometrie
Uwe Piepgras, Kurt Vanselow, Friedrich Heuck
Symposium „Densitometrie in der Radiologie“. 5.–6. 3. 1971 in Stuttgart

Methoden zur Auswertung von Mikroradiogrammen des Knochens
Friedrich Heuck, Lutz R. Saackel
Symposium „Densitometrie in der Radiologie“. 5.–6. 3. 1971 in Stuttgart

Investigations of high density areas in metabolic bone diseases
Friedrich Heuck
8th European Symposium on Calcified Tissues. 28. 3.–2. 4. 1971 in Jerusalem/Israel

Röntgendiagnostik der Dünndarmtumoren
Friedrich Heuck
2. Tübinger Klinisch-Radiologisches Seminar. 1.–2. 5. 1971 in Bad Dürrheim

Das akute Abdomen bei Darmparasiten
Jörg Hascher und Friedrich H. W. Heuck
52. Tagung der Deutschen Röntgengesellschaft. 20.–22. Mai 1971 in Düsseldorf, Beiheft „Fortschritte auf dem Gebiet der Röntgenstrahlen und der Nuklearmedizin“, Thieme-Verlag, Stuttgart 1972, S. 46–49

Planung, Bau und Organisation moderner medizinischer Strahleninstitute
Friedrich H. W. Heuck
52. Tagung der Deutschen Röntgengesellschaft. 20.–22. Mai 1971 in Düsseldorf, Beiheft „Fortschritte auf dem Gebiet der Röntgenstrahlen und der Nuklearmedizin“. Thieme-Verlag, Stuttgart 1972, S. 117–118

Organisation des überregionalen Zusammenwirkens radiologischer Fachabteilungen in Krankenhäusern verschiedener Größe
Friedrich H. W. Heuck
52. Tagung der Deutschen Röntgengesellschaft. 20.–22. Mai 1971 in Düsseldorf, Beiheft „Fortschritte auf dem Gebiet der Röntgenstrahlen und der Nuklearmedizin“. Thieme-Verlag, Stuttgart 1972, S. 132–133

Die Bedeutung der Radiologie für die interne Krebsfrühdiagnostik
Friedrich Heuck, Heinz-Konstantin Deininger
8. Kongreß der Süd-West-Deutschen Gesellschaft für Innere Medizin. 11.–12. 6. 1971 in Karlsruhe

Die Transformation des Knochens im Laufe von Reifung und Alterung. (Transformation of Bone during maturation and ageing)
Friedrich Heuck und Eberhard Manzke (91)
2. Congress of the European Association of Radiology. 14.–18. Juni 1971 in Amsterdam. Excerpta medica – Abstracts, S. 38

Die Gewebs-Densitometrie. (Tissue densitometry)
Heinz-Konstantin Deininger, Friedrich Heuck, Kurt Vanselow (47)
2. Congress of the European Association of Radiology. 14.–18. Juni 1971 in Amsterdam, Abstracts Excerpta Medica, S. 21

Cine-densitometry of blood circulation (Cine-Densitometrie des Blutkreislaufes)
Friedrich H. W. Heuck, und Kurt Vanselow
Scientific Films 2. Congress of the European Association of Radiology. 14.–18. Juni 1971 in Amsterdam

Die Verwendung des 100 × 100-Filmes für die Archivierung (The use of 10 × 10 film for Archives)
Friedrich Heuck und Manfred Hesse (90)
2nd Congress of the European Association of Radiology. 14.–18. 6. 1971 in Amsterdam/Holland – Abstracts 38

Vergleichende szintigraphische Untersuchungen bei umschriebenen und diffusen Läsionen der Leber unter Berücksichtigung angio-szintigraphischer Befunde
Heinz-Konstantin Deininger, Friedrich Heuck, Peter Trapp (410)
2nd Congress of the European Association of Radiology. 14.–18. 6. 1971 in Amsterdam/Holland – Abstracts 164

Klinische und radiologische Diagnostik der Osteopathien
Friedrich Heuck
Sitzung des Ärztlichen Kreisvereins Darmstadt. 31. 8. 1971 in Darmstadt

Die Transformation des Knochens bei renalen Osteopathien
Friedrich Heuck
Fortbildungsveranstaltung der Universitätsklinik Oulu. 24. 9. 1971 in Oulu/Finnland

Cinedensitometrische Kreislaufanalyse
Friedrich Heuck
Sitzung der Radiologischen Vereinigung von Finnland. 25. 9. 1971 in Helsinki/Finnland

Ergebnisse der Mikroradiographie des Knochens
Friedrich Heuck
Fortbildungsveranstaltung der Universitätsklinik Turku. 27. 9. 1971 in Turku/Finnland

Osteopathie bei Urämie – Histologische, mikroradiographische und mikromorphometrische Untersuchungen
Bernhard Krempien, Eberhard Ritz, Friedrich Heuck
Herbst-Tagung der Deutschen Gesellschaft für Pathologie. 1.–3. 10. 1971 in Darmstadt

Röntgenbefunde des Intestinaltraktes bei Kollagenosen
Friedrich Heuck, Volker Kammerer
Gemeinsame Fortbildungs- und Arbeitstagung der Bayrischen und der Österreichischen Röntgen-Gesellschaft. 15.–17. 10. 1971 in Bozen/Italien

Veränderungen der Makro- und Mikrostruktur des Knochens bei Sklerodermie
Friedrich Heuck, Hellmuth Ellegast
Gemeinsame Fortbildungs- und Arbeitstagung der Bayrischen und der Österreichischen Röntgen-Gesellschaft. 15.–17. 10. 1971 in Bozen/Italien

Irrtumsmöglichkeiten in der röntgenologischen Beurteilung der Einzelniere
Volker Kammerer, Friedrich Heuck, Heinz-Konstantin Deininger, Uwe Piepgras
Jahrestagung der Südwest-Deutschen Röntgenologen und der Hessischen Gesellschaft für Medizinische Strahlenkunde. 21.–24. 10. 1971 in Gießen

Radiologie der Paraosteoarthropathien
Friedrich Heuck
Symposium über „Paraosteoarthropathien" der Kommission der Europäischen Gemeinschaften. 8.–9. 11. 1971 in Luxemburg/Luxemburg

Skelett- und Unfalldiagnostik
Friedrich H. W. Heuck, Manfred Hesse
Symposium für Archivfragen. 15.–16. 11. 1971 in München

Cine-Densitometrie
Friedrich Heuck, Heinz-Konstantin Deininger, Kurt Vanselow
Internationale Arbeits- und Fortbildungstagung „Angiographie".
27.–29. 4. 1972 in Salzburg/Österreich

Ergebnisse der Mikroradiographie bei Osteopathien
Friedrich Heuck
53. Tagung der Deutschen Röntgen-Gesellschaft. 11.–13. 5. 1972 in Stuttgart

Die pathologische Knochenstruktur bei Fluorose
Volker Freitag, Friedrich Heuck
53. Tagung der Deutschen Röntgen-Gesellschaft. 11.–13. 5. 1972 in Stuttgart

Osteopathie bei Urämie und unter Langzeithämodialyse
Bernhard Krempien, Eberhard Ritz, Friedrich Heuck
53. Tagung der Deutschen Röntgen-Gesellschaft.
11.–13. 5. 1972 in Stuttgart

Röntgenuntersuchungen bei Hämodialysepatienten
Eberhard Ritz, B. Krempien, H.M. Kuhn, Friedrich Heuck
53. Tagung der Deutschen Röntgen-Gesellschaft. 11.–13. 5. 1972 in Stuttgart

Untersuchungen über die Mineralisation der Tela ossea bei der Osteopetrosis (Albers-Schönberg)
Dietrich Ackermand, Hans-J. Höhling, H. Steffens, Friedrich Heuck
53. Tagung der Deutschen Röntgen-Gesellschaft. 11.–13. 5. 1972 in Stuttgart

Die Struktur des Knochens bei Osteoarthropathia hypertrophicans (Pierre-Marie-Bamberger-Syndrom)
Friedrich Heuck
53. Tagung der Deutschen Röntgen-Gesellschaft. 11.–13. 5. 1972 in Stuttgart

Befunde der Cine-Densitometrie bei Nierenerkrankungen
Heinz-Konstantin Deininger, Erich Epple, Friedrich Heuck
53. Tagung der Deutschen Röntgen-Gesellschaft. 11.–13. 5. 1972 in Stuttgart

Röntgenbefunde bei Dünndarm-Tumoren
Horst von Babo, Friedrich Heuck
53. Tagung der Deutschen Röntgen-Gesellschaft. 11.–13. 5. 1972 in Stuttgart

Die Osteopetrose
Friedrich Heuck, Dietrich Ackermand, Hans-J. Höhling
53. Tagung der Deutschen Röntgen-Gesellschaft. 11.–13. 5. 1972 in Stuttgart

Rasteräquidensiten zur Ermittlung des Mineralgehaltes im Knochen
Eberhard Borcke, Friedrich Heuck
53. Tagung der Deutschen Röntgen-Gesellschaft. 11.–13. 5. 1972 in Stuttgart

Cinedensitometrie des Blutkreislaufes (Tonfilm)
Friedrich Heuck, Kurt Vanselow, Erich Epple
53. Tagung der Deutschen Röntgen-Gesellschaft. 11.–13. 5. 1972 in Stuttgart

Vereinfachte und verbesserte Bestimmung des Knochenmineralgehaltes aus dem Röntgenbild mit Hilfe der digitalen Datenverarbeitung
Erich Epple, Friedrich Heuck
Kongreß Medizin-Technik 1972. 14.–17. 5. 1972 in Stuttgart

Ergebnisse der elektronischen Bildanalyse von Mikroradiogrammen des Knochens
Lutz R. Saackel, Friedrich Heuck
Kongreß Medizin-Technik 1972. 14.–17. 5. 1972 in Stuttgart

Meßergebnisse der Cinedensitometrie und ihre Auswertung
Friedrich Heuck, Kurt Vanselow
Kongreß Medizin-Technik 1972. 14.–17. 5. 1972 in Stuttgart

Der Hirnkreislauf in Abhängigkeit vom Alter
Uwe Piepgras, Friedrich Heuck, Kurt Vanselow
Kongreß Medizin-Technik 1972. 14.–17. 5. 1972 in Stuttgart

Ergebnisse de cine-densitometrischen Analyse des Organkreislaufes der Niere
Heinz-Konstantin Deininger, Friedrich Heuck, Kurt Vanselow
Kongreß Medizin-Technik 1972. 14.–17. 5. 1972 in Stuttgart

The areas of high density in bone tissue
Friedrich Heuck, Horst von Babo, Lutz R. Saackel
International Symposium on Clinical Aspects of Metabolic Bone Disease. 26.–29. 6. 1972 in Detroit/USA

Ökonomische Gesichtspunkte der Röntgen-Diagnostik (Economical Aspects of x-ray Diagnostic Department)
Friedrich Heuck, K. Hipp
International Symposium on the Planing of Radiological Departments (52). 9.–12. 8. 1972 in Dipoli/Finnland, Abstracts S.26

Strahlenempfindlichkeit der Knochen
Friedrich Heuck, Wolfgang Gössner
Gemeinsame Tagung der Vereinigung Südwestdeutscher Radiologen und Nuklearmediziner, der Hessichen Gesellschaft für Medizinische Strahlenkunde, der Vereinigung Deutscher Strahlenschutzärzte. 21.–23. 9. 1972 in Freiburg

Radiological and microradiographical studies of progressive osteolysis
Friedrich Heuck, Horst von Babo
IV. International Osteology Symposium. 27.–30. 9. 1972 in Prag/CSSR

Microradiographic and radiologic studies of bone structure in renal osteodystrophy
Horst von Babo, Friedrich Heuck, Lutz R. Saackel
IV. International Osteology Symposium. 27.–30. 9. 1972 in Prag/CSSR

Comparative studies of high mineralized areas in bone tissue by microradiography
Friedrich Heuck
IV. International Osteology Symposium. 27.–30. 9. 1972 in Prag/CSSR

Quantitative analysis in microradiography
Friedrich Heuck, Lutz R. Saackel, Horst von Babo
IV. International Osteology Symposium. 27.–30. 9. 1972 in Prag/CSSR

Quantitative analysis in microradiography
Lutz R. Saackel, Friedrich Heuck, Horst von Babo
9th European Symposium on Calcified Tissue. 1.–6. 10. 1972 in Baden bei Wien/Österreich

Die Röntgencinedensitometrie des Kreislaufes
Friedrich Heuck, Heinz-Konstantin Deininger, Kurt Vanselow (47)
VI. Ungarischer Röntgen-Kongreß-Abstracts 63. 12.–14. 10. 1972 in Budapest/Ungarn

Die Analyse des Organkreislaufes der Niere mit der Angio-Cine-Densitometrie
Heinz-K. Deininger, Friedrich Heuck, Kurt Vanselow, Volker Barth (23)
VI. Ungarischer Röntgen-Kongreß-Abstracts 24. 12.–14. 10. 1972 in Budapest/Ungarn

Nicht tuberkulöse Lungenerkrankungen in der täglichen Praxis
Fortschritte in der Diagnostik – Wann und warum Angiographie?
Friedrich Heuck
9. Stuttgarter Fortbildungskongreß für Praktische Medizin, 19.–22. 10. 1972 in Stuttgart

Zur Kritik des Informationsgehaltes von Röntgenuntersuchungen des Magen-Darm-Kanals
Friedrich Heuck
Tagung der Bayerischen Röntgen-Gesellschaft. 21.–22. 10. 1972 in Kaufbeuren

Der Einfluß von Struktur und Zusammensetzung des Knochens auf die intravitale Densitometrie und Morphometrie
Friedrich Heuck
Arbeitstagung über „Radiologische Mineralgehaltsbestimmung im Knochen in Vivo". 24. 11. 1972 in Erlangen

Zur Kenntnis der aneurysmatischen Form der Arteriosklerose der unteren Extremität
Friedrich Heuck, Rainer Müller
54. Tagung der Deutschen Röntgen-Gesellschaft. 12.–14. 4. 1973 in Wien/Österreich, Beiheft „Fortschritte auf dem Gebiet der Röntgenstrahlen und der Nuklearmedizin", Thieme-Verlag, Stuttgart, S. 246–247

Röntgenmorphologische Befunde von Früh- und Sonderformen der Kolitis
K.-H. Günther Müller, Friedrich Heuck
54. Tagung der Deutschen Röntgen-Gesellschaft. 12.–14. 4.1973 in Wien/Österreich, Beiheft „Fortschritte auf dem Gebiet der Röntgenstrahlen und der Nuklearmedizin", Thieme-Verlag, Stuttgart, S. 335–336

Radiologische Analyse der gestörten Kolonfunktion bei Kolitis
Friedrich Heuck, K.-H. Günther Müller
54. Tagung der Deutschen Röntgen-Gesellschaft. 12.–14. 4. 1973 in Wien/Österreich, Beiheft „Fortschritte auf dem Gebiet der Röntgenstrahlen und der Nuklearmedizin", Thieme-Verlag, Stuttgart, S. 343–344

Röntgendiagnostik der Dünndarmtumoren
Friedrich Heuck
In: W. Frommhold, P. Gerhardt (Hrsg.) Erkrankungen des Dünndarms. Klinisch-radiol. Seminar 2, S. 78–94, Thieme-Verlag, Stuttgart 1973

Abgrenzung der Divertikulitisstadien aus röntgenologischer Sicht
Friedrich Heuck
Tagung des Collegium Internationale Chirurgicum Digest. 8. 6. 1973 in Aachen

Zum Plasmocytom der Wirbelsäule
Horst von Babo, Friedrich Heuck
Jahrestagung der Hessischen Gesellschaft für Medizinische Strahlenkunde und der Vereinigung Südwest-Deutscher Radiologen, 6.–8. 7. 1973 in Bad Homburg

Vergleich angiographischer und szintigraphischer Untersuchungsergebnisse bei verschiedenen Erkrankungen des Pankreas
Heinz-Konstantin Deininger, Volker Barth, Friedrich Heuck
11. Jahrestagung der Gesellschaft für Nuklearmedizin. 24.–29. Sept. 1973 Athen

Makro- und Mikrostruktur des Knochens bei Osteoporose
Friedrich Heuck (68)
XIII. International Congress of Radiology. 15.–20. 10. 1973 in Madrid/Spanien – Excerpta Medica – Abstracts 26

Die Methode der Quotienten-Densitometrie
Friedrich Heuck, Kurt Vanselow (1148)
XIII. International Congress of Radiology. 15.–20. 10. 1973 in Madrid/Spanien – Excerpta Medica – Abstracts 431

Die Analyse des Organkreislaufes der Niere mit der Angio-Cine-Densitometrie
Heinz-Konstantin Deininger, Friedrich Heuck, Kurt Vanselow, K.-H. Günther Müller
XIII. International Congress of Radiology. 15.–20. 10. 1973 in Madrid/Spanien – Excerpta Medica – Abstracts

The densitometric measurement of blood circulation (Tonfilm)
Friedrich Heuck, Heinz-Konstantin Deininger, Kurt Vanselow, Dietrich Decker
XIII. International Congress of Radiology. 15.–20. 10. 1973 in Madrid/Spanien – Excerpta Medica – Abstracts

Morphologische und biochemische Untersuchungen über den normalen Alterungsprozeß
Friedrich Heuck
8. Arbeitstagung der Gesellschaft für Wirbelsäulen-Forschung. 9.–10. 11. 1973 in Bad Homburg v. d. Höhe

Mega-Ösophagus, Achalasie und Kardiospasmus
Volker Barth, Friedrich Heuck
55. Tagung der Deutschen Röntgen-Gesellschaft. 25.–27. 4. 1974 in Baden-Baden

Referat zum Hauptthema „Mikroradiographie"
Friedrich Heuck
58. Tagung der Deutschen Gesellschaft für Pathologie. 28. 5.–1. 6. 1974 in Interlaken/Schweiz

A structural study of ossification and calcification in meningiomas
T. Tzonos, Friedrich Heuck
25th Annual Meeting of the Deutsche Gesellschaft für Neurochirurgie. 22.–25. 9. 1974 in Bochum

Praktikable Methode zur Volumenbestimmung aus dem Röntgenbild mit einem Kleinstrechner (1.61)
Friedrich Heuck
In: Wissenschaftliche Vorträge. 3. Jahrestagung der Deutschen Gesellschaft für Biomedizinische Technik, Hannover 1974, S. 121–122

Neuere Entwicklungen auf dem Gebiet der quantitativen Röntgenbildauswertung – Klinische Anwendung –
Friedrich Heuck
6. Diagnostik-Woche. 13.–17. 11. 1974 in Düsseldorf

Die Radiologie der Systemerkrankungen
Friedrich Heuck
Klinisch-radiologische Woche München. 25.–29. 11. 1974 in München

Mikroradiographische Strukturanalyse primärer und sekundärer Knochentumoren
Friedrich Heuck
Tagung der Finnischen Medizinischen Vereinigung. 5.–10. 1. 1975 in Helsinki/Finnland

Microradiographic analysis of bone structure in hypertrophic pulmonary osteoarthropathy Pierre Marie
Friedrich Heuck
2nd Refresher Course of the International Skeletal Society. 28.–30. 4. 1975 in London/England

Röntgenuntersuchungen der Knochenstruktur bei Rachitis
Friedrich Heuck, Rainer Hiness, Lutz R. Saackel
56. Tagung der Deutschen Röntgen-Gesellschaft. 1.–3. 5. 1975 in Berlin

Koronare Durchblutungsmessung mit der Cinedensitometrie (Ergebnisse mit der Datenverarbeitungsanlage)
J.-C. Dembski, Dietrich Decker, Erich Epple, Friedrich Heuck, Eberhard Zeitler
56. Tagung der Deutschen Röntgen-Gesellschaft. 1.–3. 5. 1975 in Berlin

Indikation zur Röntgenuntersuchung Unfallverletzter und zu Begutachtender
Friedrich Heuck
56. Tagung der Deutschen Röntgen-Gesellschaft. 1.–3. 5. 1975 in Berlin

Röntgenologische Volumenmessung am Herzen mit einem Kleinreichner
Lutz R. Saackel, Friedrich Heuck
56. Tagung der Deutschen Röntgen-Gesellschaft. 1.–3. 5. 1975 in Berlin

Anwendung des Mehrfach-Detektor-Meßverfahrens in der Cine-Densitometrie
Dietrich Decker, Erich Epple, Friedrich Heuck, Manfred Nagel, G. Polony
Kongreß Medizin-Technik 1975. 21.–24. 5. 1975 in Stuttgart, Biomedizinische Technik, Erg.-Bd. 20, S. 265–266

Densitometrische und elektronische Röntgenbildanalyse des Knochens
Friedrich Heuck, Lutz R. Saackel
3rd Congress of the European Association of Radiology - Book of Abstracts 30, 23.–27. 6. 1975 in Edinburgh/Schottland

Die Angio-Cine-Densitometrie mit der Quotienten-Methode
Friedrich Heuck, Kurt Vanselow
3rd Congress of the European Association of Radiology - Book of Abstracts 95. 23.–27. 6. 1975 in Edinburgh/Schottland

Knochenveränderungen bei Hauterkrankungen
Friedrich Heuck
35. Tagung der Vereinigung Württembergischer Dermatologen. 6. 12. 1975 in Stuttgart

Hämodynamik der arterio-venösen Fistel im Mesenterialbereich und Pfortaderkreislauf
Susanne Bosnjaković, H. Domberg, Friedrich Heuck
V. Internationaler Kongreß für Angiographie und Angiologie. 1.–4. 4. 1976 in Baden-Baden

Die Divertikulitis im Röntgenbild
Friedrich Heuck
93. Kongreß der Deutschen Gesellschaft für Chirurgie. 28. 4.–1. 5. 1976 in München

Die röntgenologische Darstellung des Spasmus
Susanne Bosnjaković, Friedrich Heuck
Internationales Symposium der Anstalt zur Förderung der experimentellen und klinischen Pharmakologie. 8. 5. 1976 in München

Verfahren der Bildverarbeitung für die Röntgendiagnostik
W. H. Bloss, Friedrich Heuck
57. Tagung der Deutschen Röntgen-Gesellschaft. 13.–15. 5. 1976 in Essen

Femurkopfnekrose
Friedrich Heuck, Hellmuth H. Ellegast
14. Tagung der Österreichischen Röntgen-Gesellschaft. 2.–4. 6. 1976 in Baden bei Wien/Österreich

Biodynamics of bone metastases
Friedrich Heuck
3rd Annual Refresher Course of the International Skeletal Society. 13.–15. 6. 1976 in Montreal/Kanada

Determination of the renal circulation by angiocine-densitometry
Heinz-Konstantin Deininger, Friedrich Heuck, Kurt Vanselow
International Symposium on Unilateral Renal Function Studies.
6.–7. 5. 1977 in Montecatini Terme/Italien

Lückenschädel und Schädellücken
Friedrich Heuck
58. Tagung der Deutschen Röntgen-Gesellschaft. 19.–21. 5. 1977 in Münster/Westfalen

Zur Diagnostik und Differentialdiagnostik der Osteome des Schädels
Horst von Babo, Friedrich Heuck
58. Tagung der Deutschen Röntgen-Gesellschaft. 19.–21. 5. 1977 in Münster/Westfalen

The determination of the renal circulation by means of angiocinedensitometry
Heinz-Konstantin Deininger, Kurt Vanselow, Friedrich Heuck
2nd Congress of the European Society of Cardiovascular Radiology.
25.–27. 5. 1977 in Uppsala/Schweden

Die gutartigen Knochengeschwülste
Friedrich Heuck
Radiologischer Fortbildungsabend im Zentrum Radiologie, Klinikum der Justus-Liebig-Universität Gießen. 15. 6. 1977 in Giessen

Ergebnisse der Angio-Cine-Densitometrie
Friedrich Heuck, Dietrich Decker, Heinz-Konstantin Deininger, Kurt Vanselow
XIV. International Congress of Radiology – Livro de Resumos 82.
23.–29. 10. 1977 in Rio de Janeiro/Brasilien

The determination of the circulation in normal human kidneys by means of angiocinedensitometry
Heinz-Konstantin Deininger, Kurt Vanselow, Friedrich Heuck, Dietrich Decker, Erich Epple
XIV. International Congress of Radiology – Livro de Resumos 77.
23.–29. 10. 1977 in Rio de Janeiro/Brasilien

Die Anwendung der Cinedensitometrie in der urologischen und nephrologischen Diagnostik
Heinz-Konstantin Deininger, Friedrich Heuck, Kurt Vanselow
XIV. International Congress of Radiology – Livro de Resumos 423.
23.–29. 10. 1977 in Rio de Janeiro/Brasilien

Radiologische Strukturanalyse des Knochens bei diabetischer Osteopathie
Ljubomir Diankov, Friedrich Heuck
V. Internationales Donau-Symposium über Diabetes mellitus.
27.–29. 10. 1977 in Russe/Bulgarien

Über die diagnostische und differentialdiagnostische Wertigkeit der sogenannten Wachstumslinien
Susanne Bosnjaković-Büscher, Friedrich H. W. Heuck, R. D. Schulz, Ch. P. Fliegel
14. Tagung d. Ges. f. Pädiatrische Radiologie. 11.–12. 11. 1977 in Bad Nauheim

Strukturanalyse des Knochens bei Osteopathien
Friedrich Heuck
Nürnberg-Erlanger Röntgen-Abend. 23. 1. 1978 in Nürnberg

Die Analyse des Lungeninfiltrates mit Methoden der Bildverarbeitung
Friedrich Heuck, Werner H. Bloss, Erich R. Reinhardt
59. Tagung der Deutschen Röntgen-Gesellschaft. 4.–6. 5. 1978 in Bonn

Microradiography of hormonal osteopathies (104)
Friedrich Heuck
IX. Ungarischer Röntgen-Kongreß – Abstracts 111. 25.–26. 5. 1978 in Budapest/Ungarn

Analysis of radiographs of hormonal osteopathies by optoelectronic methods (107)
Susanne Bosnjaković, Friedrich Heuck, Erich R. Reinhardt
IX. Ungarischer Röntgen-Kongreß – Abstracts 114. 25.–26. 5. 1978 in Budapest/Ungarn

Pharmacological effects of the contrast medium on the renal blood flow
Heinz-K. Deininger, Friedrich Heuck, Kurt Vanselow
IX. Ungarischer Röntgen-Kongreß. 25.–26. 5. 1978 in Budapest/Ungarn

Methodik und Anwendung der Angiokinedensitometrie in der Nierendiagnostik
Heinz-Konstantin Deininger, Friedrich Heuck, Kurt Vanselow
12. Jahrestagung der Deutschen Gesellschaft für Biomedizinische Technik, Tagung der Österreichischen und Schweizer Gesellschaft für Biomedizinische Technik – 31. 5.–3. 6. 1978 in Stuttgart. Erg.-Bd. 23, 119

Bone and joint disease in Diabetes
Friedrich Heuck
5th Annual Refresher Course of the International Skeletal Society. 1.–3. 9. 1978 in Boston/USA

Dickdarmdivertikel
Friedrich Heuck
Jahrestagung der Vereinigung Südwest-Deutscher Radiologen und Nuklearmediziner und der Hessischen Gesellschaft für Medizinische Strahlenkunde. 22.–24. 9. 1978 in Homburg/Saar

Die idiopathische und iatrogene Hüftkopfnekrose
Friedrich Heuck
Jahrestagung der Vereinigung Südwest-Deutscher Radiologen und Nuklearmediziner und der Hessischen Gesellschaft für Medizinische Strahlenkunde. 22.–24. 9. 1978 in Homburg/Saar

Diagnose und Differentialdiagnose der kleinen Zökumtumoren
Susanne Bosnjaković, Friedrich Heuck
Jahrestagung der Vereinigung Südwest-Deutscher Radiologen und Nuklearmediziner und der Hessischen Gesellschaft für Medizinische Strahlenkunde. 22.–24. 9. 1978 in Homburg/Saar

Die allgemeine Radiologie der Osteopathien (Referat)
Friedrich Heuck
Akademie für Ärztliche Fortbildung, Landesärztekammer Hessen – Sektion Pathologie. 3. 2. 1979 in Frankfurt/Main

Ergebnisse vergleichender Mikroradiographie des Knochens bei Osteoporose
Friedrich Heuck
XII. Symposium der Gesellschaft für Osteologie der DDR und der Gesellschaft für Medizinische Radiologie der DDR. 2.–3. 3. 1979 in Dresden

Quantitative Radiologie (Referat)
Friedrich Heuck
85. Tagung der Deutschen Gesellschaft für Innere Medizin. 22.–26. 4. 1979 in Wiesbaden

Röntgendiagnostik maligner Knochentumoren
Friedrich Heuck
10. Tübinger Klinisch-Radiologisches Seminar. 28.–29. 4. 1979 in Bad Dürrheim

Mineraltopographie am menschlichen Wirbelkörper – ein Vergleich von Veraschungszahlen und Schwächungswerten der Computer-Tomometrie
Lutz Lichtenau, Friedrich Heuck, Ulrich Reiser
13. Jahrestagung der Deutschen Gesellschaft für Biomedizinische Technik. 7.–9. 6. 1979 in Kiel, Biomedizin. Technik, Erg.-Bd. 24 (1979), S. 221–222

Densitometric Circulation Studies of the Human Kidney
Heinz-Konstantin Deininger, Friedrich H. W. Heuck, Kurt Vanselow
12th International Conference on Med. and Biological Engineering. 19.–24. 8. 1979 in Jerusalem/Israel

Bone structure in metabolic bone disease
Friedrich Heuck
6th Annual Refresher Course of the International Skeletal Society. 31. 8.–2. 9. 1979 in München

Computer-unterstützte Funktionsanalyse der Gallenblase
Friedrich Heuck, Lutz R. Saackel
4th Congress of the European Association of Radiology – Abstracts D 138. 4.–8. 9. 1979 in Hamburg

Radiologische Befunde bei seltenen Leber-Tumoren
Susanne Bosnjaković, Volker Barth, Friedrich Heuck
4th Congress of the European Association of Radiology – Abstracts D 48. 4.–8. 9. 1979 in Hamburg

Radiologie der metabolischen Osteopathien
Friedrich Heuck
Wissenschaftliche Sitzung der Berliner Röntgen-Gesellschaft e.V. 22. 1. 1980 in Berlin

Ergebnisse morphologischer und densitometrischer Untersuchungen an der Wirbelsäule mit Hilfe der Röntgen-Computer-Tomographie
Friedrich Heuck, Ulrich Reiser
Symposium Vertebrologicum „Spine and its Contents". 23.–25. 4. 1980 in Prag/CSSR

Makro- und Mikrostruktur von Knochentumoren als Malignitätszeichen
Friedrich Heuck
60. Tagung der Deutschen Röntgen-Gesellschaft. 15.–17. 5. 1980 in Köln

Erkrankungen der Nebenniere im Röntgen-Computer-Tomogramm
Jürgen Buck, Friedrich Heuck, Ulrich Reiser
60. Tagung der Deutschen Röntgen-Gesellschaft. 15.–17. 5. 1980 in Köln

Systemerkrankungen des Skeletts und der Wirbelsäule (Seminar)
Friedrich Heuck
60. Tagung der Deutschen Röntgen-Gesellschaft. 15.–17. 5. 1980 in Köln

Der Informationswert der Röntgen-Computer-Tomographie – Ein Vergleich –
Jürgen Buck, Friedrich Heuck
15. Tagung der Österreichischen Röntgen-Gesellschaft. 6.–7. 6. 1980 in Linz/Österreich

Computed tomography of the adrenal glands
Friedrich Heuck
Deutsch-Finnisches Radiologie-Symposium. 4. 8. 1980 in Helsinki/Finnland

Rare osteochondropathies of apophyses
Friedrich Heuck
7th Annual Refresher Course of the International Skeletal Society. 29.–31. 8. 1980 in Mexico City/Mexiko

Röntgendiagnostik der Urogenitaltuberkulose
Wolfgang Reichardt, Friedrich Heuck
Jahrestagung der Vereinigung Südwest-Deutscher Radiologen und Nuklearmediziner und der Hessischen Gesellschaft für Medizinische Strahlenkunde. 26.–28. 9. 1980 in Karlsruhe

Röntgenologische Nativdiagnostik des Schädels
Friedrich Heuck
IV. Radiologische Woche München. 24.–28. 11. 1980 in München

Biodynamik der Knochenmetastasen
Friedrich Heuck
12. Tübinger Klinisch-Radiologisches Seminar „Das Mammakarzinom". 25.–26. 4. 1981 in Bad Dürrheim

Radiologische Diagnostik der Leber-Tumoren
Friedrich Heuck
1. MEDION-Vortrag der Frühjahrstagung des Finnischen Radiologen-Vereins. 14.–15. 5. 1981 in Oulu/Finnland

Diagnostik und Behandlung von Mediastinaltumoren: Röntgenmorphologie
Friedrich H. W. Heuck
12. Stuttgarter Ärzteabend am Katharinen-Hospital. 1. 6. 1981 in Stuttgart

Die Computer-gesteuerte Strukturanalyse des Knochens bei metabolischen Osteopathien
Friedrich H. W. Heuck, Erich R. Reinhardt
XVth International Congress of Radiology. 24. 6.–1. 7. 1981 Brüssel (OA 020), Abstracts Section 1, S. 145

Fortschritte der Computer-unterstützten Angio-Densitometrie zur Kreislaufanalyse
Friedrich H. W. Heuck, Dietrich Decker
XVth International Congress of Radiology. 24. 6.–1. 7. 1981 Brüssel (TP 070), Abstracts Section 1, S. 406

Die Radiologie heute – Inhumane Technik oder bessere Diagnostik?
Friedrich Heuck
Fest-Vortrag zur Einweihung des Strahlen-Instituts der Städtischen Kliniken Darmstadt. 6. 8. 1981 in Darmstadt

Computed densitometry of the kidney, (Computerdensitometrie der Niere)
Friedrich Heuck, Ulrich Reiser
5. Tschechoslowakischer Radiologen-Kongreß. 2.–4. 9. 1981 in Bratislava/CSSR – Abstracts

Dynamische Funktionsstudien der Nieren mit Hilfe der Röntgen-Computer-Densitometrie
Ulrich Reiser, Friedrich Heuck
15. Jahrestagung der Deutschen Gesellschaft für Biomedizinische Technik, Jahrestagung der Österreichischen und Schweizer Gesellschaft für Biomedizinische Technik. 9.–11. 9. 1981 in Stuttgart

Macro- and microradiographic analysis of bone tumors
Friedrich Heuck
8th Annual Refresher Course of the International Skeletal Society. 25.–27. 9. 1981 in Madrid/Spanien

Röntgen-Computer-Tomographie der entzündlichen Pankreaserkrankungen
Jürgen Buck, Friedrich Heuck
18. Kongreß der Südwest-Deutschen Gesellschaft für Innere Medizin. 2.–3. 10. 1981 in Schwäbisch Gmünd

Computer-Tomographie des Skelettes
Friedrich Heuck
2. Klinisch-Radiologisches Kolloquium Esslingen. 14. 10. 1981 in Esslingen

Aspekte der Differentialdiagnose der Knochentumoren zu tumorähnlichen Läsionen
Friedrich Heuck
Fortbildungsveranstaltung der Radiologischen Universitäts-Klinik Göttingen, 24. 10. 1981 in Göttingen

Computer-Tomographie von Wirbelsäule und Extremitäten
Friedrich Heuck
45. Jahrestagung der Deutschen Gesellschaft für Unfallheilkunde e.V. 22.–25. 11. 1981 in Berlin

Methoden der radiologischen Kreislaufanalyse – Aussagen und Ergebnisse –
Friedrich Heuck
Arbeitstagung über „Physikalisch-technische Grundlagen der radiologischen Kreislaufanalyse". 12.–13. 3. 1982 in Konstanz/Bodensee

Die Bedeutung von Knochentumoren als interdisziplinäre Aufgabe: Radiologische Diagnostik
Friedrich Heuck
99. Kongreß der Deutschen Gesellschaft für Chirurgie. 14.–17. 4. 1982 in München

Informationswert der Röntgen-Computer-Tomographie bei Trümmerfrakturen und Luxationsfrakturen der Wirbelsäule
Friedrich Heuck, Wolfgang Reichardt
63. Tagung der Deutschen Röntgen-Gesellschaft. 20.–22. 5. 1982 in Berlin

Das Vakuumphänomen mit Gasansammlung im Spinalkanal im CT
Jürgen Buck, Friedrich Heuck, Dietmar Ulbricht
63. Tagung der Deutschen Röntgen-Gesellschaft. 20.–22. 5. 1982 in Berlin

Die Strukturanalyse des Knochens, ein röntgen-morphologisches und physikalisches Problem
Friedrich Heuck
Fortbild. Tagung der Österreichischen Röntgen-Gesellschaft. 12.–13. 6. 1982 in Klagenfurt/Österreich

Paraneoplastic osteopathy
Friedrich Heuck
2nd Multinational Postgraduate Course "Radiology Today 1982". 24.–27. 6. 1982 in Salzburg/Österreich

First experience with a new 57 cm (22-in.) X-ray image intensifier for chest examination
Gerd Friedmann, K. Neufang, Friedrich Heuck, Friedrich Hofmann
2nd Multinational Postgraduate Course "Radiology Today 1982". 24.–27. 6. 1982 in Salzburg/Österreich

"Chronogram" – a method for dynamic measurements by CT
Ulrich Reiser, Friedrich Heuck
2nd Multinational Postgraduate Course "Radiology Today 1982".
24.–27. 6. 1982 in Salzburg/Österreich

Differentialdiagnose von Knochentumoren
Friedrich Heuck
Fortbildungsveranstaltung des Medizinischen Strahlen-Instituts der Universität Tübingen. 15. 7. 1982 in Tübingen

Microradiography of osteopathies
Friedrich Heuck
9th Annual Refresher Course of the International Skeletal Society.
1.–4. 9. 1982 in San Francisco/USA

Microradiography of bone (Scientific exhibition)
Friedrich Heuck
5th South African National and International Congress of Radiology.
8.–15. 10. 1982 in Johannesburg/Republik Südafrika

Radiologie der sog. „Aseptischen Hüftkopfnekrosen" (Referat)
Susanne Bosnjaković-Büscher, Friedrich Heuck
36. Österreichischer Ärztekongreß – Van Swieten-Tagung –.
25.–30. 10. 1982 in Wien/Österreich, Kongreßband S. 93–95

Lungenzysten und Wabenlunge
Jürgen Buck, Friedrich Heuck
7. Oberrheinische Radiologen-Tagung. 30. 10. 1982 in Badenweiler

Röntgenologische Beurteilung primärer und sekundärer Arthrosen des Hüftgelenkes
Friedrich Heuck, Uwe Holz
V. Radiologische Woche München. 22.–26. 11. 1982 in München

Lückenschädel und Schädellücken – Ein Beitrag zur Differentialdiagnose des Hirnschädels
Friedrich Heuck
Fortbildungsveranstaltung des Medizinischen Strahlen-Instituts der Universität Tübingen. 13. 1. 1983 in Tübingen

Informationswert der Röntgen-Computer-Tomographie bei primären und sekundären Nebennierentumoren
Friedrich Heuck, Jürgen Buck
16. Tagung d. Österr. Röntgen-Ges. u. d. Österr. Ges. f. Nuklearmedizin.
31. 5.–1. 6. 1983 in Innsbruck/Österreich

Quantitative Radiologie des Knochens
Friedrich Heuck
64. Tagung der Deutschen Röntgen-Gesellschaft. 16.–18. 6. 1983 in Hannover

Vergleichende makro- und mikroradiographische Struktur-Analysen bei sogenannten aseptischen Hüftkopfnekrosen
Susanne Bosnjaković-Büscher, Friedrich Heuck
64. Tagung der Deutschen Röntgen-Gesellschaft. 16.–18. 6. 1983 in Hannover

Bedeutung eines neuen Großformat Bildverstärkers für Reihenuntersuchungen der Thoraxorgane (158 P)
Friedrich H. W. Heuck, Friedrich W. Hofmann
5th Congress of the European Association of Radiology – Abstracts 112.
5.–10. 9. 1983 in Bordeaux/Frankreich

Fortschritte in der Radiologie des Bewegungsapparates
Friedrich H. W. Heuck
70. Tagung der Deutschen Gesellschaft für Orthopädie und Traumatologie.
20.–24. 9. 1983 in Essen

Radiologische Differentialdiagnostik der Erkrankungen des Schultergelenkes
Friedrich H. W. Heuck
Jahrestagung der Hessischen Gesellschaft für Medizinische Strahlenkunde, Vereinigung Südwest-Deutscher Radiologen und Nuklearmediziner und der Bayerischen Röntgen-Gesellschaft. 30. 9.–2. 10. 1983 in Darmstadt

Synovial Chondromatosis
Friedrich H. W. Heuck
10th Closed Meeting of the International Skeletal Society. 3.–4. 10. 1983 in Genf/Schweiz

Early diagnosis of osteomyelitis by CT
Friedrich H. W. Heuck
10th Annual Refresher Course of the International Skeletal Society.
5.–8. 10. 1983 in Genf/Schweiz

„Prof. Dr. med. Otto Jüngling – ein Pionier der klinisch-wissenschaftlichen Radiologie“ Festvortrag zur Gedenkfreier des 100. Geburtstages Friedrich H. W. Heuck
Fest-Veranstaltung in der Ev.-Luth.Diakonissenanstalt. 18. 1. 1984 in Flensburg

Pathogenese und Radiologie der Femurkopfnekrose
Friedrich H. W. Heuck
Frühjahrstagung der Bayerischen Röntgen-Gesellschaft e.V. 4.–6. 5. 1984 in Deggendorf/Donau

Abszesse des Bauchraumes in Röntgen-Computertomogramm (150)
Friedrich H. W. Heuck
12th Congress of Hungarian Radiology – Abstracts 158. 26.–29. 8. 1984 in Debrecen/Ungarn

Sternocostoclavicular hyperostosis – dysplasia of unknown origin
Friedrich H. W. Heuck
11th Closed Meeting of the International Skeletal Society. 10.–11. 9. 1984 in Philadelphia/USA

Patterns of Paget's Disease
Friedrich H. W. Heuck
11th Annual Refresher Course of the International Skeletal Society. 12.–15. 9. 1984 in Philadelphia/USA

Value of CT in the diagnosis of osteomyelitis and spondylitis
Friedrich H. W. Heuck
Jubiläumskongreß der Finnischen Radiologen-Gesellschaft. 19.–23. 9. 1984 in Tampere/Finnland

Informationswert der Computertomographie zum Nachweis der Osteomyelitis und der Spondylitis
Friedrich H. W. Heuck
Finnische Radiologengesellschaft. 21. 9. 1984 in Helsinki

Fortschritte der Klinischen Radiologie – Dynamische Entwicklung oder inhumane „Technik der Medizin"? Festvortrag
Friedrich H. W. Heuck
Jahrestagung 1984 der Vereinigung Südwest-Deutscher Radiologen und Nuklearmediziner und der Hessischen Gesellschaft für Medizinische Strahlenkunde. 28.–30. 9. 1984 in Mannheim

Macromorphology and Microradiography of Paget's Disease
Friedrich H. W. Heuck
Wissenschaftliche Tagung der Königlich Belgischen Radiologie Ges. 15. 12. 1984 In Leuven/Belgien

Fortschritte der Angiographie und Embolisation von Bronchialarterien
Friedrich H. W. Heuck
23. Kongreß Ges. med. Radiologie DDR. 16.–19. 1. 1985 in Dresden

Diagnose und Differentialdiagnose der Osteopathien
Friedrich H. W. Heuck
23. Kongreß Ges. med. Radiologie DDR. 16.–19. 1. 1985 in Dresden

Bemerkungen zur derzeitigen Situation der Indikationen und Grenzen radiologischer Untersuchungen in der Bundesrepublik Deutschland
Friedrich H. W. Heuck
Wissenschaftl. Sitzung d. Berliner Röntgen-Ges. e.V. 19. 3. 1985 in Berlin

Fortschritte in der Strukturanalyse von Knochentumoren
Friedrich H. W. Heuck
Pädiatr.-Radiol. Symposium, 65. Geb. Prof. Dr. M. A. Lassrich. 23. 3. 1985 in Hamburg

Neuere diagnostische Verfahrendmöglichkeiten und Grenzen: Radiologie
Friedrich H. W. Heuck
91. Tagung d. Deutschen Ges. f. Inn. Medizin. 14.–18. 4. 1985 in Wiesbaden

Stufendiagnostik bei bildgebenden Verfahren und ihre Bedeutung für eine wirtschaftliche kassenärztliche Diagnostik
Friedrich H. W. Heuck
Fortbildungsveranstaltung d. Kassenärztl. Vereinigung (KV) Nord-Württemberg. 27. 4. 1985 in Stuttgart

Effektivität und Effizienz der Radiologie: Skelett-Diagnostik
Friedrich H. W. Heuck
16. Tagung d. Deutschen Röntgen-Ges. 16.–18. 5. 85 in Nürnberg

Skelett: Röntgen-Film-Interpretations-Seminar
Friedrich H. W. Heuck
16. Tagung d. Deutschen Röntgen-Ges. 16.–18. 5. 85 in Nürnberg

Bone-Structure of Ossification in Meningiomas
Friedrich H. W. Heuck
Symposium Neuroradiologicum d. Polnischen Ges. f. Radiologie. 24.–26. 5. 1985 in Schloß Fürstenstein-Ksiaz/Polen

Correlation of Microradiographic and Radiologic Patterns in Metabolic Bone Diseases
Friedrich H. W. Heuck (BR 106)
XVIth International Congress of Radiology. 8.–12. Juli 1985 in Honolulu, Hawaii, USA, Abstracts S. 17

Quantitative Computertomographie zur Bestimmung des Mineralgehaltes in Lendenwirbeln mit Hilfe eines Festkörper-Referenzsystems
Ulrich Reiser, Friedrich H. W. Heuck, Uwe Faust, Harry K. Genant
18. Jahrestagung d. Dtsch. Ges. f. Biomed. Technik. 18.–20. 9. 1985 in Stuttgart, Biomedizinische Technik, Erg.-Bd. 30 (1985), S. 187–188

Allgemeine Röntgenmorphologie der metabolischen Osteopathien
Friedrich H. W. Heuck
Jahrestagung d. Bayerischen Röntgen-Ges. 28.–29. 9. 1985 in Bamberg

Spezielle Radiologie der renalen Osteopathie
S. Bosnjaković-Büscher, Friedrich H. W. Heuck
Jahrestagung d. Bayerischen Röntgen-Ges. 28.–29. 9. 1985 in Bamberg

Möglichkeiten der Röntgen-Computer-Tomometrie bei Osteopathien
Richard Schneider, Friedrich H. W. Heuck
Jahrestagung d. Bayerischen Röntgen-Ges. 28.–29. 9. 1985 in Bamberg

Different Radiological Features of Osteopetrosis
Friedrich H. W. Heuck
12th Closed Meeting of the International Skeletal Society. 29. 9.–1. 10. 1985 in Edinburgh/Schottland

The Hand Skeleton as a Mirror of Generalized Bone Diseases
Friedrich H. W. Heuck
12th Annual Refresher Course of the International Skeletal Society. 2.–5. 10. 1985 in Edinburgh/Schottland

Röntgenstruktur-Analyse der „Hüftkopfnekrose" bei metabolischen und hormonellen Osteopathien
S. Bosnjaković-Büscher, Friedrich H. W. Heuck, Volker Barth
6. Bulgarischer National-Kongreß für Radiologie. 4.–6. 10. 1985 in Sofia/Bulgarien

Röntgendiagnostik benigner Knochentumoren und Pseudotumoren
Friedrich H. W. Heuck
3. Kölner Symposium f. bildgebende Verfahren. 31. 10.–2. 11. 1985 in Köln

Die Röntgen-Computer-Tomometrie der Wirbel-Spongiosa
Friedrich H. W. Heuck, Uwe Faust, Harry-K. Genant, Ulrich Reiser
1. Tagung d. Dtsch. Ges. f. Osteologie. 21.–23. 11. 1985 in Timmendorfer Strand, Abstracts 35

Informationswert der Röntgendiagnostik bei Osteopathien
Friedrich H. W. Heuck
Symposium Radiologicum „Die Osteoporose", 65. Geburtstag Prof. Dr. Hellmuth H. Ellegast. 14. 12. 1985 in Salzburg/Österreich

Röntgendiagnostik tumorähnlicher Knochenveränderungen
Friedrich H. W. Heuck
Radiologische Fortbildung. 14.–15. 2. 1986 in Erlangen

Radiologische Diagnostik der Osteopathien
Friedrich H. W. Heuck
Fortbildungsveranstaltung d. Ärztl. Kreisverbandes Bayreuth. 8. 3. 1986 in Bayreuth

Diagnostische Qualitätskriterien und aufnahmetechnische Hinweise am Beispiel „Knochen"
Friedrich H. W. Heuck
Weiterbildungs-Seminar d. Frühjahrstagung d. Bayerischen Röntgen-Ges. 11.–13. 4. 1986 in München

Optimierung in der Diagnostik des Skeletts – organbezogene Optimierung der Abbildungssysteme
Friedrich H. W. Heuck, Roman Weiske
67. Tagung d. Dtsch. Röntgen-Ges. 1.–3. 5. 1986 in Hannover

Die quantitative Röntgen-Computer-Tomographie der Wirbelknochen
Friedrich H. W. Heuck
Czechoslovakischer Congress Radiologie „Vertebro 86". 5.–8. 5. 1986 in Prag/CSSR

Radiologic Morphologic Appearence of Congenital Pulmonary Cysts and aquired secondary Lung Inflammations
Friedrich H. W. Heuck
13th Congress of the Society of Hungarian Radiologists. 5.–7. Juni 1986 in Budapest, Abstracts S. 138

Progress in quantitative Radiology of the Skeleton
Uwe Faust, Friedrich H. W. Heuck, Willi Kalender
Radiology Today – 4th Multinational Postgraduate Course. 12.–15. 6. 1986 in Salzburg

Röntgendiagnostik von Dünndarmtumoren
Friedrich H. W. Heuck
174. Heidelberger Röntgenkolloquium. 11. 7. 1986 in Heidelberg

The Microradiographic Image of Osteocytes
Friedrich H. W. Heuck
13th Closed Meeting of the International Skeletal Society. 7.–9. 9. 1986 in Vancouver/Kanada

Radiological Detection of Osteoporosis
Friedrich H. W. Heuck
2nd Annual Conference of the German Society for Osteology. 24.–27. 9. 1986 in Berlin

Typische Befunde in der Röntgendiagnostik am Skelettsystem
Friedrich H. W. Heuck
Fortbildungs-Herbst-Seminar Medizin. Techn. Akademie Esslingen (MTAE) – 1986. 28.–30. 10. 1986 in Esslingen/Neckar

Olle Olsson-Lecture: Radiology of Bone – The Key to the Secrets of Hard Tissues
Friedrich H. W. Heuck
15. 6. 1987 Universität Lund/Schweden

Structure of Periosteal Reactions, a Signpost to Diagnosis
Friedrich H. W. Heuck
14th Annual Refresher Course of the International Skeletal Society. 16.–19. 9. 1987 in Cannes/Frankreich

Radiologie der Osteoporose
Friedrich H. W. Heuck
Fortbildung d. Frankfurter Medizinischen Ges. 24. 2. 1988 in Frankfurt/Main

Handskelett bei generalisierten Osteopathien
Friedrich H. W. Heuck
Osteologie Symposium d. Polnischen Med. Radiologie-Ges. u. d. Ges. f. Med. Radiologie d. DDR. 20.–21. 5. 1988 in Breslau/Polen

Alkoholinduzierte Osteopathie
Friedrich H. W. Heuck, Elmar Keck
Osteologie Symposium d. Polnischen Med. Radiologie-Ges. u. d. Ges. f. Med. Radiologie d. DDR. 20.–21. 5. 1988 in Breslau/Polen

Laudatio zum 70. Geburtstag von Prof. Dr. med. Wolfgang Frik
Friedrich H. W. Heuck
Festkolloquium der RWTH Aachen. 8. 10. 1988 in Aachen

Morphologische Grundlagen der radiologischen Diagnostik generalisierter Osteopathien
Friedrich H. W. Heuck
Deutsche und Südwestdeutsche Ges. für Nuklearmedizin. – 3. Tübinger Knochensymposium – Diagnostische Strategien bei Knochenerkrankungen. 13.–14. 1. 1989 in Tübingen

Die Apophysen als Indikator für hormonelle Störungen der Skelettreifung
Friedrich H. W. Heuck
4. Jahrestagung der Deutschen Gesellschaft für Osteologie. 15.–18. 2. 1989 in Göttingen

Die Alkohol-Osteopathie
Friedrich H. W. Heuck, Elmar Keck
70. Tagung d. Dtsch. Röntgen-Ges. 3.–6. 5. 1989 in Bremen

Morbus Paget
Friedrich H. W. Heuck
Internat. Diagn. Radiology Conference. 24.–29. 9. 1989 in Salzburg/Österreich

Röntgen-Morphologie des Morbus Sudeck
Friedrich H. W. Heuck
Tagung d. Bayerischen Röntgen-Ges. u. d. Österr. Röntgen-Ges. 6.–8. 10. 1989 in Gmunden/Österreich

Radiologische Diagnostik der Osteoporose
Friedrich H. W. Heuck
20. Bad Haller Fortbildungstagung des Paracelsus-Instituts des Landes Oberösterreich. 18. 11. 1989 in Bad Hall/Österreich

Comparative Histologic and Microradiographic Investigations of Human Bone
Friedrich H. W. Heuck
„Palaeohistology Workshop“. 3.–5. 10. 1990 in Göttingen

Röntgen-morphologische Beobachtungen zur Dynamik der renalen Osteopathie
Friedrich H. W. Heuck
6. Jahrestagung der Deutschen Gesellschaft für Osteologie e.V. 13.–16. 3. 1991 in Aachen

Concentration and distribution of mineral in bone
Friedrich H. W. Heuck
8th International Workshop on Bone Densitometry. 28. 4.–2. 5. 1991 in Bad Reichenhall

Systemische Knochenerkrankungen
Friedrich Heuck, Elmar Keck
Workshop 72. Deutscher Röntgenkongreß. 8.–11. 5. 1991 in Wiesbaden

Die Makro- und Mikrostruktur des Knochens bei Fluorose
Friedrich H. W. Heuck
8. Jahrestagung der Deutschen Gesellschaft für Osteologie e.V.
18.–20. 3. 1993 in Bonn

Entwicklung der Skelettradiologie von 1895–1995 (Referat)
Friedrich H. W. Heuck
76. Deutscher Röntgenkongreß. 24.–27. 5. 1995 in Wiesbaden

Röntgenlicht in der Medizinischen Forschung (Festreferat)
Friedrich H. W. Heuck
29. Jahrestagung der Deutschen Gesellschaft für Biomedizinische Technik (DGBMT). 14.–15. 9. 1995 in Würzburg

X-Strahlen in Forschung und Entwicklung (Festvortrag)
Friedrich H. W. Heuck
Herbstseminar 1995 der Medizinisch Technischen Akademie Esslingen. 20.–22. 9. 1995 in Esslingen/Neckar